肺部急重症超声

LUNG ULTRASOUND IN THE CRITICALLY ILL

主　编　吕国荣　杨舒萍
副主编　沈浩霖　曾奕明

北京大学医学出版社

FEIBU JIZHONGZHENG CHAOSHENG

肺部急重症超声 / 吕国荣，杨舒萍主编 . -- 北京：
北京大学医学出版社，2018.1
　　ISBN 978-7-5659-1711-0

　　Ⅰ . ①肺… Ⅱ . ①吕… ②杨… Ⅲ . ①肺疾病—急性
病—超声波诊断②肺疾病—险症—超声波诊断 Ⅳ .
① R563.04

　　中国版本图书馆 CIP 数据核字 (2017) 第 270222 号

肺部急重症超声

主　　编：吕国荣　杨舒萍
出版发行：北京大学医学出版社
地　　址：（100191）北京市海淀区学院路 38 号　北京大学医学部院内
电　　话：发行部 010-82802230；图书邮购 010-82802495
网　　址：http://www.pumpress.com.cn
E － mail：booksale@bjmu.edu.cn
印　　刷：北京强华印刷厂
经　　销：新华书店
责任编辑：刘　燕　　**责任校对**：金彤文　　**责任印制**：李　啸
开　　本：889 mm×1194 mm　1/16　**印张**：15　**字数**：450 千字
版　　次：2018 年 1 月第 1 版　2018 年 1 月第 1 次印刷
书　　号：ISBN 978-7-5659-1711-0
定　　价：138.00 元

编者名单

（以姓氏汉语拼音为序）

陈秋月　福建医科大学附属第二医院

陈晓康　复旦大学附属儿科医院厦门分院（厦门市儿童医院）

郭海欣　福建医科大学附属第二医院

何韶铮　福建医科大学附属第二医院

江文婷　福建医科大学附属漳州市医院

赖丽玲　福建医科大学附属漳州市医院

李伯义　福建医科大学附属第二医院

李丽雅　福建医科大学附属第二医院

李拾林　福建医科大学附属第二医院

连细华　福建医科大学附属第二医院

梁晓珊　福建医科大学附属漳州市医院

林惠通　中山大学附属第七医院

林迳苍　泉州医学高等专科学校

吕国荣　泉州医学高等专科学校

佘火标　福建医科大学附属漳州市医院

沈浩霖　福建医科大学附属漳州市医院

施惠青　福建省儿童医院

王康健　福建医科大学附属漳州市医院

王霞丽　泉州医学高等专科学校

王振华　福建医科大学附属第二医院

吴家祥　泉州医学高等专科学校

徐锦洋　福建医科大学附属漳州市医院

杨栋勇　福建医科大学附属第二医院

杨舒萍　福建医科大学附属漳州市医院

曾奕明　福建医科大学附属第二医院

郑小云　福建医科大学附属漳州市医院

前　言

　　急重症超声学（ultrasonography in the critically ill）是现代超声医学的一个重要分支，以其独特的优势在重症医学和超声医学中占有重要地位。急重症超声是以临床需求为导向，有目的地对急重症患者进行超声重点扫查，随时评估急重症患者的病情，对危及生命的急重症疾病作出快速的诊断或引导临床进行介入性治疗。近年来倡导的即时随诊超声（point of care ultrasound）正是这种急重症超声理念的具体体现。20世纪80年代后期，急诊超声的范畴主要限于急腹症、外伤评估和部分心血管疾病的检查。20世纪90年代中期，DA. Lichtenstein医师首先提出了重症超声的新概念。从此，欧美许多学者研究并拓展了肺部疾病、颅脑和心血管急重症疾病的超声检查在重症医学领域的应用。目前国内外学者已经达成了诸多急重症超声的专家共识，并出版了许多相关指南。这些标志着急重症超声逐步走向成熟。

　　以往人们认为肺部是超声检查的"禁区"。但现今研究表明，许多肺部疾病具有鲜明的声像图特征。肺部超声检查是急重症超声检查的核心环节。它既是急重症超声首先检查的人体重要靶器官，也是急诊超声检查的难点。简约化是肺部急重症超声的精髓。通过简便的设备、简化的流程、简单的技术和便捷的服务获取精准的诊断和治疗是肺部急重症医学生命力和发展的源泉。

　　基于以上认识，我们组织了来自泉州医学高等专科学校、福建医科大学附属漳州市医院、福建医科大学附属第二医院以及复旦大学附属儿科医院的一线临床医学专家和教师编写了本书。本书主要介绍了肺部疾病的超声检查方法、声像图表现、应用价值，肺部急重症超声的内涵和外延，肺部急重症超声的介入诊断与治疗。此外，本书还涉及了有关急重症超声在心血管和颅脑等重要生命支持器官的应用。本书是一部具有创新性以及实用性的超声医学、急诊医学和重症医学的专业工具书。本书亦可供临床各科医师以及高等医学院校教师和研究生参考。在本书的出版过程中，我们得到了福建医科大学附属漳州市医院以及福建医科大学附属第二医院领导的支持和关心；在学科建设和学术提升中我们得到了北京大学张武教授、李建国教授、陈敏华教授、贾建文教授、苗立英教授、张白菊医师及屈大凯技师长期的帮助和培养，得到了美国圣母大学（University of Notre Dame）研究生院Olson教授、中国人民解放军总医院唐杰教授、首都医科大学何文教授的鼓励和支持；本书的顺利出版得到了"福建省高等职业院校母婴健康服务应用技术协同创新中心"项目的资助，谨此一并表示由衷的感谢。

　　肺部急重症超声技术的发展日新月异，虽然我们主观上希望本书能最大限度地反映当代肺部急重症超声的最新成就，但实际上将肺部急重症超声的全部新成果、新技术以及新理念及时收入本书是编者力所不能及的，加之作者的经验水平有限，所述观点难免有不准确、不够完善甚至错误的地方，敬请专家和广大读者批评指正，以期再版时匡正。

编者

2018年元旦于泉州

目　录

第一章　肺部疾病的超声诊断基础 1
　第一节　呼吸系统胚胎发育与畸形 1
　第二节　肺的解剖与生理功能 3
　第三节　胸部的断层解剖及影像 9

第二章　肺部急重症超声检查的原则和方法 15
　第一节　肺部急重症超声检查总论 15
　第二节　肺部急重症超声检查的设备和原理 24
　第三节　相关原则与方法 30
　第四节　超声新技术及其应用 37

第三章　胸壁疾病和胸腔积液 47
　第一节　胸壁疾病 47
　第二节　胸腔积液 51

第四章　肺实变与肺间质纤维化 57
　第一节　肺实变 57
　第二节　肺间质纤维化 67

第五章　肺间质综合征 73

第六章　气　胸 79

第七章　肺部占位性病变的超声诊断 87
　第一节　支气管囊肿 87
　第二节　肺脓肿 88
　第三节　肺包虫囊肿 89
　第四节　肺结核球 90
　第五节　肺癌 91
　第六节　肺炎性假瘤 93
　第七节　肺转移瘤 94

第八章　肺部急重症超声检查程序与应用 99
　第一节　肺部急重症超声检查与 BLUE 程序 99

第二节　肺部急重症超声检查与 FALLS 程序 ⋯⋯⋯⋯⋯⋯⋯⋯⋯⋯⋯⋯⋯⋯⋯⋯⋯⋯⋯⋯⋯⋯ 104

第三节　肺部急重症超声检查与 SESAME 步骤 ⋯⋯⋯⋯⋯⋯⋯⋯⋯⋯⋯⋯⋯⋯⋯⋯⋯⋯⋯⋯⋯ 107

第九章　肺部疾病与膈肌功能超声 ⋯⋯⋯⋯⋯⋯⋯⋯⋯⋯⋯⋯⋯⋯⋯⋯⋯⋯⋯⋯⋯⋯⋯⋯⋯⋯ 115

第一节　慢性阻塞性肺疾病与膈肌功能超声 ⋯⋯⋯⋯⋯⋯⋯⋯⋯⋯⋯⋯⋯⋯⋯⋯⋯⋯⋯⋯⋯⋯ 115

第二节　重症监护与膈肌功能超声 ⋯⋯⋯⋯⋯⋯⋯⋯⋯⋯⋯⋯⋯⋯⋯⋯⋯⋯⋯⋯⋯⋯⋯⋯⋯⋯ 121

第十章　新生儿肺部疾病与急重症超声 ⋯⋯⋯⋯⋯⋯⋯⋯⋯⋯⋯⋯⋯⋯⋯⋯⋯⋯⋯⋯⋯⋯⋯⋯ 125

第一节　新生儿常见肺部重症疾病的超声诊断 ⋯⋯⋯⋯⋯⋯⋯⋯⋯⋯⋯⋯⋯⋯⋯⋯⋯⋯⋯⋯⋯ 125

第二节　新生儿肺部重症疾病与心功能 ⋯⋯⋯⋯⋯⋯⋯⋯⋯⋯⋯⋯⋯⋯⋯⋯⋯⋯⋯⋯⋯⋯⋯⋯ 134

第十一章　胎儿肺畸形与重症超声 ⋯⋯⋯⋯⋯⋯⋯⋯⋯⋯⋯⋯⋯⋯⋯⋯⋯⋯⋯⋯⋯⋯⋯⋯⋯⋯ 143

第一节　正常胎儿肺和胸廓声像图与测量值 ⋯⋯⋯⋯⋯⋯⋯⋯⋯⋯⋯⋯⋯⋯⋯⋯⋯⋯⋯⋯⋯⋯ 143

第二节　常见胎儿肺部畸形 ⋯⋯⋯⋯⋯⋯⋯⋯⋯⋯⋯⋯⋯⋯⋯⋯⋯⋯⋯⋯⋯⋯⋯⋯⋯⋯⋯⋯⋯ 147

第三节　致命性胎儿肺部畸形的超声诊断 ⋯⋯⋯⋯⋯⋯⋯⋯⋯⋯⋯⋯⋯⋯⋯⋯⋯⋯⋯⋯⋯⋯⋯ 155

第四节　多普勒超声检测和定量评估胎儿严重缺氧 ⋯⋯⋯⋯⋯⋯⋯⋯⋯⋯⋯⋯⋯⋯⋯⋯⋯⋯⋯ 160

第十二章　肺部介入性超声 ⋯⋯⋯⋯⋯⋯⋯⋯⋯⋯⋯⋯⋯⋯⋯⋯⋯⋯⋯⋯⋯⋯⋯⋯⋯⋯⋯⋯⋯ 173

第一节　肺活检 ⋯⋯⋯⋯⋯⋯⋯⋯⋯⋯⋯⋯⋯⋯⋯⋯⋯⋯⋯⋯⋯⋯⋯⋯⋯⋯⋯⋯⋯⋯⋯⋯⋯⋯ 173

第二节　射频热消融治疗肺癌 ⋯⋯⋯⋯⋯⋯⋯⋯⋯⋯⋯⋯⋯⋯⋯⋯⋯⋯⋯⋯⋯⋯⋯⋯⋯⋯⋯⋯ 177

第三节　放射性粒子植入治疗肺癌 ⋯⋯⋯⋯⋯⋯⋯⋯⋯⋯⋯⋯⋯⋯⋯⋯⋯⋯⋯⋯⋯⋯⋯⋯⋯⋯ 180

第四节　气管内超声 ⋯⋯⋯⋯⋯⋯⋯⋯⋯⋯⋯⋯⋯⋯⋯⋯⋯⋯⋯⋯⋯⋯⋯⋯⋯⋯⋯⋯⋯⋯⋯⋯ 183

第十三章　与肺部重症超声相关的其他急重症超声 ⋯⋯⋯⋯⋯⋯⋯⋯⋯⋯⋯⋯⋯⋯⋯⋯⋯⋯⋯ 193

第一节　急诊经颅二维彩色多普勒超声 ⋯⋯⋯⋯⋯⋯⋯⋯⋯⋯⋯⋯⋯⋯⋯⋯⋯⋯⋯⋯⋯⋯⋯⋯ 193

第二节　心胸重症超声与心功能 ⋯⋯⋯⋯⋯⋯⋯⋯⋯⋯⋯⋯⋯⋯⋯⋯⋯⋯⋯⋯⋯⋯⋯⋯⋯⋯⋯ 195

第三节　新生儿缺氧缺血性脑病 ⋯⋯⋯⋯⋯⋯⋯⋯⋯⋯⋯⋯⋯⋯⋯⋯⋯⋯⋯⋯⋯⋯⋯⋯⋯⋯⋯ 205

第四节　与急重症相关的静脉超声检查 ⋯⋯⋯⋯⋯⋯⋯⋯⋯⋯⋯⋯⋯⋯⋯⋯⋯⋯⋯⋯⋯⋯⋯⋯ 216

第十四章　肺部急重症超声与气道、呼吸机管理及经外周静脉穿刺中心静脉置管 ⋯⋯⋯⋯⋯ 223

第一节　超声引导气管插管与管理 ⋯⋯⋯⋯⋯⋯⋯⋯⋯⋯⋯⋯⋯⋯⋯⋯⋯⋯⋯⋯⋯⋯⋯⋯⋯⋯ 223

第二节　肺部超声与呼吸机管理 ⋯⋯⋯⋯⋯⋯⋯⋯⋯⋯⋯⋯⋯⋯⋯⋯⋯⋯⋯⋯⋯⋯⋯⋯⋯⋯⋯ 226

第三节　超声引导经外周静脉穿刺中心静脉置管 ⋯⋯⋯⋯⋯⋯⋯⋯⋯⋯⋯⋯⋯⋯⋯⋯⋯⋯⋯⋯ 227

第一章

肺部疾病的超声诊断基础

第一节　呼吸系统胚胎发育与畸形

呼吸系统的大多数器官是由原始消化管分化而成的。在人胚胎第 3 周，胚盘向腹侧卷折，形成圆柱状胚体。内胚层被卷入胚体内，形成一条头尾走向的封闭管道，称原始消化管或原肠。其头端起自口咽膜，尾端止于泄殖腔膜。它们分别于第 4 周和第 8 周破裂和消失，原始消化管遂与外界相通。从头端至尾端，原始消化管依次分为三段，分别称前肠、中肠和后肠。中肠的腹侧与卵黄囊相通。随着胚体和原始消化管的增长，卵黄囊相对变小，其与中肠的连接部逐渐变细，形成卵黄蒂，或称卵黄管（图 1.1.1）。卵黄蒂于第 6 周闭锁并逐渐退化消失。

前肠将分化为部分口腔底、舌、咽至十二指肠乳头之间的消化管、肝、胆囊、胆管、下颌下腺、舌下腺、胰腺、喉及其以下的呼吸道、肺、胸腺、甲状腺和甲状旁腺等器官。中肠将分化为自十二指肠乳头至横结肠右 2/3 之间的消化管。后肠将分化为自横结肠左 1/3 至肛管上段的消化管以及膀胱和尿道的大部。

消化管与呼吸道的上皮及腺的实质大多来自原始消化管的内胚层，而结缔组织和肌组织则来自脏壁中胚层。

一、喉、气管和肺的发生

除鼻腔上皮来自表面外胚层外，呼吸系统其他部分的上皮均来自原始消化管的内胚层。

第 4 周初，在原始咽底壁正中，鳃下隆起的尾侧，由前肠向腹侧形成一个囊状突起，称喉气管憩室，又称呼吸憩室（图 1.1.1、1.1.2）。呼吸憩室是喉、气管、支气管和肺的原基。喉气管憩室位于食

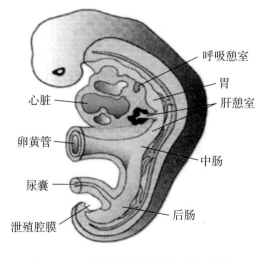

图 1.1.1　原始消化管的形成和分段

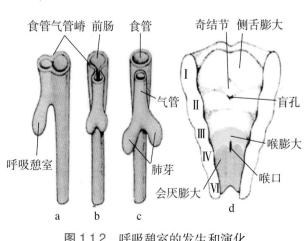

图 1.1.2　呼吸憩室的发生和演化

管的腹侧，两者间的间充质隔称气管食管隔，由左、右气管食管嵴融合而成。

　　喉气管憩室开口于咽的部分发育为喉，其余部分发育为气管。第4周末，喉气管憩室末端膨大并分为左、右两支，称肺芽（图1.1.2）。肺芽是支气管和肺的原基。至第5周，左、右肺芽分别分为2支和3支，将分别形成左、右肺的肺叶支气管。至第2个月末，肺叶支气管分支形成肺段支气管，左肺8~9支，右肺10支。第6个月末，支气管分支已出现终末性细支气管、呼吸性细支气管和少量肺泡。至第7个月，肺泡数量增多。肺泡上皮除Ⅰ型细胞外，还出现了可分泌表面活性物质的Ⅱ型细胞。另外，肺泡隔内已具备丰富的毛细血管，因而这时出生的早产儿已可存活。在出生前数周，肺将经历一个快速成熟阶段。这时肺泡加大，肺泡壁变薄，肺泡内液体逐渐被吸收，Ⅱ型肺泡细胞增多，表面活性物质的分泌量增加。从出生后直至幼儿期，肺仍继续发育，肺泡数量仍在不断增多。

　　喉气管憩室和肺芽周围的脏壁中胚层分化为喉、气管、支气管管壁及肺内间质中的结缔组织、软骨组织和平滑肌[1]。

二、呼吸系统的常见畸形

　　1.喉气管狭窄或闭锁　与消化管发生过程类似，喉和气管在发生过程中也有一个管腔暂时闭塞，然后再重新管腔化的过程。如果其管腔重建过程受阻，就可能出现喉和气管的狭窄或闭锁。

　　2.气管食管瘘　在喉气管憩室发育过程中，如果气管食管隔发育不良，致使气管与食管分隔不完全，两者间有瘘管相连，称气管食管瘘。气管食管瘘常伴有食管闭锁，其原因尚不清楚（图1.1.3）。

　　3.透明膜病　由于肺泡Ⅱ型细胞分化不良，不能产生足够的表面活性物质，致使肺泡表面张力增大。胎儿出生后，因肺泡不能随呼吸运动扩张而出现呼吸困难，称新生儿呼吸窘迫综合征。显微镜检查显示肺泡萎缩，间质水肿，肺泡上皮表面覆盖一层透明状血浆蛋白膜，又称透明膜病。该病多见于早产儿，尤其是孕28周前的早产儿。

　　4.肺不发生和肺发育不全　如果喉气管憩室的尾端没有分化为左、右肺芽，或左、右肺芽未能继续发育，则会造成双侧或单侧肺缺如，称肺不发生。若左、右肺芽虽已形成，但其后的发育过程部分受

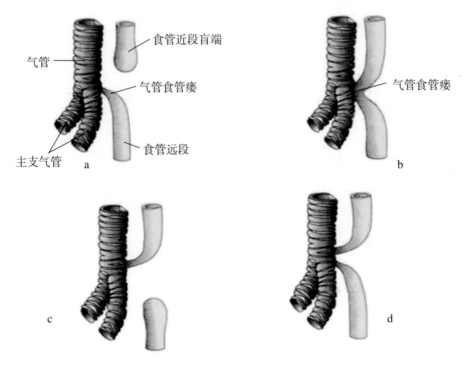

图1.1.3　气管食管瘘

阻，以至造成肺叶或肺段的缺失，或者支气管树虽已形成，但不能最终形成肺泡，则这类畸形统称为肺发育不全。

5.先天性肺囊肿　先天性肺囊肿是由于细支气管异常扩张所致。患儿肺内可出现许多很小的囊肿，也可仅有一个或数个较大的囊肿。

6.肺隔离症　肺隔离症又称隔离肺，是肺的先天畸形之一，指胚胎的前原肠、额外发育的气管和支气管肺芽形成的无功能肺组织团块。其发生率占肺畸形的 0.15%~6.4%。

7.先天性肺气道畸形　是由于一种末端支气管的过度生长，在肺实质内形成有明显界限的病变，常累及肺叶一部分或整个肺叶，可累及单侧或两侧肺实质。

第二节　肺的解剖与生理功能

一、肺的位置和形态

肺位于胸腔内，坐落于膈上方和纵隔的两侧。

肺表面覆有脏胸膜，光滑湿润。肺质软而轻，呈海绵状，富有弹性。婴幼儿的肺呈淡红色。随着年龄的增长，肺的颜色逐渐变为暗红色或深灰色。成人的肺重量约为体重的 1/50。肺的形状似圆锥形，具有一尖、一底、两面和三缘。肺尖呈钝圆形，经胸廓上口突至颈根部，高出锁骨内侧 1/3 上方 2~3 cm。肺底凹向上，贴于膈上面，故又称膈面。肋面隆凸，邻接肋和肋间隙。内侧面毗邻纵隔，亦称纵隔面。其中部凹陷，称肺门。肺门是主支气管、肺动脉、肺静脉、淋巴管和神经等出入之处。这些结构被结缔组织包绕，构成肺根。肺的前缘薄锐，左肺前缘下部有心切迹，肺的后缘圆钝，肺的下缘亦较薄锐。

左肺狭长，右肺宽短。由从后上斜向前下的斜裂将左肺分为上下两叶。右肺除斜裂外，还有一条近于水平方向的水平裂。两裂将右肺分为上、中、下三叶。

值得注意的是，在急诊床旁肺部超声（bedside lung ultrasound in emergency, BLUE）流程中，肺部超声检查的上 BLUE 点相当位于肺上叶或肺尖部，下 BLUE 点相当位于肺中叶或舌叶，后侧胸部肺泡和（或）胸膜综合征（poster lateral alveolar and/or pleural syndrome, PLAPS）点，简称 PLAPS 点，位于肺下叶。平卧时，PLAPS 点的位置较低。急重症患者长期卧床易引起病变或渗出液积聚。卧位时，

后背上 1/3 大致对应于肺上叶，中 1/3 对应于肺下叶尖段，下 1/3 对应于肺下叶基底段。

二、肺内支气管和支气管肺段

左、右主支气管进入肺门，分为叶支气管。叶支气管在各肺叶内再分为段支气管，并在肺内反复分支，呈树枝状，称支气管树。每一段支气管及其所属的肺组织称支气管肺段，简称肺段。各肺段呈圆锥形，其尖朝向肺门，底朝向肺表面。按照肺段支气管的分支分布，左、右肺可分为 8~10 个肺段。根据肺段结构和功能的相对独立性，临床上常以肺段为单位进行肺段切除术。

三、肺的微细结构

（一）肺导气部

肺导气部的各段管道随支气管分支，管径逐渐变小，管壁变薄，结构愈趋简单。

1.叶支气管至小支气管　叶支气管至小支气管的管壁结构与主支气管基本相似，但管径渐细，管壁渐薄，管壁的三层结构分界渐不明显。

2.细支气管　细支气管的黏膜上皮由起始段的假复层纤毛柱状上皮逐渐变为单层柱状纤毛上皮，杯状细胞很少或消失。管壁内腺体和软骨片逐渐减少到消失，环行平滑肌逐渐增加，黏膜皱襞逐渐明显（图 1.2.1）。

3.终末细支气管　终末细支气管内衬单层柱状

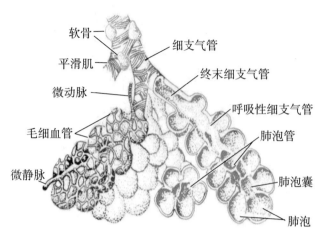

图 1.2.1　肺小叶模式图

纤毛上皮，无杯状细胞。管壁内的腺体和软骨片完全消失，出现完整的环行平滑肌层，黏膜皱襞更为明显。电镜下，终末细支气管的上皮由纤毛细胞和分泌细胞组成。

（二）肺呼吸部

肺的呼吸部是呼吸系统完成换气功能的部位，其各部的共同特点是都有肺泡。

1. 呼吸性细支气管　呼吸性细支气管是终末细支气管的分支。每个终末细支气管可分支形成 2~3 个呼吸性细支气管。呼吸性细支气管的管壁结构与终末细支气管的结构相似，但管壁上连着少量肺泡，并且肺泡开口于管腔。呼吸性细支气管的上皮为单层立方上皮，也有纤毛细胞和分泌细胞。在肺泡开口处，单层立方上皮移行为单层扁平上皮。上皮外面有少量环行平滑肌纤维和弹性纤维。

2. 肺泡管　肺泡管是呼吸性细支气管的分支。每个呼吸性细支气管分支形成 2~3 个肺泡管。

3. 肺泡囊　肺泡囊与肺泡管相连。每个肺泡管分支形成 2~3 个肺泡囊。肺泡囊是由几个肺泡围成的具有共同开口的囊腔。相邻肺泡的开口之间没有环行平滑肌束，仅有少量结缔组织，故切片中无结节状膨大。

4. 肺泡　肺泡是支气管树的终末部分。肺泡为多面体形并有开口的囊泡，开口于肺泡囊、肺泡管或呼吸性细支气管的管腔。肺泡的直径约为 200μm。成人每侧肺内有 3 亿 ~4 亿个肺泡，总表面积可达 140m²。肺泡壁由单层肺泡上皮组成（图 1.2.2）。相

邻的肺泡之间有少量结缔组织，称肺泡隔。

（1）肺泡上皮：肺泡上皮是指肺泡表面的一层完整的上皮，由 I 型和 II 型肺泡细胞构成，偶见刷细胞。

1） I 型肺泡细胞：细胞扁平，覆盖肺泡表面积的 95%。细胞含核部分较厚并向肺泡腔内突出。无核部分的胞质菲薄，厚约 0.2 μm，参与构成血 – 气屏障。 I 型肺泡细胞无分裂增殖能力，损伤后由 II 型肺泡细胞增殖分化补充（图 1.2.2）。

2） II 型肺泡细胞：位于 I 型肺泡细胞之间，数量较 I 型肺泡细胞多，但覆盖面积仅为肺泡表面的 5% 左右。细胞呈立方形或圆形，顶端突入肺泡腔（图 1.2.2）。细胞核呈圆形，胞质着色浅，呈泡沫状。电镜下，细胞游离面有少量微绒毛，细胞质内富含线粒体和溶酶体，有较发达的粗面内质网和高尔基复合体。核上方有较多的分泌颗粒，颗粒大小不等，直径为 0.1~1.0 μm，电子密度高，其内含有平行排列的板层状结构，故又称为嗜锇性板层小体。小体内的物质称为表面活性物质，其主要成分为磷脂，以二棕榈酰卵磷脂为主，此外还有糖胺聚糖及蛋白质等。细胞以胞吐方式将表面活性物质释放出来，使其铺展于肺泡内面，形成一层薄膜。表面活性物质有降低肺泡表面张力的作用。呼气时肺泡缩小，表面活性物质密度增加，表面张力降低，使肺泡不至于过度塌陷；吸气时肺泡扩张，表面活性物质密度降低，表面张力增加，可防止肺泡过度膨胀。

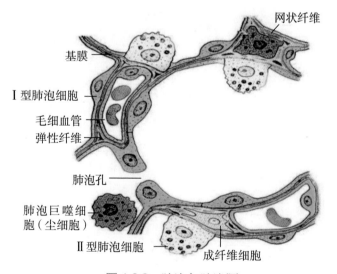

图 1.2.2　肺泡与肺泡隔

表面活性物质由Ⅱ型肺泡细胞不断产生，经Ⅰ型肺泡细胞吞饮转运，不断地更新。Ⅱ型肺泡细胞有分裂、增殖并分化为Ⅰ型肺泡细胞的潜能（图1.2.2）。

（2）肺泡隔：肺泡隔是相邻肺泡之间的薄层结缔组织，属于肺的间质。在肺泡隔内毛细血管网与肺泡壁相贴，有丰富的弹性纤维。如果弹性纤维退化变性，或因炎症病变破坏了弹性纤维，则肺泡的弹性会减弱，从而影响肺的换气功能，导致肺气肿。肺泡隔内还有成纤维细胞、巨噬细胞、浆细胞和肥大细胞，此外还有淋巴管和神经纤维。

（3）肺泡孔：肺泡孔是相邻肺泡之间的小孔，直径为10~15 μm，是相邻肺泡间的气体通路。肺泡孔的数目随年龄增加而增加。当某个终末细支气管或呼吸性细支气管阻塞时，可通过肺泡孔建立侧支通道，防止肺泡萎陷。但在肺部感染时，肺泡孔也是炎症蔓延的渠道。

（4）血 – 气屏障：肺泡腔内的 O_2 与肺泡隔毛细血管内血液携带的 CO_2 之间进行气体交换时所通过的结构称血 – 气屏障。它由肺泡表面液体层、Ⅰ型肺泡细胞与基膜、薄层结缔组织、毛细血管基膜及连续内皮构成（图1.2.2）。有的部位在两层基膜之间没有结缔组织，上皮基膜和毛细血管基膜相贴而融合为一层。血 – 气屏障厚0.2~0.5 μm。当发生肺纤维化或肺水肿时，血 – 气屏障增厚，肺的气体交换功能障碍，导致机体缺氧。

（三）肺间质和肺巨噬细胞

肺内结缔组织及其中的血管、淋巴管和神经构成肺间质。肺间质主要分布于支气管树的周围。随着支气管树分支的增加，肺间质逐渐减少。肺间质的组成与一般疏松结缔组织相同，但有较多的弹性纤维和巨噬细胞。肺巨噬细胞来源于血液中的单核细胞，数量较多，广泛分布于肺间质内，在细支气管以下的管道周围及肺泡隔内更多。进入肺泡腔的巨噬细胞称为肺泡巨噬细胞。肺泡巨噬细胞有十分活跃的吞噬、免疫以及产生多种生物活性物质的功能，起着重要的防御作用。

四、胸膜

（一）胸膜的概念

胸膜是一层薄而光滑的浆膜，分为脏胸膜与壁胸膜两部分（图1.2.3）。由脏胸膜与壁胸膜在肺根处相互移行所形成的封闭的潜在性腔隙称胸膜腔。胸膜腔左右各一，互不相通，腔内为负压，仅有少量浆液，可减少呼吸时胸膜间的摩擦。

（二）胸膜的分布及胸膜隐窝

脏胸膜紧贴肺表面，与肺紧密结合而不能分离，并伸入肺叶间裂内。壁胸膜因衬覆部位不同可分为四个部分。①胸膜顶：覆盖于肺尖上方，突出胸廓上口，伸向颈根部，高出锁骨内侧上方2~3 cm。针灸或行臂丛麻醉时，勿穿破胸膜顶而造成气胸。②肋胸膜：贴附于肋骨与肋间隙内面。③纵隔胸膜：衬覆于纵隔的两侧。其中部包绕肺根移行于脏胸膜，并在肺根下方前后两层重叠，连于纵隔与肺内侧面之间的下部，称肺韧带，是进行肺部手术的标志。④膈

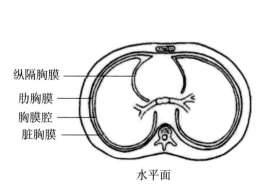

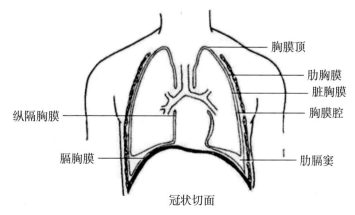

图 1.2.3　胸膜及胸膜腔示意图

胸膜：覆盖于膈的上面，与膈紧密相贴。

壁胸膜相互移行转折处的胸膜腔，即使在深吸气时肺缘也不能伸入其间，故称胸膜隐窝。其中最为明显的是在肋胸膜和膈胸膜相互转折处的肋膈隐窝。此处是胸膜腔的最低部位，胸膜腔积液常积聚于此处。相反，如发生气胸，气体常积聚于逆重力方向的高处，平卧位时位于肋胸膜和纵隔胸膜处；站立位或半坐位时，常积聚于胸膜顶。研究表明，气胸量仅为 50 ml，超声检查即可显示。

（三）胸膜与肺的体表投影

胸膜的体表投影是指壁胸膜各部互相移行形成的返折线在体表的投影位置，标志着胸膜腔的范围。

胸膜前界即肋胸膜和纵隔胸膜前缘之间的返折线。两侧均起自胸膜顶，向内下方经胸锁关节后方至第 2 胸肋关节水平。两侧互相靠拢，在中线附近垂直下行。左侧在第 4 胸肋关节处斜向外下，沿胸骨左缘外侧 2~2.5 cm 处下行，至第 6 肋软骨后方与胸膜下界相移行。右侧在第 6 胸肋关节处右转，与胸膜下界相移行。由于左、右胸膜前返折线的上、下两端相互分开，所以在胸骨后面形成两个无胸膜的三角形间隙：上方的间隙称胸腺区，内有胸腺；下方的间隙称心包区，其间显露心和心包。肺的前界几乎与胸膜的前界相同。肺尖与胸膜顶的体表投影一致。

胸膜下界是肋胸膜与膈胸膜的返折线。右侧起自第 6 胸肋关节处，左侧起自第 6 肋软骨后方，两侧均斜向外下方，在锁骨中线与第 8 肋相交，在腋中线与第 10 肋相交，在肩胛线与第 11 肋相交，在脊柱旁平第 12 胸椎棘突高度。肺下界的体表投影比胸膜下界高出约两个肋骨，即在锁骨中线与第 6 肋相交，在腋中线与第 8 肋相交，在肩胛线与第 10 肋相交，在脊柱旁平第 10 胸椎棘突高度（表 1.2.1）。正是由于肺和胸下界不一致，才使得临床上进行超声引导肝前或膈下穿刺时一般应于气体强回声（相当于肺）下 3 cm 以下进针，才可以避免穿刺经过胸腔，从而减少损伤或针道污染胸腔[2]。

五、肺的生理功能

（一）呼吸的概念及意义

呼吸是指机体与外界环境之间进行气体交换的

表 1.2.1　肺和胸膜下界的体表投影

	锁骨中线	腋中线	肩胛线	后正中线
肺下界	第 6 肋	第 8 肋	第 10 肋	第 10 胸椎棘突
胸膜下界	第 8 肋	第 10 肋	第 11 肋	第 12 胸椎棘突

过程。呼吸的意义是维持人体的内环境 O_2 和 CO_2 含量的相对稳定，从而保障组织细胞代谢的正常进行。如果呼吸过程中的任何一个环节发生障碍，均可引起组织缺 O_2 和 CO_2 蓄积，导致内环境紊乱，严重时可危及生命。

（二）呼吸的全过程

呼吸的全过程由既互相衔接又同时进行的四个环节组成。①肺通气：指肺与外界的气体交换。②肺换气：指肺泡与肺毛细血管血液之间的气体交换。③气体在血液中的运输。④组织换气：指血液与组织细胞之间的气体交换。肺通气和肺换气又合称外呼吸，组织换气又称内呼吸。

（三）肺通气

衡量肺通气功能可用肺容量和肺通气量的变化作为指标。

1.肺容量　肺容量是指肺所能容纳的气体量。肺容量可随呼吸的深度不同而变化，包括：

（1）潮气量：指平静呼吸时每次吸入或呼出的气体量。正常成人约为 500 ml。

（2）补吸气量：指在平静吸气末再尽力吸气所能吸入的气体量。正常成人为 1500~2000 ml。补吸气量与潮气量之和称深吸气量。

（3）补呼气量：指在平静呼气末再尽力呼气所能呼出的气体量。正常成人为 900~1200 ml。

（4）残气量和功能残气量：残气量是指最大呼气末肺内仍残余的气量，正常成人为 1000~1500 ml。功能残气量是指平静呼气末肺内残余的气量，它是补呼气量和残气量之和。

（5）肺活量：指最大吸气后再尽力呼气时所能呼出的气体量。肺活量等于潮气量、补吸气量和补呼气量之和。正常成年男性为 3500 ml 左右，女性为 2500 ml 左右。肺活量有较大的个体差异，与性别、年龄、身材和呼吸肌的强弱有关。肺活量能反映一个人一次通气的最大能力，但由于未限定时间，因此其不能完全反映肺的通气功能。发生阻塞性通气障碍时该值正常或轻度降低。发生限制性或混合性通气障碍时该值轻度降低或明显降低。

（6）时间肺活量：指最大深吸气后，以最快的速度尽力呼气，在一定时间内所能呼出的气体量。正常成人第 1、2、3 秒末呼出的气体量分别占肺活量的百分比为 83%、96% 及 99%。其中第 1 秒末的时间肺活量最有意义，低于 60% 为不正常。由于时间肺活量限定了呼气时间，故可测得肺通气的阻力。与肺活量相比，时间肺活量更能反映肺的通气功能，是评价肺通气功能的较好指标。

（7）肺总量：指肺所能容纳的气体总量，它等于肺活量与残气量之和。发生阻塞性通气障碍时该值轻度升高，发生限制性通气障碍时该值轻度降低。残气量（residual RV）与肺总量（total lung capacity, TCL）之比用于判断有无肺气肿。<25% 为正常，26%~35% 为轻度肺气肿，36%~45% 为中度肺气肿，46%~55% 为重度肺气肿，>56% 为极重度肺气肿。RV/TCL 比值与年龄有关。随年龄增加，残气量增大，但一般不应超过 35%。

2.肺通气量　肺通气量是指单位时间内进出肺的气量，分为以下两种：

（1）每分通气量：即每分钟吸入或呼出的气体总量，其值等于潮气量与呼吸频率的乘积。平静呼吸时，正常成人的每分通气量为 6~8 L/min。当以最快的速度和最大的深度呼吸时的每分通气量称最大通气量，正常可达 70~120 L/min。此值反映了通气功能的贮备能力，可用于估计一个人的最大运动量。

（2）肺泡通气量：即每分钟真正能够进出肺泡的有效通气量。气体进出肺泡必须经过呼吸道。在每次吸入的气体中，一部分将暂留在从鼻腔到终末细支气管之间的呼吸道内。这部分气体不能与血液进行交换，因此将这部分呼吸道称为解剖无效腔。在正常成人解剖无效腔的容积约为 150 ml。由于只有进入肺泡的气体才具有交换作用，因此，肺泡通气量 =（潮气量 - 解剖无效腔气量）× 呼吸频率。正常成人安静时的肺泡通气量约为 4.2 L/min。

正常情况下，解剖无效腔的变化不大，肺泡通气量的多少取决于呼吸的深度和频率。呼吸的深度和频率的变化对每分通气量和肺泡通气量的影响是不同的。浅而快的呼吸与深而慢的呼吸每分通气量有可能相同，但肺泡通气量则有明显的差异。从表 1.2.2 中可以看出，在每分通气量相等的情况下，深而慢的呼吸比浅而快的呼吸肺泡通气量要高，即气体交换率高。

表 1.2.2　不同的呼吸形式对每分通气量和肺泡气量的影响

呼吸形式	每分通气量（ml/min）	肺泡通气量（ml/min）
平静呼吸	500×12=6000	（500-150）×12=4200
浅快呼吸	250×24=6000	（250-150）×24=2400
深慢呼吸	1000×6=6000	（1000-150）×6=5100

（四）气体的交换 - 运输及呼吸衰竭的诊断标准和分型

1.气体的交换　气体的交换包括肺泡与肺毛细血管血液之间、血液与组织细胞之间 O_2 和 CO_2 的交换，即肺换气和组织换气。

（1）气体交换的动力：无论是肺换气还是组织换气，气体都是以扩散的方式通过生物膜的。在分压差的作用下，气体分子总是从分压高的一侧向分压低的一侧扩散。所谓气体的分压是指混合气体中某种气体所占的压力。如空气的压力为 760 mmHg，O_2 占空气的 21%，故 O_2 的分压 =760 mmHg×21%=159.6 mmHg；CO_2 占空气的 0.04%，故 CO_2 的分压 =760 mmHg×0.04%=0.3 mmHg。安静时，肺泡与静脉血及动脉血与组织细胞之间 O_2 和 CO_2 都存在着分压差。这些分压差就是 O_2 和 CO_2 扩散的动力（图 1.2.4）。安静时，肺泡与血液及组织内 O_2 和 CO_2 的分压各不相同。

（2）气体交换的过程

1）肺换气：由于肺泡内的气体不断更新，使肺泡内的 O_2 分压总是高于静脉血中的 O_2 分压，而肺泡内的 CO_2 分压又总是低于静脉血中的 CO_2 分压。因此，当静脉血流经肺毛细血管时，在分压差的作用下，O_2 顺分压差由肺泡扩散至静脉血中，而 CO_2 则顺分压差由静脉血扩散到肺泡。通过肺换气，静脉血变成了动脉血。

2）组织换气：由于组织细胞在新陈代谢过程中不断消耗 O_2 并生成 CO_2，因此，组织中的 O_2 分压总是低于动脉血中的 O_2 分压，而 CO_2 分压又总是高于动脉血中的 CO_2 分压。当动脉血流经组织细胞时，在分压差的作用下，O_2 由动脉血扩散至组织细胞，而 CO_2 则由组织细胞扩散入动脉血。经过组织换气，动脉血又变成了静脉血（图1.2.4）。

（3）影响肺换气的因素

1）在肺换气过程中，气体的交换与气体的扩散速度密切相关，而气体的扩散速度又与气体的分压差成正比。因此，肺泡气和血液之间气体的分压差越大，气体的交换速度就越快，反之则越慢。

2）气体交换速度与呼吸膜的厚度成反比。正常情况下，呼吸膜的厚度极薄，总厚度不到 $1\mu m$，对气体的通透性很大，故气体极易扩散。而在肺炎和肺水肿等情况下可使呼吸膜增厚，气体的交换速度随之减慢。气体的扩散速度与呼吸膜面积成正比。正常成人在安静时，肺泡的总扩散面积约为 $40\ m^2$。运动时，随着肺毛细血管开放的数量增加，扩散面积可达 $70\ m^2$，使气体的交换速度明显加快。而在肺气肿和肺不张等疾病时，扩散面积减少，气体的交换速度也会减慢。

3）通气/血流比值指每分钟肺泡通气量与肺血流量的比值。正常成人安静时肺泡通气量为 $4.2\ L$，肺血流量约为 $5\ L$，通气/血流比值等于 0.84。由此可见，在通气中，血流比值为 0.84 时，通气量与血流量配比适当，肺换气的效率最高。通气/血流比值无论增大还是减小，均可导致肺换气效率下降。

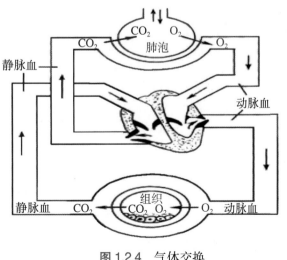

图 1.2.4　气体交换

如果比值增大，意味着通气过剩或血流不足，导致部分肺泡不能与血液充分地进行气体交换；若比值减小，意味着通气不足或血流过剩，使得部分血液得不到充分交换，造成功能性动–静脉短路，使血中 O_2 含量减少而 CO_2 增多。

气体在血液中的运输形式有两种，即物理溶解和化学结合。物理溶解的量虽然很少，但很重要，因为它是实现化学结合所必须的中间环节。气体必须先通过物理溶解，然后才能化学结合。

2. 气体的运输

（1）O_2 的运输

1）气体在血浆中物理溶解的量与其分压成正比。当动脉血 O_2 分压在 100 mmHg 时，每 100ml 血液中可溶解 $0.3\ ml\ O_2$，占血液运输 O_2 总量的 1.5%。

2）化学结合指 O_2 与红细胞内的血红蛋白（hemoglobin，Hb）结合，形成氧合血红蛋白（oxyhemoglobin，HbO_2）。这是 O_2 在血液中运输的主要形式。正常成人每 100ml 动脉血液中 Hb 结合的 O_2 约为 19.5ml，约占血液运输 O_2 总量的 98.5%。Hb 与 O_2 的结合是可逆的。O_2 与 Hb 是结合还是分离主要取决于血液中 O_2 的分压。当血液流经肺时，血中 O_2 分压升高，Hb 迅速与 O_2 结合形成 HbO_2；当血液流经组织时，血中 O_2 分压降低，HbO_2 则迅速解离，释放出 O_2 成为去氧 Hb。

（2）CO_2 的运输

1）物理溶解：CO_2 在血浆中的溶解度比 O_2 大，约占血液运输 CO_2 总量的 5%。严重的煤气中毒会导致人体死亡，是因为煤气（即 CO）与 Hb 的结合能力比 O_2 大 210 倍。CO 与 Hb 可结合成一氧化碳血红蛋白（HbCO），从而使 Hb 失去了运输 O_2 的能力。如果有 50% 以上的 Hb 与 CO 结合，就会因组织严重缺氧而导致死亡。

2）化学结合：CO_2 的化学结合运输形式有两种：①形成碳酸氢盐：这是血液运输 CO_2 的主要形式，约占运输 CO_2 总量的 88%。现简述其具体的运输过程。当血液流经组织时，CO_2 经血浆透入红细胞内，在碳酸酐酶的催化下，CO_2 与 H_2O 结合成 H_2CO_3，并解离成 H^+ 和 HCO_3^-。绝大部分 HCO_3^- 可扩散出红细胞，并与血浆中的 Na^+ 结合形成 $NaHCO_3$ 而被运输。与此同时，血浆中的 Cl^- 向红细胞内转移替换 HCO_3^-，维持膜内外电位平衡。当血液流经肺部时，以上反应向相反的方向进行，

CO_2 释放入肺泡而被排出体外。②形成氨基甲酸血红蛋白：进入红细胞内的小部分 CO_2 直接与 Hb 中的自由氨基（–NH$_2$）结合，形成氨基甲酸血红蛋白（HbNH$_2$COOH），约占 CO_2 运输总量的7%。这一反应是可逆的。当血液流经肺毛细血管时，由于 HbO_2 的形成，迫使已结合的 CO_2 解离，从血浆中逸出，并扩散入肺泡[3]（图1.2.5）。

3. 呼吸衰竭的诊断标准和分型

（1）诊断标准：动脉血二氧化碳分压（$PaCO_2$）在 50 mmHg 以上及（或）动脉血氧分压（PaO_2）在 60 mmHg 以下，即可诊断为呼吸衰竭。

（2）分型：①低血氧性呼吸衰竭（Ⅰ型）：PaO_2 ＜ 60 mmHg，$PaCO_2$ 正常或稍低。②通气不足性呼吸衰竭（Ⅱ型）：$PaCO_2$ 上升，PaO_2 下降。

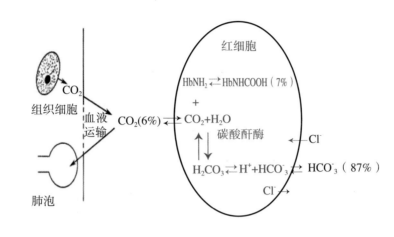

图1.2.5　CO_2 运输示意图

（林迳苍）

第三节　胸部的断层解剖及影像

通过肺部超声检查只能获得局部图像，其可探测的深度亦有限，无法取得完整的肺部断面声像图。但了解肺部断层解剖有助于掌握肺部及其毗邻的胸壁、胸膜、纵隔乃至膈肌和肝之间的关系，因此，学习胸部的断层解剖对肺部超声的学习应有所裨益。本节介绍了胸部的系列横断面、冠状面及矢状面断层，每组均以三个经典断面从解剖关系进行描述，希望有助于读者的理解。

一、胸部的横断面解剖及影像

（一）经第2胸椎椎体的横断层面

该层面的关键结构包括气管、甲状腺、食管、颈动脉鞘、臂丛、胸膜顶及星状神经节（图1.3.1）。

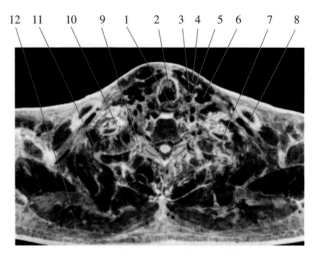

图1.3.1　经第2胸椎椎体的横断层面
1.食管；2.气管；3.胸骨舌骨肌；4.胸锁乳突肌；5.左侧颈总动脉；6.左侧颈内静脉；7.胸膜顶；8.锁骨；9.星状神经节；10.臂丛；11.第2肋；12.斜方肌

以第2胸椎椎为中心，分为椎体前区、胸壁及胸膜肺区、椎体后区和肩胛区四部分[3,4,5]。

1.椎体前区　该部以气管为中心。气管前方的舌骨下肌与上一层面相似。胸锁乳突肌外侧有锁骨和锁骨下肌的斜切面。左颈总动脉紧靠气管左侧，左颈内静脉在左颈总动脉的前外侧，迷走神经在动脉的外侧。右颈总动脉位于气管的右前方，右迷走神经位于右颈总动脉和右颈内静脉的后方。在食管左侧，在左肺尖的内前方有锁骨下动、静脉。

2.胸壁及胸膜肺区　胸膜肺区内右侧有尖段的断面，左侧有尖后段的断面。在胸腔外侧壁有第1至3肋骨的断面，肋骨的外面有前锯肌包绕。第1肋断面的前外侧有前斜角肌、臂丛及腋动脉等的断面。

3.椎体后区　在第2胸椎椎体后方的椎管内有脊髓及其被膜。肋骨与椎体及横突形成肋头关节和肋横突关节。胸椎棘突两侧及后方有竖脊肌、大菱形肌和斜方肌。

4.肩胛区　左侧肱骨头已缩小，右侧肱骨头消失，出现肱骨体。该区的肌肉和腋窝结构与上一层面相似。

（二）经主动脉肺动脉窗的横断层面

该层面通过第5胸椎椎体上部及其上方的椎间盘，恰经过主动脉肺动脉窗（图1.3.2）。

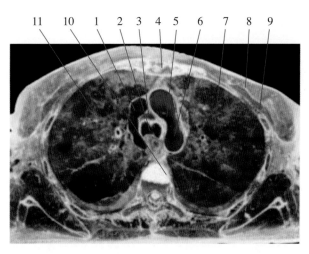

图1.3.2　经主动脉肺动脉窗的横断层面
1.上腔静脉；2.气管；3.食管；4.胸骨柄；5.主动脉弓近端；6.主动脉弓远端；7.左肺上叶；8.胸大肌；9.胸小肌；10.第4、5胸椎间椎间盘；11.右肺上叶

1.纵隔区　前方为胸骨角，后方为第4、5胸椎间的椎间盘及第5胸椎椎体，两侧为纵隔胸膜。胸骨柄后方有胸腺的断面，胸腺的左后方为主动脉弓下缘的断面，右后方为上腔静脉的断面。在胸大血管之间的空隙为血管前间隙。大血管后方与气管之间的空隙为气管前间隙，胸骨柄后方与胸椎椎体之间的空隙为气管后间隙，内有斜行的食管断面。此层面以下内有淋巴结。气管后方在CT图像上为一低密度区域，称为主动脉肺动脉窗，含有动脉韧带、主动脉肺动脉窗淋巴结和左喉返神经等。

2.胸壁及胸膜肺区　胸壁由胸骨、第1肋软骨、第2~4肋骨及肋间肌组成。在胸膜肺区内肺尖段已消失，肺断面的前部为前段，有血管向前走行。后部为后段，有血管向后走行。右肺下叶的上段显现一小部分。在食管右侧有一条扁的血管，为奇静脉，位于纵隔右侧。其后方有一凹窝，为奇静脉食管隐窝（奇食隐窝）。右肺向该窝突入形成肺嵴。

3.椎体及其后区　椎体区由第5胸椎椎体上部及其上方的椎间盘组成，椎管内有脊髓及其被膜，椎弓后方和棘突两侧有竖脊肌、菱形肌和斜方肌。

4.肩胛区　上肢断面已与胸部分离。在胸部后外侧可见斜行条状的肩胛骨，其外侧有大圆肌和背阔肌，前方有肩胛下肌，后方有冈下肌。

（三）经三腔心的横断层面

此层面经第8胸椎椎体中部。

1.纵隔区　前纵隔内的组织较少。中纵隔的心包内为三腔心，可见右心房（右后方）、右心室、右房室口及三尖瓣（图1.3.3）。左心室腔增大，左心房消失。后纵隔内有食管、奇静脉、胸主动脉和胸导管。胸主动脉后方有半奇静脉。

2.胸壁及胸膜肺区　胸壁由胸骨体、第5及6肋软骨、第5~8肋骨和肋间肌构成。右肺断面上的斜裂进一步前移，水平裂移至右肺断面前份。右肺上叶（前段）呈三角形，已经很小。中叶外侧段和内侧段增大。下叶各肺段位置与上一层面基本相同，但面积有所扩大。左肺下叶的后底段、外侧底段和内侧前底段均有所扩大。各肺段支气管及动、静脉的断面更加清晰。舌叶仅为下舌段，其面积越来越小。

3.椎体及其后区　椎体后区的结构同上一层面。

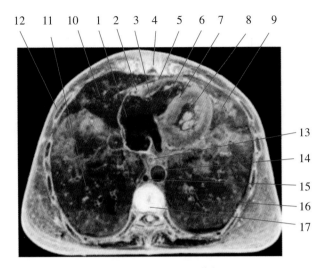

图 1.3.3　经三腔心的横断层面

1. 右心房；2. 右冠状动脉；3. 右房室瓣；4. 胸骨体；5. 心包；6. 右心室；7. 室间隔；8. 左心室；9. 左肺上叶（下舌段）；10. 右肺中叶；11. 右肺下叶；12. 第 6 肋；13. 食管；14. 胸主动脉；15. 半奇静脉；16. 左肺下叶；17. 第 8 胸椎椎体

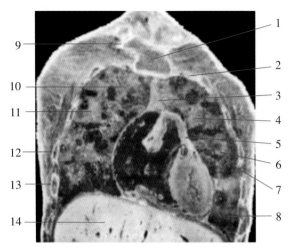

图 1.3.4　经胸骨柄的冠状层面

1. 胸骨柄；2. 第 2 肋软骨；3. 胸腺；4. 左肺上叶前段；5. 心包；6. 左肺上叶上舌段；7. 左肺上叶下上舌段；8. 左肺下叶；9. 右胸锁关节；10. 右肺上叶前段；11. 右肺中叶；12. 第 6 肋；13. 第 7 肋；14. 肝右叶

二、胸部的冠状断面解剖及影像

（一）经胸骨柄的冠状层面

1. 纵隔区　主要为中纵隔结构，出现左、右心室及其周围的心包和心包腔。左、右心室位于膈中心腱上方，与膈下方的肝左叶相毗邻。

2. 胸壁及胸膜肺区　两侧胸壁由第 2~9 肋、肋间肌及其外侧浅层的胸大肌等构成。第 2 肋软骨与胸骨柄下缘相邻，是胸骨角的标志。在右胸膜肺区内可见横行的水平裂，分隔右肺上叶和中叶。右肺上叶与左肺上叶在中线处相邻，仅以纵隔胸膜相隔。在左胸膜肺区内可见斜裂分隔左肺上叶和小部分下叶，左肺上叶的舌叶与心包相邻（图 1.3.4）。

（二）经升主动脉前壁的冠状层面

1. 纵隔区　主要为上纵隔和中纵隔结构。上纵隔内有左头臂静脉横过，在其上方两侧可见锁骨胸骨端，下方有胸腺。中纵隔主要是心和出入心的大血管及其周围的心包和心包腔。升主动脉位于层面上部中央，起始部有右冠状动脉的开口。升主动脉起始部左侧有动脉圆锥及肺动脉口，可见肺动脉瓣

及其上方的肺动脉干。心为三腔结构，即左、右心室和右心房。左、右心室位于升主动脉起始部下方，左心室腔小、壁厚；右心室腔大，壁薄，可见瓣膜、腱索和乳头肌等；右心室上方为右心房，腔较大，其上方有右心耳；右心室下方为膈中心腱；心和大血管根部周围有心包和心包腔（图 1.3.5）。

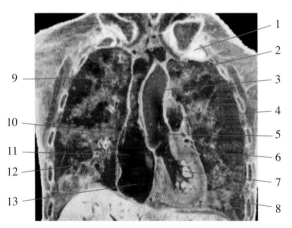

图 1.3.5　经升主动脉前壁的冠状层面

1. 锁骨；2. 左肺上叶前段；3. 升主动脉；4. 肺动脉干；5. 右冠状动脉；6. 左肺上叶下舌段；7. 左心室；8. 左肺下叶；9. 右肺上叶；10. 右心耳；11. 右心房；12. 右肺中叶；13. 右心室

2. 胸壁及胸膜肺区　胸壁主要由第 1~9 肋、肋间肌及其上外侧浅层的胸大肌和胸小肌等构成。在第 1 肋骨断面上方有锁骨、胸锁关节和胸锁乳突肌等。在右胸膜肺区内可见横行的水平裂，分隔右肺上叶和中叶。右肺中叶位于膈上方，与膈下方的肝右叶相对。在左胸膜肺区内可见斜裂，分隔左肺上叶和下叶。左肺上叶与升主动脉、肺动脉干和左心室相邻。左肺下叶与膈下方的胃体相对。

（三）经气管杈的冠状层面

1. 纵隔区　出现典型的气管杈和肺门结构。气管、气管杈和左、右主支气管位于纵隔中央。在气管杈下方和左心房上方可见数个隆突下淋巴结。右主支气管较短，进入右肺门后立即分出右肺上叶支气管和中间支气管。在右肺上叶支气管下方及中间支气管外侧有右肺动脉。左主支气管较长，入左肺门分为左肺上、下叶支气管。左主支气管和左肺上叶支气管上方有左肺动脉（图 1.3.6）。左、右主支气管上方分别有左支气管淋巴结和右支气管淋巴结。气管左侧和左上方分别是主动脉弓末端和食管的断面。右主支气管上方有一圆形的血管断面，为奇静脉弓末端和食管的断面。心以左心房为主，其两侧有肺静脉的开口。心的左下份可见较小的左心室壁的断面。左心房与左心室之间的冠状沟内有心

大静脉及冠状窦的断面。

2. 胸壁及胸膜肺区　胸壁主要由第 1~10 肋、肋间肌及其浅层的前锯肌等构成。在胸壁上部的外侧可见腋窝，内有腋动脉、腋静脉、臂丛、腋窝淋巴结和脂肪组织等。锁骨和锁骨下肌位于臂丛的上方。右侧胸膜肺区内的右肺被水平裂和斜裂分隔为上、中、下叶。右肺上叶支气管分出尖段支气管及后段支气管，分别进入上叶的尖段及后段。斜裂呈弧形与水平裂相交，中叶变小，仅见外侧段的一小部分。斜裂下方为右肺下叶，内有基底段支气管和基底段动脉。左侧胸膜肺区内的左肺被斜裂分隔为上叶和下叶。左肺上叶支气管分出向上的尖后段支气管以及向前下方的前段支气管。

三、胸部的矢状断面解剖及影像

（一）经左胸锁关节矢状层面

此断层经左胸锁关节，该层面的关键结构包括左肺根、心脏、主动脉弓和左锁骨下动脉。

左肺根位于主动脉弓下方和胸主动脉的前方，其前下方为心脏。左主支气管的上方为左肺动脉，左上、下肺静脉分别居其前方和下方。肺门淋巴结呈椭圆形，分散于支气管与肺动、静脉的上方、前方和下方（图 1.3.7）。

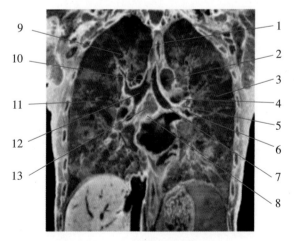

图 1.3.6　经气管杈的冠状层面

1.食管；2.主动脉弓；3.左肺上叶尖后段支气管；4.左肺动脉；5.左肺上叶支气管；6.左肺下叶支气管；7.左主气管；8.气管支气管下淋巴结；9.右肺上叶；10.奇静脉弓；11.右肺中叶；12.右主支气管；13.气管隆嵴

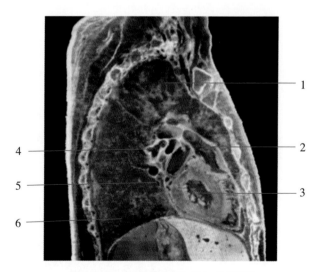

图 1.3.7　经左胸锁关节矢状层面

1.左肺上叶；2.主动脉弓；3.左心室；4.左主支气管；5.左肺下静脉；6.左肺下叶

（二）经左乳头矢状层面

此断层经左乳头。该层面的关键结构包括左肺上、下叶，左锁骨下动脉，及肋膈隐窝（图 1.3.8）。

肺下界前端平第 5 肋间隙中份，下界后端平第 10 肋下缘。肋膈隐窝前方对第 6 肋间隙中份，后方达第 12 肋上缘。

颈外静脉在颈阔肌深面下降，趋向左锁骨下静脉。锁骨下动、静脉居第 1 肋上前方与锁骨及锁骨下肌之间。臂丛位于锁骨下动脉的上方。胸前壁肋间隙从第 3 肋开始，肋间外肌移行为肋间外膜，充填肋间隙的肌为肋间内肌。

肋骨内面近下缘处有肋沟，自上而下。肋间后静脉及动脉位于肋沟的深面，肋间神经位于肋骨下缘。

（三）经左肩胛下角矢状层面

此断层经左胸锁关节。该层面的关键结构包括左肺上、下叶，腋窝，及胸膜腔。腋窝的前壁由胸大肌以及深面的胸小肌组成，后壁为肩胛下肌，前锯肌构成腋窝的内侧壁（图 1.3.9）。臂丛的三个束从内、外和后侧包绕腋动脉。左肺斜裂出现，相当于第 5 肋下缘，其上方为左肺上叶，下方为左肺下叶。胸膜腔进一步扩大，肋膈隐窝的前方达第 9 肋间隙，后方位于第 12 肋上缘 [3,4]。

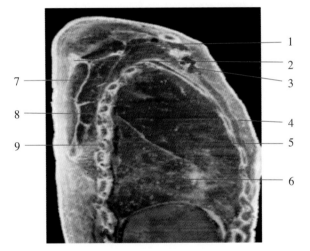

图 1.3.8　经左乳头矢状层面

1. 冈上肌；2. 肩胛冈；3. 左腋静脉；4. 胸大肌；5. 左肺上叶；6. 左肺下叶；7. 左肩胛下肌；8. 菱形肌；9. 肋间外肌

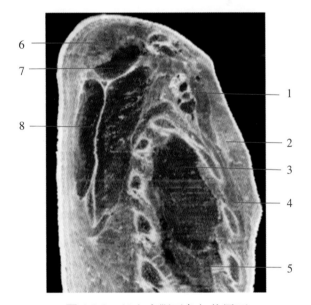

图 1.3.9　经左肩胛下角矢状层面

1. 腋动脉；2. 胸大肌；3. 左肺上叶；4. 肋间外肌；5. 左肺下叶；6. 斜方肌；7. 冈上肌；8 冈下肌

（吴家祥）

参考文献

[1] 邹钟之. 组织学与胚胎学. 7版. 北京: 人民卫生出版社, 2013:161-170.

[2] 朱大年, 王庭槐. 生理学. 8版. 北京: 人民卫生出版社, 2013:105-126.

[3] 应大君, 柏树令. 系统解剖学. 8版. 北京: 人

民卫生出版社, 2011:137-141.

[4] 刘树伟. 人体断层解剖学. 北京: 高等教育出版社, 2006:140-174.

[5] 王振宇, 徐文坚. 人体断面与影像解剖学. 3版. 北京: 人民卫生出版社, 2011:114-150.

第二章

肺部急重症超声检查的原则和方法

第一节　肺部急重症超声检查总论

20世纪80年代，笔者有幸师从我国著名的超声医学专家张武教授，开始从事超声医学的研究。从那时起，笔者开始了承担北京大学第三医院的急诊超声。当时的急诊超声检查的范畴主要是对急重症患者的腹部、妇产科和部分心脏。很长一段时间以来，超声医学界普遍认为，肺部是超声检查的盲区。然而，20世纪90年代初期，法国重症医学家DA. Lichtenstein[1]较早地将超声检查引入急诊和重症医学的工作中，研究超声技术在肺部疾病诊断中的应用，内容涉及气胸、肺炎、肺水肿和肺间质纤维化等多种疾病，取得了许多开创性的成绩。2000年以后，许多欧洲的放射科和儿科专家致力于将超声应用于儿科肺部疾病，内容涉及新生儿呼吸窘迫综合征、暂时性呼吸增快症、感染性肺炎、肺不张和胎粪吸入综合征等。2010年以后，肺部超声检查迅速发展，并在重症监护病房（intensive care unit, ICU）内广泛应用，成为不可或缺的诊疗手段。2012年，国际肺部超声联合会（International Liaison Committee Lung Ultrasound）达成肺部超声国际共识，来自欧美的30余位专家认为肺部超声能准确地诊断气胸、肺水肿、肺实变和胸腔积液，而且其准确性和敏感性甚至高于传统的胸部X线[2]。肺部超声的应用标志着急重症超声进入了新的发展阶段。急救和重症医学与超声影像学分属于不同的专业，有着各自独特的专业学科观念。肺部超声检查被认为是超声医学的盲区，而肺则是重症医学科首要研究的靶器官。因此，肺部超声和重症医学的有机融合、和谐发展也就成了重症超声学的主要任务之一。

一、急重症超声

（一）内涵和特点

急重症超声（ultrasonography in the critically ill）的定义为，以临床医师为主体，以临床需求为导向，有目的地对急重症患者进行超声重点检查，随时评估病情，并作出快速的诊断或引导介入性诊疗。

急重症超声不是超声科医师将超声检查用于危、急、重症患者的简单复制，它有着自身的内涵和特点（表2.1.1）：①技术简约化，易于掌握，可快速完成。②能够为急重症患者的诊治提供解剖学、功能、生理学和病理学方面的信息。③根据病情可单独做一次重症超声检查，亦可根据病情变化重复多次检查。④既可在治疗过程中进行病理或生理上的监测，亦可用于引导临床介入性诊疗。

表 2.1.1　急重症超声与传统超声的区别

	急重症超声	传统超声
检查范畴	从临床出发，以需求为导向，有目的地进行重点检查	对某个或某些脏器进行检查
实施结果	提供疾病状态，评价脏器功能，指导处置意见	提供诊断信息
实施主体	急重症科或临床医师	影像科医师
实施程度	职业化，技术技能	专业化

急重症超声未来发展的方向为[3-11]：①简约化。简约化是急重症超声的精髓，基于简单的设备、简明的技术和简单的原理，构成简捷的超声检查流程，对急重症患者进行快速而有效的诊断和治疗。只有设备简单，才能将其应用于各个专业和领域；只有技术简明，才能让更多的临床医师所掌握；只有诊断流程简捷，才能为急重症患者赢得宝贵的救治时间。②职业化。超声设备复杂、高端，仅能供专业人员在有限的领域内应用。急重症超声的首要任务之一就是要求超声成为临床工具，使急诊和重症医学科医师或其他领域的专业医师具备超声检查的基本技能，就像临床医师使用听诊器一样。急重症超声要成为重症医学科和急诊科医师的有力工具，使他们每周、每天都可获得超声帮助。我们应该提倡时间就是生命的理念，而不是坐等超声科医师来检查。③程序化。规范的程序化检查能够节省检查时间，提高诊断效率。如急重症超声气腹分层诊断决策图、创伤超声重点评估（focused assessment with sonography for trauma, FAST）（图 2.1.1）、床旁急诊肺部超声检查（bedside lung ultrasound in emergency, BLUE）程序、肺部超声管理补液治疗程序（fluid administration limited by lung sonography, FALLS）、序贯超声筛查评估不明原因的休克（sequential echographic screening assessing mechanism or origin of a shock of indistinct, SESAME）程序等[1-3]。④规范化。急重症超声主要是由急诊和重症医学科的医师主导或临床医师主导。超声科医师更多的是主导或参与继续教育和培训。目前国际上已有多部急诊超声标准操作规范。例如中华医学会急诊医学分会颁发的急诊超声标准操作规范、国际肺部超声联合会专家共识及欧洲急诊超声指南等。这些指南和操作标准是医师执行急重症超声时的总体标准。⑤可视化。急重症超声检查必须成为临床医师的诊断工具，成为视诊器，以及成为视诊、触诊、叩诊及听诊等体格检查中视诊的一部分。只有这样，才能有客观指标指导急重症患者的诊疗，也只有这样，才能将介入治疗过程可视化，最终获得精准治疗的目的。

（二）适应证和范畴

1. **强化急重症超声的临床应用** 急重症超声检查没有禁忌证，是否能够进行超声检查取决于患者的情况和检查部位。一项研究表明[1]，综合所有的检查部位，急重症超声检查总的可行性为 92%，71% 的腹部超声检查处于最佳的观察状态，胰腺、腹主动脉和腹膜后属于难以扫查的器官。DA Lichtenstein 等[1]的研究进一步提示，急重症超声检查促成即刻治疗计划改变的实用率达 22%。这个结果并未包括阴性结果，如患者治疗后好转、心脏超声检查、介入性超声治疗、非常规超声检查部位的应用（肺、上颌窦和视神经），以及急重症患者重复检查等情况。如果全部计入，则实用率接近100%。值得一提的是，对 ICU 患者开展的尸检证明，约有 1/3 的重症患者可通过使用超声修正错误的诊断。总之，应该强调的是，任何时候急重症患者都有超声检查的指征，因为它总是会提供一些有用的信息。

对 ICU 患者进行常规的超声检查时不要有丝毫的犹豫，这与体格检查一样。即使一些较轻的患者，有时进行肺部超声检查也是很有用的（如吸入性肺炎）。然而，就目前来说，许多单位的重症医学科并未使用超声检查而使患者受益。对重症医学科患者应尽早使用无创、无放射性及便捷的超声检查，必须在不可逆转的炎症和凝血障碍级联反应开始前使用超声检查。在实践中应尽早为 ICU 或重症医学科患者做全面的超声检查，之后根据需求可反复对某一部位和指标重点监测。一般来说，有三种情况需要做超声检查：①入院时进行初步诊断。②患者需要做某些介入操作。③通过超声早期识别常见并发症（如肺炎和血栓）。

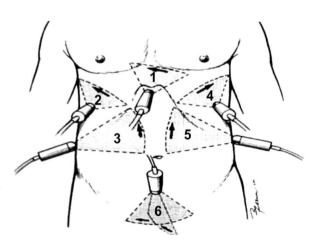

图 2.1.1 FAST 超声检查方法（患者取仰卧位，检查六个部位，判断有无胸腔、心包、腹腔和盆腔积液）

2.检查的范畴和关键技术　急重症超声检查的范畴包括两个方面：超声诊断和介入性超声。传统上急重症超声主要用于急腹症、妇产科和心脏急重症患者的即时诊断。现今急重症超声已开始使用经颅多普勒对脑卒中进行院前急救检查，采用二维和彩色多普勒血流显像（color Doppler flow image，CDFI）对视神经、上颌窦、肺部、气道、膈肌、四肢软组织和动、静脉进行检查（表 2.1.2），其临床

表 2.1.2　全身急重症超声常规报告和内容

医院名称：	•存在伪像：A 线为主 / B 线为主 / 其他
超声报告	•下 BLUE 点：
急诊 / 预约平诊	——第二期分析：
姓名、日期和时间	•侧胸部：B 线 / 其他
医师姓名、仪器名称和使用探头	•胸腔积液：
临床情况：	•肺泡实变：
患者情况及超声扫查条件：正常或其他	•膈点：抬高 / 正常，其他。膈点抬高幅度：×××mm
通气状态与体位：机械通气 / 自主呼吸，潮气量，PEEP 数值，平静呼吸 / 呼吸困难，患者镇静与否，瘫痪仰卧位、半卧位、侧卧位、轮椅、其他	右心室：补充文字描述
	——第三期分析：
	•PLAPS 点：存在与否（详细描述）/ 其他
其他相关检查（体征、放射学资料等）	——第四期分析：
胸腔	•肺尖分析：
右肺	•肺后面综合扫查
——第一期分析：	•补充文字描述
•上 BLUE 点：	左肺
•肺滑动征：存在 / 消失	——内容同右肺
纵隔	走行：存在 / 消失
胸主动脉：（起始段、主动脉弓、主动脉降段）：正常 / 其他	上颌窦（仰卧）（坐位）：右侧（左侧）：上颌窦声像图存在：完全 / 不完全；消失
右肺动脉：可见 / 其他	腹部
上腔静脉：可见 / 其他，呼气末左右径，吸气末管腔塌陷与否	检查条件：适合 / 欠佳（原因：体型 / 胀气 / 敷料 / 其他）
	腹腔积液：无 / 其他
心脏（二维途径）：容易显示 / 其他	气腹：无（肠道滑动征存在 / 内脏声像图）/ 其他
心包：基本正常 / 其他	胃：充盈 / 空虚 / 胃管可见 / 其他
左心室：补充文字描述	小肠：蠕动存在 / 消失 / 不能评估；肠壁：薄 / 其他；肠腔：内径正常 / 其他
舒张期内径 / 收缩期内径	
整体收缩率：低 / 正常 / 扩大	小肠内容物：无回声 / 有回声 / 不能评估
心室舒张：缺乏 / 减弱 / 有力	结肠：检查项目同小肠；气 - 液分层
右心室：补充文字描述	主动脉：正常 / 其他
容积：正常 / 增大	下腔静脉：左肾静脉水平呼气末内径 =×××mm，血流通畅
——游离壁：变薄 / 增厚 / 其他	肾上腺：能够分析 / 其他
——收缩性	肾：肾盂无扩张 / 其他
其他项目：补充文字说明	膀胱：充盈 / 导尿管置入后空虚；子宫
深静脉	胆囊：无压痛 / 无增大（长径 × 短径 mm）/ 壁无增厚（mm）/ 壁规则、回声一致 / 内容物：无回声，胆泥 / 胆周积液 / 其他
二维表现，短轴切面，适当压缩	
颈内静脉（右侧优势型）（左侧优势型）：血流通畅 / 其他	
锁骨下静脉：血流通畅 / 其他	肝：未见急性异常 / 无门静脉积气 / 全肝检查 / 部分检查受限 / 其他
下腔静脉：完成检查 / 管腔无回声 / 其他	
髂静脉：完成检查 / 管腔无回声 / 其他	胆道系统：正常 / 其他
股静脉：血流通畅 / 其他	脾：大小正常 / 其他；回声均匀 / 其他
腘静脉：血流通畅 / 其他	门静脉系统：未见异常 / 其他
小腿肌间静脉：可压闭 / 压闭率 / 其他	胰腺：大小及回声正常 / 其他
头部	腹膜后区域：能够检查 / 其他
右侧（左侧）视神经：经线；视盘：存在 / 消失；视神经弯曲	腹膜后区域：能够检查 / 其他
	其他明显结构：
	其他

应用极为广泛，并且日益发挥着重要的作用[1-11]。

急重症超声检查常见的技术包括基本应用和高级应用两个层面（表 2.1.3），掌握这些技术对开展急重症超声是极其重要的。

（三）急重症超声的学习内容与方法

急重症超声的学习内容包括两个模块。其一是理论学习模块，其二是实践技能模块。在理论学习中必须注重掌握一些急诊和急重症超声所特有的技术内容，包括 FAST 程序、BLUE 程序、FALLS 程序及 SESAME 程序等，注重学习肺部超声、经颅多普勒和心脏急诊超声等难点问题。整个急重症超声的重点内容在心、肺上，因此，掌握心、肺的重症超声也就成为学习急重症超声的关键。

急重症超声实践模块需要掌握的技术包括：①仪器的基本操作。②图像方位的空间标识。③超声图像的回声分类和物理性质的判断。④超声探头握持和扫查方法。⑤图像解读。⑥超声引导技术。

1. 仪器的基本操作　进行急重症超声检查时必须掌握仪器的基本操作，包括：①开关按钮。②增益调节。③聚焦变换。④对比度调节。⑤缩放功能。⑥ B 型 /M 型模式切换。

2. 图像方位的空间标识　屏幕的上部区域显示浅表部位，下部区域显示深度组织。通常这个方位的空间标识并不会产生疑惑。对于横断面扫查而言，屏幕左侧为患者的右侧，屏幕右侧为患者的左侧。对于纵断面扫查而言，屏幕左侧为患者的头侧，屏幕右侧为患者的足侧（图 2.1.2）。斜横、斜纵及冠状切面以此类推。

3. 超声图像的回声分类和物理性质　图像回声的分类可分为强回声、高回声、等回声、低回声和无回声（图 2.1.3）。强回声通常见于气体、钙化灶

表 2.1.3　常用的急重症超声检查技术

基本应用	高级应用
创伤性超声重点评估	肺部急诊重点评估
心脏急诊重点超声	腹部急诊重点评估
气道急诊超声评估	阴囊急诊评估
腹主动脉超声重点评估	外周血管急诊评估
超声引导操作技术	妇产科急诊评估
	眼睛急诊评估

和骨骼等回声。高回声常见于系膜和结缔组织（如门脉系统和肾集合系统）等。等回声相当于肝和脾的回声。低回声相当于淋巴结和肾皮质的回声。无回声相当于液体的回声，如胆囊和膀胱内的回声。一般说来，临床实践中回声强度的判断是以所检查的靶器官及其病变周围回声作为参照物来界定的。高于靶器官的回声为高回声，与靶器官回声相近的回声为等回声，低于靶器官的回声为低回声，含液性病变的回声为无回声，含气体、钙化和骨骼的回声为强回声。病变的物理性质可分为实性病变、含液性病变和混合性病变（图 2.1.4）。混合性病变是指既有含液性病变，又有实性病变。混合性病变还可细分为以含液性为主的混合性病变和以实性为主的混合性病变。实性病变的回声还有均质性回声和不均质性回声。不均质病变指病变内有高回声和低回声等两种以上的回声类型。若病变以高回声为主，则称为不均质高回声，以此类推。

4. 超声探头握持和扫查方法　采用执笔式手持探头是最常用的探头握持方法。扫查时尽可能将探头与皮肤表面垂直，以免产生伪像。扫查的方式有平移滑行（包括纵断面和横断面）、旋转扫查（以探头

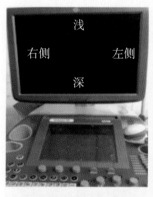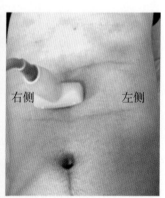
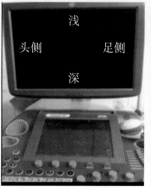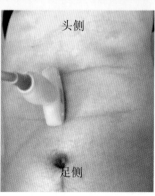

图 2.1.2　超声图像方位的空间标识

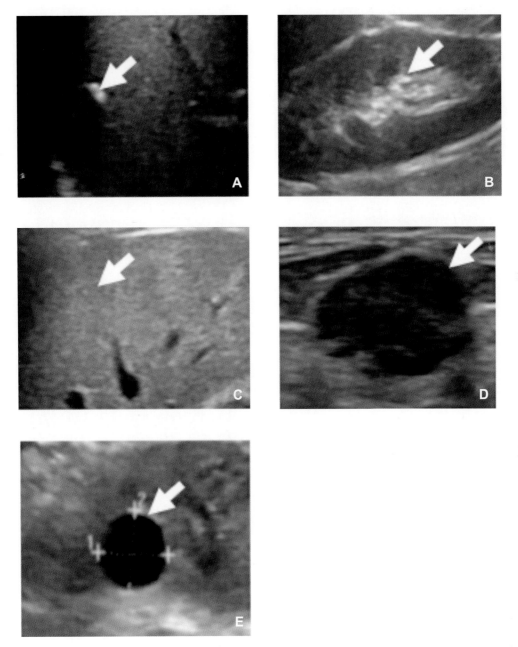

图 2.1.3　超声图像的回声分类。A. 强回声；B. 高回声；C. 等回声；D. 低回声；E. 无回声

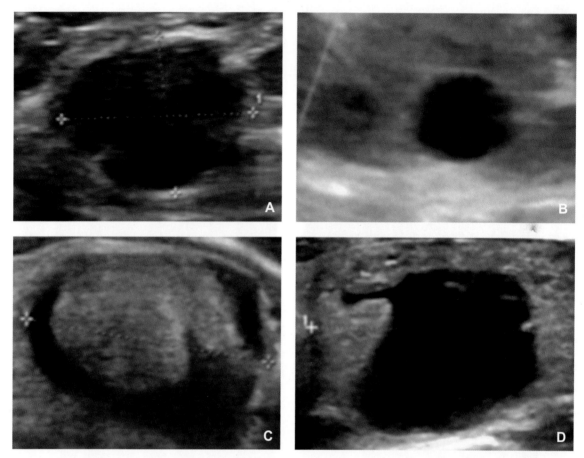

图 2.1.4 超声的物理性质。A. 实性病变；B. 含液性病变；C. 以实性为主的混合性病变；D. 以液性为主的混合性病变

中点为中心逆时针或顺时针旋转扫查）和侧动扫查（包括上下侧动和左右侧动）三种方式。确认有无病变应该具备两个主要条件：①互相垂直的两个切面皆可显示病变，或者两种体位皆可显示病变。②该病变的显示具有重复性。扫查时可根据实际情况加压探头以判断病变的质地，必要时配合呼吸或改变体位，以提高图像质量。

5. 图像解读　严格遵守横断面和纵断面扫查可以很快熟悉图像。超声断面解剖是解读正常声像图的基础。两种解剖结构之间的界面，往往由于存在较大的声阻抗差而表现为线状强回声。图像的每一层次依据其组织及结构的不同都可形成特定的回声特点和结构。注意识别液体、气体、钙化和骨骼，注意识别血管、实质性和非实质性器官。不同于正常声像图表现或出现异常回声都有可能是病理性回声或病变。只有操作者熟悉急重症超声医学领域，阅读大量文献，强化知识积累，并通过实践丰富个人经验，才能根据声像图表现作出恰当的结论。

6. 超声引导技术

（1）急重症介入性超声的内涵：介入性超声是借助超声进行实时引导，将穿刺针、导管或特制的诊疗器械准确地导向于病变或靶标，用微创技术进行进一步的诊疗。急重症介入性超声主要用于：①即刻介入性诊断，包括细胞学、组织活检，抽吸物常规、生化、细菌学检查以及术中超声。②即刻对患者进行通道管理，包括颈内静脉、锁骨下静脉路径置入中心静脉导管、超声引导困难气道插管和右心导管术。③即刻介入性治疗，包括囊肿、脓肿、积液穿刺抽吸、置管引流、药物注射、脓肿冲洗、经皮胆道置管引流、胆囊置管引流和经皮腔镜取石等。④急诊神经超声阻滞术。⑤其他介入性诊疗，如肿瘤的消融治疗、经皮胃造口术、经皮肾造口术、下腔静脉滤器置入术和引导三腔双囊管插管及耻骨上膀胱插管等。

（2）超声引导技术：开展急重症介入性超声的关键是掌握超声引导技术[11]。超声引导技术有两种方式：①导向装置辅助的超声引导穿刺技术。为了达到精确引导的目的，常用导向器，即穿刺架引导穿刺。有专为超声引导穿刺设计的多种穿刺探头，但对急重症超声来说，这种导向装置辅助的超声引导穿刺技术已少用。②超声导向徒手穿刺技术。使用超声引导装置便于掌握，容易准确地刺中靶标，但灵活性差。徒手穿刺技术的优点在于在操作过程中可分别移动穿刺针或探头，有较大的灵活性，尤其适合急危重症患者的介入性诊疗。

超声引导徒手穿刺技术又有两种方法：①平面内穿刺技术，即使穿刺针沿着声束平面内进针，可显示进针的全过程，达到全程可视化。其操作方法是将穿刺针放在穿刺探头的头端，使穿刺针与探头形成一定的角度（15°~60°），沿着探头的长轴方向（声束平面）进针穿刺（图2.1.5）。②平面外穿刺技术。顾名思义，即穿刺针与探头声束不在同一平面内，而是通过侧动或移动探头来探测针尖的位置。通常的做法是在超声监测下获得病变的最佳操作靶点，根据穿刺靶标的深度，将穿刺针旁开数厘米，并与探头中心相对应，以一定的角度穿刺进针，同时侧动探头寻找进针过程和针尖位置（图2.1.6）。

（3）穿刺路径的选择原则：穿刺径路的选择是穿刺成功和降低并发症的关键因素[11]，基本原则如下：

1）直接最短路径的原则。由于超声断层体积效应形态奇特，中央薄，两头厚，故应使穿刺目标在

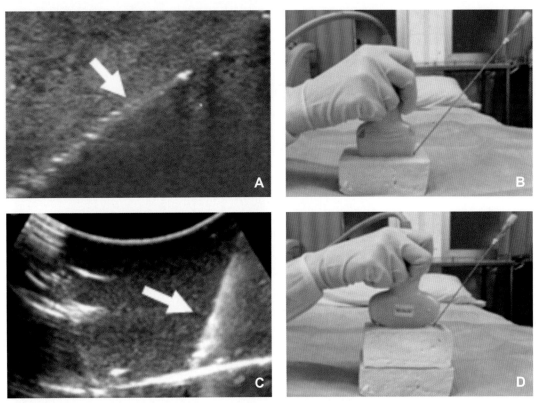

图2.1.5　平面内穿刺技术。图A、B为线阵探头，图C、D为凸阵探头，箭头所示为进针的针干或针尖，整个过程可见

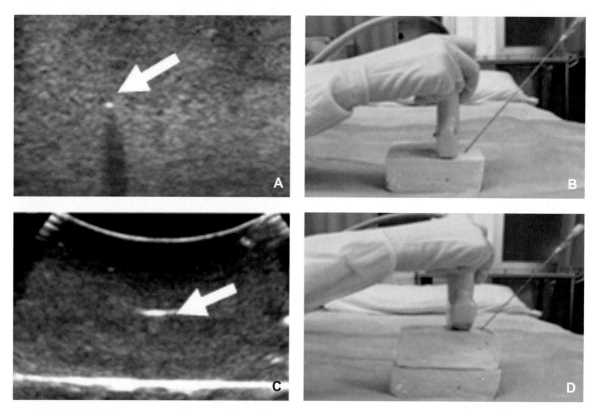

图 2.1.6　平面外穿刺技术。图 A、B 为线阵探头，图 C、D 为凸阵探头，箭头所示为进针的针干或针尖，只显示进针的一部分，必须侧动或移动探头才能寻找到针尖

声束较细的聚焦区，以减少穿刺伪像，提高穿刺命中率。此外，选择最短径路可使操作更简单和容易，并减少对周围脏器的损伤。虽然仰卧位自前腹壁作穿刺是常规入路，但是当发现肿物的位置较深时，如肝深部肿物和腹膜后肿物等，采用侧卧位或俯卧位有可能发现更佳的入路。对于盆腔病变，选择经直肠或经阴道路径可以减少对盆腔脏器、血管和消化道的损伤，故在穿刺之前值得认真研究。

　　2）尽量避开重要器官的原则。行上腹部穿刺时应尽量避开胸腔、心包腔和胆囊，以免发生气胸、化脓性心包炎、脓胸以及胆汁性腹膜炎。对于近膈顶部的脓肿，应在肺底强回声带以下 3cm 进针。难以避免穿过胸腔时，在穿刺脓肿之前应尽量抽出胸腔积液并注入抗生素，同时加强全身用药和支持疗法。消化道尤其是结肠含有大量细菌，穿刺时应尽量减少对胃肠壁的损伤。用探头对前腹壁进行加压，

尽可能排除肿物与腹壁之间的消化道，有助于缩短穿刺距离，减少对消化道的损伤。对于腹膜后病变，原则上可采用侧卧位或俯卧位经侧腹壁或后腹壁进针，避免穿刺进入腹膜腔，以防损伤消化道。临床实践证明，用细针穿刺胃肠道是相对安全的，不会引起局部感染或腹膜炎，但对于淤血、梗阻和肿胀的肠管，则应禁止穿刺或贯穿。此外，腹部穿刺时应尽量避开腹部大血管，以免引起致命性大出血。

　　3）尽量减少贯穿非穿刺性器官的原则。尽量减少贯穿非穿刺性器官，有助于减少穿刺并发症。对腹膜后病变活检时应尽量避开胰腺，以免引起急性胰腺炎。临床流行病学统计资料表明，对于穿刺后出现胰腺炎患者，大多数不是因活检到靶病变，而是活检到正常胰腺组织。此外，对肿瘤活检或巧克力囊肿抽吸时，尽量减少贯穿非穿刺性脏器可以减少恶性细胞的种植转移和巧克力囊肿的种植。

4）充分、清晰地显示进针过程和穿刺针的原则。充分、清晰地显示进针过程和穿刺针尖是超声引导取材、抽液和注药等治疗成功的保证。超声引导穿刺和治疗在很大程度上克服了以往穿刺活检的盲目性，大大提高了成功率和安全性。临床实践证明，以下几种技术方法有助于提高针尖的显示率。①尽可能加大穿刺针与声束之间的夹角。一般情况下，超声声束与穿刺针夹角在 15° 以上即可清晰地显示针尖和部分针干。②穿刺时应动作敏捷、快速，借助同步移动的强回声及其周围组织的牵动，可观察进针的过程。③在穿刺过程中，快速提插针芯15~20 次，可以增强针尖的显示率。作者推测系因针芯末端与针干内摩擦以及对组织冲击产生微气泡或针干发生振动所致。④拔出针芯，注入少量振荡过的生理盐水、利多卡因或超声造影剂等。⑤轻轻地弹动针干或针座，或轻轻地侧动穿刺探头。⑥对穿刺针进行若干新技术革新。把穿刺针加工成粗糙或带有刻痕的表面（深约 0.1 mm）可以增强针干和针尖的显示效果。但粗糙或刻痕的表面会增加对组织的损伤。

（四）急重症超声存在的问题和展望

1. 存在的问题　与国外急重症超声相比，国内急重症超声存在的主要问题有：①准入制度尚未建立。②收费目录和标准没有确定。③医院投入不足及设备缺乏，设备专业化水平亦不高。④没有把急重症超声的检查技能列入医师规范化培训的内容。⑤没有建立急重症超声继续教育培训的制度。⑥急重症超声未能在急诊科和重症医学科中广泛使用。

2. 展望　在美国 190 家一级创伤中心中，有95% 的中心进行急诊超声检查。欧洲和日本的急诊医师已普遍使用超声协助诊治患者。美国急诊医师协会（American College of Emergency Physician，ACEP）要求急诊医师必须掌握急诊超声检查技术。随着超声诊断在临床各个领域的应用和拓展，新的袖珍仪和视诊仪的不断涌现，临床医师包括急诊科、重症科、妇产科、心血管科和麻醉科医师逐渐需要实施更多的超声引导下的诊断和治疗。今后要求临床医师都应掌握床边的超声检查技能，如随诊超声心动图、妇产科随诊超声检查和急诊随诊超声检查。值得一提的是，索诺星无线探头式超声为行业带来了重大变革，实现了用手机看超声图像的里

程碑式突破。因此，超声检查不仅是急诊科和重症医学科医师需要掌握的技能和急重症超声的主要发展方向，而且在将来可能是所有医师必须掌握的体格检查的技术技能，从而真正实现超声检查和应用的职业化。

急重症超声的精髓就是简约化。急重症超声是超声医学在某一专业或学科内在一个非常有限的领域内的应用，适合于每一个急诊科和专科医师运用。通过几周的培训，临床医师便可掌握急诊或某一专业的超声检查的技术技能。我们的研究表明，高职高专的临床医学专业毕业生和本科毕业生通过为期 6 周的线上线下混合慕课式（massive open online courses，MOOC）的翻转课堂培训，都能掌握某一专科的基本超声检查技能，包括急诊超声检查技术 [12-13]。超声设备的更新换代、超声应用的标准化及超声培训的信息化都为超声检查的职业化提供了重要支撑。

二、肺部急重症超声

（一）肺部超声检查是急重症超声检查的中心环节

肺部超声检查是急重症超声的中心环节，体现在：①肺是急重症患者维持生命的三大重要器官之一，是生命体征的重要载体，因此，它是急重症患者首要检查的靶器官。②肺部超声检查是评估急重症超声的首要环节。从 BLUE 决策程序、FALLS 决策程序再到 SESAME 决策程序，这些重要的急重症患者的诊断与治疗评估都离不开肺部的超声检查。

（二）肺部超声检查是急重症超声检查的重点技术

很长时间以来，医学界普遍认为肺部是超声检查的盲区。现今研究表明肺部疾病的超声表现具有许多鲜明的声像图特征。基于这些声像图特征可以提供许多肺部疾病的病理生理和功能信息，从而对肺部疾病作出较为准确的诊断。

其实肺部超声检查和诊断并不难。肺部超声检查的重点是掌握 BLUE 点扫查、PLAPS 点扫查和膈点扫查。这些扫查区域基本上涵盖了肺部急重症超声检查的范围。肺部疾病的超声诊断主要是依据十大超声征象。掌握这十大超声征象就能提供许多肺

部疾病包括气胸、积液、实变、肺间质综合征、肺泡综合征和肺占位性病变的主要生理病理信息。这十大超声征象是：①蝙蝠征。②滑动征。③A线（A线征）。④沙滩征与平流征。⑤B线与火箭征、磨玻璃征。⑥肺实变征（C线，支气管充气征）。⑦肺点征与胸膜线异常。⑧搏动征。⑨E线征与Z线征。⑩胸腔积液与正弦征。

（三）肺部超声检查是急重症新生儿肺部疾病的主要检查手段

超声无电离辐射的特性是超声检查应用于床边急诊超声和儿科的主要原因。一次CT检查所暴露的放射剂量是胸部X线片的200倍。CT引起的副作用需要引起广泛关注，尤其是在孕妇和儿童患者。

诊断性X线是人工放射暴露的最大来源，占癌症累积风险来源的0.6%~3.2%。30岁及30岁以下女性进行一次胸部CT检查，患乳腺癌的风险增加35%，3%的放射诱发癌症是1岁以前CT暴露，19%为儿童期（1~14岁）暴露。

目前已证实，在急重症肺部疾病患儿中，超声检查的诊断效能和作用可与X线相媲美，已成为急重症患儿有效的诊治手段。新生儿肺部超声在急重症超声中占有更为重要的地位。超声检查服务的便捷性、诊断的有用性和超声无电离辐射的物理特性是危重症超声、急诊超声和院前急救超声广泛应用的原因。

（吕国荣）

第二节 肺部急重症超声检查的设备和原理

要学习肺部急重症超声，必须掌握设备的基本构成及其成像的基本原理，才能更好地开展相关工作。

一、设备

肺部急重症超声设备的选择应遵循仪器小巧、启动快捷、操作简洁及图像清晰的原则。①仪器小巧。重症病房内布满呼吸机及心电监护仪等各种机器，小巧的机身有利于超声诊断仪在各个病床间自由灵活地移动。肺部重症患者身上可能布满各种插管，而小巧的探头可以方便在各种管线间隙自由扫查。必要时可配备智能台车。②启动快捷。机器的启动宜快，最好在数秒内就能完全启动。对于危重患者，能多争取1秒的抢救时间患者就可能多一分存活的希望。③操作简洁。超声仪器的操作面板简单明了、界面友好。同时，采取平板操作面板也方便清洗和消毒，有利于减少患者间的交叉感染。④图像清晰。图像的成像质量要好，要有较好的分辨力，足以满足临床超声的诊断需求。

（一）超声探头

超声诊断仪由主机、探头和显示部分组成。超声诊断仪还同时具有超声发射和接收作用的部件，称为超声探头。探头的种类有：①凸阵探头。顶端呈曲线形，频率2~5 MHz，有高穿透力，低分辨力，适用于探查腹盆腔脏器、腹主动脉和创伤等。②相控阵探头，顶端小，平头。频率2.5~3.5 MHz（成人）或5~8 MHz（儿科），适用于全腹检查及经胸超声心动图检查。③线阵探头，顶端平直、宽，频率6~12 MHz，高分辨力，低穿透力。适用于外周血管、浅表器官（甲状腺和睾丸）、发炎的阑尾和软组织异物等检查，引导关节和外周血管穿刺，引导骨折复位，评估肌腱和韧带的损伤。④腔内探头。顶端小，凸形，长柄。频率5~7.5 MHz，高分辨力，低穿透力，适用于经阴道盆腔检查及经直肠前列腺检查[1]（图2.2.1）。

肺部重症超声最好选用小凸阵探头。它具有独特的小尺寸，重量轻，几乎可轻松地应用于全身的任何部位，包括许多难以探及的部位如锁骨上窝和胸骨上窝，甚至对活动受限的人工通气患者的肺

诊肺部超声检查程序（BLUE 程序），急诊超声检查时可将左、右胸部各分成三个区域，分别为上 BLUE 点、下 BLUE 点和 PLAPS 点（图 2.3.2）。各区域的范围由"BLUE 手"界定。"BLUE 手"即将两手掌并列平行放置（两拇指叠加）于被检者的前胸部，指尖达正中线的位置，左手小指桡侧缘位于锁骨下缘，右手小指桡侧缘的位置相当于肺的前下界，腕关节一般位于腋前线水平。上 BLUE 点位于上 BLUE 手的第 3 指与第 4 指之间的指根处，对应肺上叶或肺尖部，下 BLUE 点位于下 BLUE 手的手掌中央，对应肺中叶或舌叶。PLAPS 点是腋后线和下 BLUE 点横向延长线的交叉点，对应肺下叶[19]。

（四）确定胸膜线

胸膜线是由脏胸膜和壁胸膜的界面回声反射所形成的，在超声下呈规则、光滑的线状高回声，位于上下两根肋骨间。脏胸膜可随呼吸运动而移动。行超声纵断扫查时上肋骨、胸膜线和下肋骨形成标志性的蝙蝠征（图 2.3.3）。正常情况下其厚度不超过 0.5 mm。当胸膜线增厚（>0.5 mm）、粗糙或不规则时则为异常。

（五）熟悉正常肺产生的声像图特征：A 线

A 线是由于胸膜-肺界面的巨大声阻抗差异所形成的多重反射而产生的水平征象。超声表现为一系列平行于胸膜线的线性高回声，位于胸膜线下方。各线之间的距离等于皮肤与胸膜线之间的距离（图

2.3.4）。存在 A 线提示含气肺组织或游离气体[20]。

（六）掌握正常肺动态超声特征：肺滑动征

在二维实时超声下，于胸膜线处可探及脏胸膜随肺的呼吸运动而移动所形成的一种与壁胸膜在水平方向的相对滑动，即肺滑动征。发生气胸时肺滑动征消失，若肺滑动征存在，则可排除气胸。但肺滑动征消失不一定都是气胸，它可能发生于肺不张、膈肌麻痹、肺纤维化、肺炎症性粘连及心跳、呼吸骤停等疾病。

（七）正确认识肺部疾病的主要超声征象

1. B 线、肺火箭征、Z 线和"白肺"　B 线是由超声波遇到肺泡的气-液界面后产生反射而形成的振铃效应，它有以下特点：①是振铃效应所形成的声像图。②起源于胸膜线。③与胸膜线垂直。④呈激光束样直达扫描屏幕边缘。⑤为线样高回声。⑥长而无衰减。⑦遮挡 A 线。⑧与肺滑动同时运动。⑨每一扫查平面可存在多条 B 线或 B 线呈散在分布（图 2.3.5）。这是其与其他"彗星尾"伪像的鉴别要点。对于正常成人或儿童，在超声下看不到 B 线，但由于胎儿的肺富含液体，所以对新生儿在超声下常可以见到少许 B 线，以后胸部较为明显，一般于出生后 24~36 h 完全消失[21]。

当每个肋间有 3 条或 3 条以上 B 线时称为肺火箭征（图 2.3.6）。它与肺间质综合征相关，尤其是

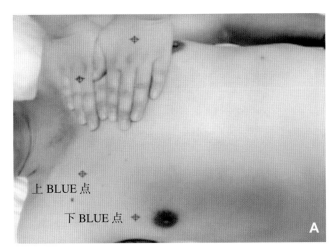
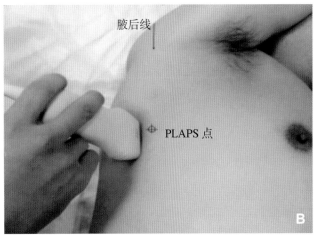

图 2.3.2　肺超声检查的三个区域。A. 平卧位；B. 左侧卧位。分别为上 BLUE 点、下 BLUE 点和 PLAPS 点

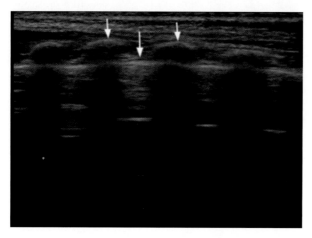

图 2.3.3 蝙蝠征。正常人行肺超声检查时，可见两侧肋骨高回声与胸膜线高回声，形似蝙蝠（箭头）

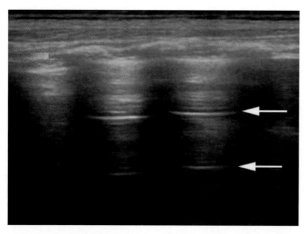

图 2.3.4 正常肺超声表现。可探及间距相等的 A 线（箭头）

肺水肿前期的肺间质水肿。当 B 线以两个小叶间隔之间的距离（7 mm）分隔开时称为间隔火箭，即 B_7 线，与胸部 X 线的 Keley B 线相关。当 B 线以 3 mm 的距离分隔开时称为磨玻璃征，即 B_3 线，与胸部 X 线磨玻璃区相关。在 BLUE 程序中，只有在前侧胸的肺探及肺火箭征才具有诊断意义。后侧胸肺间质的改变有可能是由于重力原因导致积坠性改变，因而不考虑有诊断价值。

Z 线亦是从胸膜线发出，但 Z 线的边界不清晰，相对于 B 线较暗、较短，发出 3~4 cm 后即消失。其不去除 A 线，也不随肺滑动而移动（图 2.3.7）。

如肺野的六个区域均表现为密集的 B 线，A 线消失，即为"白肺"（图 2.3.8）。"白肺"是严重肺泡 - 间质综合征的表现，是肺间质和肺泡存在大量液体所致[22]。

2. 实性组织征和破布征　实性组织征是由于含气的肺泡组织被渗出液充填后所形成的类似于脾实质或肝实质的实性组织样回声，是肺组织实变的一种声像图特征（图 2.3.9）。

实变的肺组织与正常含气的肺组织交界处形成碎片样的不规则回声，犹如一块被撕扯下来的破布，称为破布征，它是肺实变的一种静态声像图征象（图 2.3.10）。这一征象通常不会出现在较大的全叶性肺实变。它是局限性肺炎的主要表现，具有较高的诊断灵敏度和特异性。

3. 胸膜线异常与 C 线　胸膜线异常往往合并胸膜下小的肺实性病变，外形呈"C"形，又是厘米

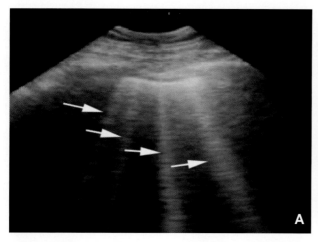

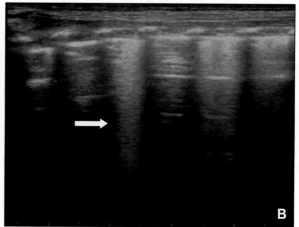

图 2.3.5　B 线。A. 凸阵探头；B. 线阵探头。轻度肺水肿患者，于右侧胸部上 BLUE 点探及数条深达屏幕边缘的高回声（箭头），即 B 线

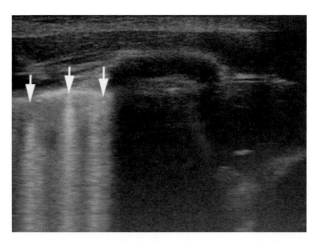

图 2.3.6　火箭征。肺间质水肿患者，于右侧胸部上 BLUE 点探及 3 条 B 线（箭头）

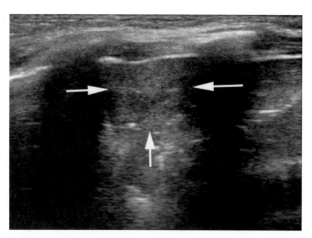

图 2.3.9　实性组织征。肺炎患者，于左侧 PLAPS 点探及一片状实性低回声区（箭头）

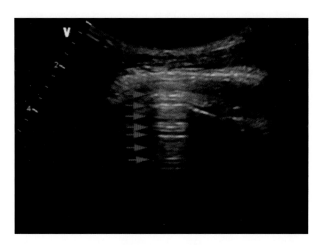

图 2.3.7　Z 线

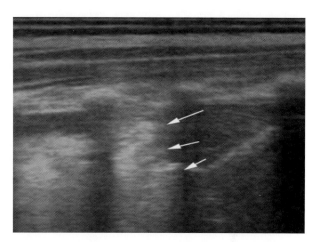

图 2.3.10　破布征。支气管肺炎患儿，于右侧 PLAPS 点探及一片状实性低回声区，其与正常肺组织间呈碎片样不规则回声（箭头）

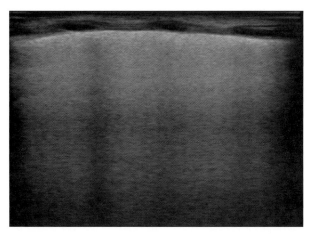

图 2.3.8　"白肺"。严重肺泡 - 间质综合征患儿，双肺野均为密集 B 线，未见 A 线

（ cm ）级大小，因而称之为 C 线（图 2.3.11 ）。

4. 静态或动态支气管充气征与支气管液相　支气管充气征是指在实变的肺组织内出现的点状或线状高回声（图 2.3.12 ）。动态支气管充气征指实变肺组织内的气体高回声随呼吸运动而出现移动距离＞ 1 mm 的征象。实变肺组织内出现动态支气管充气征，再加上"肺搏动"征可以作为判定肺炎的重要证据，可排除梗阻性肺不张。

支气管液相是指肺实变区内的管状无回声充满液体（图 2.3.13 ）。

5. 肺点与双肺点　肺点是指正常肺组织与胸腔内气体之间的分界点，即气胸时脏胸膜上壁胸膜分离处（图 2.3.14 ）。它对气胸的诊断具有高度特异性。

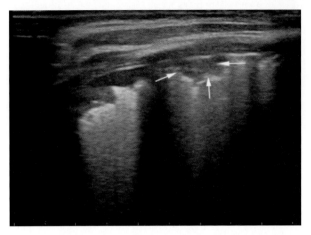

图 2.3.11　C 线。支气管肺炎患儿，于右侧下 BLUES 点探及一小片状实性低回声区,外形呈 "C" 形（箭头）

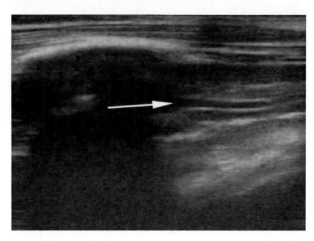

图 2.3.13　支气管液相。肺炎患儿，于左侧肺部 PLAPS 点探及实变组织,内见管状无回声充满液体（箭头），为支气管液相

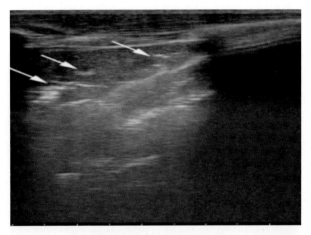

图 2.3.12　支气管充气征。肺炎患者，于右侧肺部 PLAPS 点探及实变组织，内可探及点状及线状高回声（短箭头），为支气管充气征

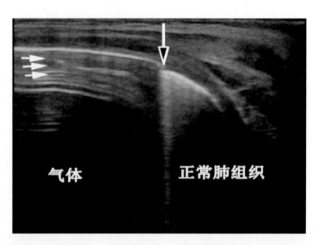

图 2.3.14　肺点。气胸患者，图左侧部分为气体区域，可探及 A 线征（白色箭头），右侧为正常肺组织，两者的分界点（黑白箭头）即为肺点

　　双肺点为病变程度或性质不同的肺组织形成的不同回声的上下肺野间分界点（图 2.3.15），它是新生儿暂时性呼吸增快症的特异性征象。

　　6. 海岸征与平流层征　在 M 型超声中，随着正常肺的呼吸运动，在胸膜线处可看到脏胸膜与壁胸膜之间形成的一种水平方向上的相对滑动，称为海岸征（图 2.3.16）。

　　发生气胸时，肺滑动征与 M 型超声的海岸征消失，呈粗细不等、平行排列的高回声线，称之为平流层征（图 2.3.17）。M 型超声可以显示出由呼吸困难所引起的胸壁的运动。胸壁运动位于胸膜线上，有别于正常的肺滑动。

　　7. 蝙蝠征　由相邻两个肋骨高回声和两者之间

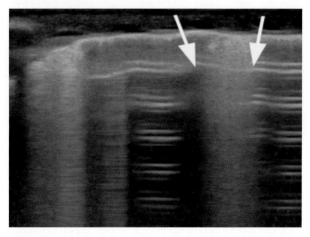

图 2.3.15　双肺点。新生儿暂时性呼吸增快症患儿，箭头所指为病变部位与上下正常肺组织的分界点

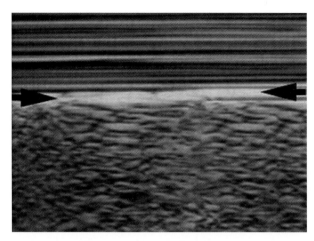

图 2.3.16　海岸征。正常人，胸膜线（箭头）在 M 型超声上表现为相对滑动

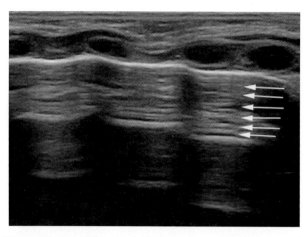

图 2.3.18　A 线征。左侧气胸患儿，于胸腔内探及密集排列的 A 线

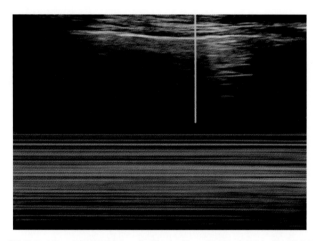

图 2.3.17　平流层征。气胸患者，肺滑动征与海岸征消失，M 型超声呈粗细不等、平行排列的高回声线

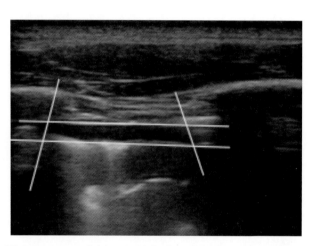

图 2.3.19　四边征。少量胸腔积液患者，其二维超声表现为四边形

的胸膜线高回声所构成（图 2.3.3）。

8. A 线征与 E 线征　当肺野内的 A 线明显增多且明亮聚集时，称为 A 线征（图 2.3.18），常出现于气胸。

E 线征即皮下气肿时产生的振铃效应，与 B 线征类似，但并非起源于胸膜线，而是起自于皮下组织或其他位置，此时看不到蝙蝠征。

9. 四边征和正弦波征　四边征为二维超声声像图征象（图 2.3.19），而正弦波征是 M 型超声声像图征象，两者均可提示胸腔积液。四边征由肺表面、胸壁及上下两侧肋骨的声影构成。胸腔积液可随呼吸运动而发生节律性的变化，在 M 型超声上表现为正弦波征（图 2.3.20）。非常黏稠或有分隔带的胸腔

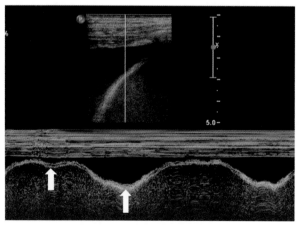

图 2.3.20　正弦波征。胸腔积液患者，M 型超声呈正弦波征

积液则不会出现正弦波征。

10.肺搏动征　在实时超声下肺滑动消失，但是在胸膜线处可见实变的肺组织随心脏的搏动而跳动，称为肺搏动征。它与动态支气管征一起，用于鉴别梗阻性肺不张与肺炎。梗阻性肺不张患者有肺搏动征，但未伴有动态支气管征，而肺炎实变的患者可见肺搏动征和动态支气管征。

三、方法

（一）急诊检查方法

先扫查右肺的上 BLUE 点，确认蝙蝠征和肺滑动征是否存在（耗时 4 s）。再观察肋间隙，看是否有平行排列的 A 线（2 s）以及是否存在 B 线（3 s）。之后依次分析下 BLUE 点和 PLAPS 点。以同样方法检查左肺。所有过程耗时 1 min。

（二）常规检查方法

一般以腋前线和腋后线为界，把两侧肺分为前、侧和后三个区域，总共六个区域。在进行常规肺部超声检查时，需要对两侧肺的各个区域进行扫查，包括横向扫查（探头与肋间隙平行）和纵向扫查（探头和肋骨垂直）。其中以纵向扫查最为重要及常用。这种常规的超声检查方法在新生儿肺部检查中较为常用[23]。

（三）肺水肿扫查及评估方法

发生肺水肿时可以在相应病变部位的肺超声检查中发现 B 线。肺水肿的扫查方法有很多，应用最广泛的还是 28 肋间隙扫查法[24]（表 2.3.1）。有学者基于前侧和外侧（从腋中线至胸骨旁线的范围）肺 B 线的数量，对肺水肿进行半定量评价，分为轻、中、重度。轻度：可探及 6~15 条 B 线；中度：B

线为 16~29 条；重度：B 线数量 ≥ 30 条，或呈全肺弥漫性分布。研究显示，这种检查方法能有效地评估肺水肿的严重程度。

两肋间存在 3 条及 3 条以上 B 线时称为火箭征。在前胸部及侧胸部发现火箭征具有较高的诊断价值，但仰卧位患者后胸部的火箭征可能是由于液体受重力影响积聚在后部肺所形成的，应结合临床及其他检查综合分析。当双侧肺前胸部有明显的 B 线时，若存在肺滑动，提示为血流动力性肺水肿；若不存在肺滑动，则提示为肺炎[25]（详见第八章第一节）。

（四）肺间质纤维化的扫查及评估方法

在肺间质纤维化中，由于胸膜下小叶间隔增厚，在超声检查时亦可发现 B 线。M. Gutierrez 及 F. Salaffi 等[26]学者对比了采用 50 肋间隙扫查法和简化的 14 肋间隙扫查法在评估肺间质纤维化的严重程度后发现，两者的结果具有很高的相关性，而且简化的 14 肋间隙扫查法更加简便、省时。该学者通过计算所有肋间隙 B 线的数量对肺间质纤维化进行半定量评分，并对其进行严重程度分级。定义如下：0 分为正常，B 线 ≤ 5 条；1 分为轻度，B 线 6~15 条；2 分为中度，B 线 16~30 条；3 分为重度，B 线 >30 条（详见第四章第二节）。

肺的体积较大，且受气体和骨骼的干扰，因此应当按照上述肺部检查的方法和程序进行，以便全方位、有效地发现肺部异常。肺部病变的声像图表现较为简单，只要认识和掌握上述肺部疾病十大主要超声征象，就可以较为准确地解读疾病。当然，肺部疾病的病因多种多样，超声检查常常难以判定。因此，应当结合临床表现、生化检查、血气分析、肺功能检查、X 线、CT、MRI 和穿刺活检等检查，综合分析，才能对肺部疾病作出完整、正确的诊断。

表 2.3.1　肺水肿前侧胸壁扫差法（空白处为扫查区域）

	腋中线	腋前线	锁骨中线	胸骨旁线	肋间隙	胸骨旁线	锁骨中线	腋前线	腋中线	
右侧					II					左侧
					III					
					VI					
					V					

（梁晓珊　杨舒萍　吕国荣）

第四节　超声新技术及其应用

超声诊断技术的发展日新月异，日益在临床诊疗中发挥重要作用。其中三维超声、弹性成像和声学造影的作用更为突显。本节主要介绍这三种超声新技术。

一、三维超声成像技术

（一）三维成像原理

超声医学作为医学影像学的一门新兴学科，经历了从 A 超、M 超、B 超、彩色多普勒超声和三维超声几个阶段。超声的临床应用十分广泛，并日益体现其价值。三维超声成像技术（3D 超声）的研究始于 20 世纪 70 年代，由于成像过程慢、使用复杂，从而限制了其在临床上的使用。最近随着计算机技术的飞速发展，三维超声成像取得了长足的进步，已经进入临床应用阶段。三维图像比二维图像显示得更为直观，信息更加丰富，病灶的空间定位和容积测量更准确，所以这种技术越来越受到关注。

三维超声是将不同平面连续的二维图像进行计算机处理，得到一个重建的有立体感的图形。早期的三维重建一次必须采集大量的二维图像（10~50幅），并将其存在计算机内，进行脱机重建和联机显示。单次三维检查的图像数据所需的存储空间达数十兆字节，成像需要数小时甚至数天时间。近年来，三维超声与高速的计算机技术的联合使其具备了临床实用性。表面成像在 20 世纪 80 年代首次被应用于胎儿；20 世纪 90 年代初期开始了切面重建和三个互交平面成像；容积成像则开始于 1991 年；1994 发展了散焦成像；1996 年开始了实时超声束跟踪技术，而最新发展的真正的实时三维超声可以称作四维超声（4D 超声）。其数据采集和显示的速率与标准的二维超声系统接近，即每秒 15~30 帧，被称作高速容积显像[27]。

三维超声成像方法有散焦镜法、计算机辅助成像和实时超声束跟踪技术。

1.散焦镜方法　也称厚层三维图像，方法简单，费用低。该装置仅需在凸阵或线阵探头上套上一个散焦镜。用此方法可以对胎儿进行实时观察，然而，当胎体紧贴宫壁时图像就会重叠，使胎儿图像辨别困难。

2.计算机辅助成像　是目前首选的三维成像方法，成像处理过程包括获取三维扫查数据，建立三维容积数据库，以及应用三维数据进行三维图像重建。

3.实时超声束跟踪技术　是三维超声的最新技术，其过程类似于三维计算机技术，但可以立即成像。仅仅需要定下感兴趣部位的容积范围，就可以在扫查过程中实时显示出三维图像，可以提供连续的宫内胎儿的实时三维图像，例如可以看到胎儿哈欠样张口动作等。

（二）三维成像技术

三维成像有两个重要的环节，即三维数据的采集以及三维图像的重建与显示。

1.三维数据的采集　三维数据的采集方式和类型有以下几种：

（1）自由臂式。这类设备采用常规超声探头，医生根据需要手持探头在被检查者的体表移动，获得一系列按顺序排列的二维图像，然后通过图像处理，近似地重现三维结构。这种采集类型有采用手动探头旋转扫查和平移扫查两种方式。前者用于心脏扫查，后者用于腹部或妇产科检查。同时又分为无定位系统自由臂和有定位系统自由臂两种。无定位系统的自由臂扫查法简单、价廉，但不能进行定量测量。有定位系统的自由臂扫查法有声学定位和磁场定位两种，目前比较成功的是一种带电磁位置传感器的系统。它由电磁发射器、电磁接收器和微处理器组成。这种三维重构方法几何失真较小，而且可以进行空间定位和测量，但易受外部电磁干扰，影响到对目标位置和方向探测的准确性[28]。

（2）非自由臂式。采用容积探头，其获取三维图像数据是通过机械或电子学的方法。①机械驱动扫查式：将一个二维成像的探头和机械驱动装置组成一个完整的体积较大的探头。工作时，利用机械方式驱动 B 超探头作摆动或旋转扫查以获取三维数据。这种探头属于一种容积探头。这一类的摆动式探头的视野比较大，主要用于妇产科和腹部，其成熟的应用在于乳腺全容积探头在乳腺中的检查。而旋转式可以通过较小的声窗，所以适用于心脏或经腔内（经阴道或经直肠）的三维成像。②电子式：它采用二维面阵探头，以相控阵的原理控制声束进行二维扫查，实现三维空间的数据采集，构成一个金字塔形的三维图像。二维面阵探头的阵元数量很大，其所组成的系统技术十分复杂，运行速度要求高，且价格昂贵。目前此类系统已可以用来获得动态的三维心脏图像，并接近实时三维图像要求的速率。但目前在图像质量和速度上还存在一定的局限性，有待进一步的提高。

2.三维图像的重建与显示

（1）重建方法。①基于特征的三维图像重构法：通过识别感兴趣的脏器边界，对其特征进行提取和分析，然后重建三维结构。②基于体素的三维图像重构方法：它将二维平面图像中的每一像素都转换到一个三维坐标系中。利用这种方法，医生可根据需求选择任意一个二维平面，也可对重构的三维图像行进一步的处理。

（2）显示方式。①表面成像：它只从图像数据中选取一部分构造轮廓，只显示感兴趣区的立体形态、表面特征和空间位置关系，可对感兴趣的结构进行容积或体积测量。比较常用于含液性结构或被液体环绕结构的三维成像，如三维超声容积自动测量技术（virtual organ computed-aided analysis technique，VOCAL）就常被用于胎儿小脑和胖胀体等的体积测量。②透明成像：主要用于显示实质脏器的内部结构。有最大回声模式、最小回声模式和 X 线模式三种。最大回声模式指显示每条回声上的最强回声结构。最小回声模式指显示每条回声上的最弱回声结构。X 线模式则是显示每条回声上的灰阶平均值。

（三）三维超声在肺部病变中的应用

目前三维超声在肺部检查中主要用于测量胎儿的肺体积，从而评估胎儿肺是否发育不良[29-30]。至于三维超声在诊断新生儿及成人肺病变的应用罕见报道。有学者于 2008 年报道，对人类横膈进行三维重建，然后分析其几何形状，可为呼吸系统功能解剖提供有用的信息[31]。三维超声在肺部病变中的应用价值有待于进一步的研究和探讨。

二、超声弹性成像

（一）概述

人体的软组织除了含有水分外，还含有一定量的纤维结构（如结缔组织和胶原纤维等），具有纵向伸缩弹性和横向剪切弹性。因此，它既可以传播纵波，也可以传播剪切波。弹性即可压缩性，指在外力作用下组织发生变形的难易程度。组织的弹性值反映了组织硬度，与其分子组成及病理组织结构有关。弹性成像（elasticity imaging）是对生物组织的弹性参数（elasticity coefficient）或是硬度（stiffness）进行成像和量化。弹性成像的原理是对组织施加一个内部（包括自身的）或外部的动态、静态或准静态的激励，按照弹性力学和生物力学等物理的作用规律，组织将产生一个响应，导致组织弹性的物理量在正常组织的病变组织中或在不同病变程度的组织中产生一定的差异或改变。通过检测这些物理量的变化，可以了解组织内部弹性属性的弹性模量等差异，并以图像显示。超声弹性成像的基本原理为：通过外力对组织施加一定的压力，依照组织内部发生变形程度的不同，导致回波信号分布产生一定的差异。这些回波信号经计算机处理，在示波屏上以黑白或彩色的形式表示，从而得到了组织弹性分布图。因此，根据组织的剪切模量分布图可以定性地判断组织的硬度或弹性[14]。

1.基本原理　组织的弹性主要由反映其纵向伸缩弹性的杨氏模量 E（Young's modulus，E）以及反映横向切变弹性的剪切模量（shear modulus，G）来确定。目前临床使用的弹性成像系统几乎都是通过下列方法之一直接测量组织的变形量。

（1）杨氏模量 E（Young's modulus）：当物体（如人体组织）受到应力作用时，应力 σ 与由此所导致的应变力 ε 之间的比值称为杨氏模量。即：

$$E = \sigma / \varepsilon \tag{1}$$

单位为 kPa，杨氏模量 E 越大，则组织越硬。

（2）剪切模量 G

$$E=2(1+v)G=3G=3\rho C_s^2 \tag{2}$$

其中 ρ 为该组织的密度，不可压缩的软组织的泊松比接近 0.5，则对于不可压缩的纯弹性组织，存在 $E=3G$。剪切模量越大，则组织越硬。

其他相关的物理参量有：①超声辐射力（acoustic radiation force, ARF），通过聚焦超声入射生物组织。由于超声在组织中的扩散和反射引起了动力传输，从而产生的体积（volume）辐射力。②剪切波速度 Cs。③应变（strain）及应变率（strain rate）。④组织位移。⑤泊松比（Passion's ratio）。其中，杨氏模量 E 和剪切模量 G 是最适合于描述组织弹性性质的，具有最大的动态范围。

在纯弹性组织，组织弹性可直接用公式（1）计算出弹性模量来表示。然而，在实际运用中，当生物组织的脂肪和纤维成分含量发生变化时，组织弹性也随之改变。例如，在动脉粥样斑块形成过程中，随着其内部的脂肪逐渐纤维化和钙化，硬度也随之增加。从宏观层面上，乳腺癌边缘组织有抗变形性而使其触诊质硬。因此，不管是从微观还是宏观层面，病变组织的弹性都发生变化。此外，组织弹性还取决于内部各向异性、黏性和非线性等特征的方向、程度和变形率。因此，即使假设弹性模量与其他变量完全不相关，其依然与疾病有极大的关联[32]。

2. 超声弹性成像的主要分类　应变和剪切波成像产生所需的机械激励主要有：手动压缩（手、心血管搏动和呼吸运动）、声辐射力脉冲和外界的机械振动。在临床工作中，按照利用不同方式测得的物理量的结果、物理量的显示方式以及激励方式的不同，将弹性成像分为以下几类。

（1）应变弹性成像（strain elastography，SE）：评估由标准静态法（手动加压、心血管搏动和呼吸运动等）引起的应变。同时显示感兴趣区域内的应变或是归一化应变的分布。

（2）瞬时弹性成像技术（transient elastography，TE）：TE 是利用外振动器振动法产生剪切波，获得感兴趣区域内剪切波的速度均值，进而利用公式（2）计算出 E 值。目前该技术在临床上主要用于肝弹性的测量，而非成像。

（3）声辐射力脉冲成像（acoustic radiation force impulse imaging，ARFI）：声辐射力脉冲成像的脉冲超声束作用于组织，并使组织内部产生局部位移，利用互相关法计算并显示该感兴趣区域的位移。它与应变弹性成像一样，组织硬度与应变及位移呈负相关，但是这两种成像模式都受组织内部结构的影响。

（4）利用声辐射力脉冲激励的剪切波速度测量与成像：聚焦声辐射力，以持续时间＜1.0 ms 的脉冲波作用于目标器官并产生剪切波，并评估剪切波的位移。此方式既可以定量地显示感兴趣区域的剪切波速度，也可以定性地显示组织纵向位移图像。主要的代表技术为超高速剪切波成像（supersonic shear imagine，SSI）技术。

综上所述，对于以应变为基础的技术，其影响因素为组织的内部结构如低应变区的大小和形状、病灶与参照物的应变率、E/B 值（病变在应变图像与 B 超图像的大小的比值）。而基于剪切波速度的方法，在假设组织是密度恒定、局部均匀、各向同性和不可压缩的线性弹性介质的条件下，则可利用计算公式转化成单一的参数即弹性模量 G[33-35]。

3. 超声弹性成像的临床应用　弹性是生物组织具有的基本属性之一，癌变、肝硬化及动脉粥样改变和钙化导致的动脉硬化等多种疾病可导致组织弹性的改变[36]。在如今的临床实际工作中，组织形态和功能的诊断成像主要依赖于 CT、MRI 及正电子发射断层显像（positron emission tomography，PET），而弹性成像因具有客观地评价组织弹性的优势正逐渐被临床广泛接受。目前弹性成像主要的临床用途为：①可用于疾病的早期检查及鉴别诊断，特别是在病变出现质变而形态学未发生改变的阶段。②针对癌症、慢性肝炎及动脉粥样硬化等涉及纤维化病理过程的疾病，应用弹性成像可提高其诊断的准确性。③评估治疗后的疗效，如射频和化疗等[36]。

（二）肺部超声弹性成像的超声表现及应用价值

目前，肺部的基础检查是胸部的 X 线检查，但是 X 线检查对比不强烈，且易受邻近器官重叠的影响。多层螺旋 CT（multidetector computed tomography，MDCT）可提高空间和时间分辨率，减少图像的重合失调及呼吸伪影，特别是在肺部结节的鉴别诊断方面具有卓越的优势。超声因肺泡气体引起的超声束全反射而受到限制。对比增强超声造影检查主要被用于诊断周围性肺部疾病，但在以胸膜为基础的肺部病变中的应用却很有限。

人体组织的弹性与病灶的生物学特征紧密相关，对疾病的诊断具有重要的参考价值。弹性成像作为目前热门的新技术之一，其应用逐渐趋于成熟，但对于肺部疾病的应用仍处于可行性研究阶段。目前，利用弹性成像技术研究肺部疾病的工作主要集中于肺癌的诊断。BR. Adamietz 及 PR. Fasching 等 [37] 采用实时组织弹性成像（real-time elastography，RTE）对 18 枚 CT 证实的肺癌进行了检测，结果显示 RTE 能够检测和可视化肺部的病灶，可作为诊断肺部疾病的手段。肺癌病变部位比正常组织弹性差，质地硬。在 RTE 条件下，病变区域图像编码为红色。但是 RTE 只能提供定性的结果，不能对肺部病变的弹性进行定量。声脉冲辐射力弹性成像技术（acoustic radiation force impulse imaging，ARFI）通过发射声脉冲使组织局部产生形变而产生剪切波速度，从而获取组织或肿瘤的机械特性，可定量评估肿瘤组织的硬度，反映肿瘤性质。国内有学者利用 ARFI 技术对 74 枚周围性肺癌进行了诊断，以 SWV=1.2m/s 作为鉴别良恶性病变的截断点，诊断恶性肿瘤的敏感性、特异性、阳性预测值和阴性预测值分别为 77.3%、80%、84.3% 和 52.6%，实现了对肺部病变的定量诊断，证实利用该技术协助诊断周围型肺部肿块的性质是可行的 [38]。但该技术的影响因素较多，肿块内钙化、囊变、出血、液化坏死，以及测量深度、不同介质和呼吸运动都会对测量值产生影响，建议将该技术的结果与其他影像技术相结合进行诊断。

三、超声造影

（一）概述

肺癌是最常见的肿瘤之一，在世界范围内，其具有最高的发病率和死亡率。以往肺部疾病的主要诊断方法是 CT 和纤维支气管镜检查，而且对良恶性病变的鉴别诊断需要 CT 增强成像技术。肺部疾病由于受肋骨及肺内气体的干扰，常规超声检查显示欠佳，主要局限于胸腔积液、邻近胸壁的肺外周性病变、肺实变或合并胸腔积液、肺不张的肺部病变的诊断，临床价值十分有限。近年来不断发展的超声设备和技术，特别是已经使用多年的对比增强超声造影检查（contrast-enhanced ultrasonography，CEUS）对胸膜和肺部病变诊断的准确率有较大的提高。因其有快捷、无创、可实时监测及可重复等优势逐渐被用于临床。目前用于诊断的超声造影剂的特点是微泡结构。其含有气泡的稳定性外壳，强烈地增加了超声背向散射，因此在血液中明显增强，从而用来评价脏器或病灶的血供情况。采用 CEUS 检查肺部疾病具有一些特征性的表现，可作为肺部疾病鉴别诊断的补充，亦可以指导肺穿刺活检和肿瘤的超声的介入治疗。

肺具有双重血供，即肺动脉和支气管动脉供血。肺动脉起源于右心室，参与血液中的气体交换。支气管动脉起源于胸主动脉，属于肺的营养血管，供应气管、支气管、肺组织和脏胸膜等脏器和组织的营养 [39]。因此，肺部造影动脉期分为肺动脉期和支气管动脉期。大多数研究表明，原发性肺恶性病变的血管生成主要来自支气管动脉，而良性病变有明显的肺动脉供应特点。研究人员发现超声造影在不同肺疾病的一些特征，确定了造影剂的到达时间和峰值时间等在鉴别诊断中的应用 [40-42]。

（二）肺部疾病超声造影

1. 肺部超声造影的评价指标　确定肺部病变是肺还是支气管动脉供血，取决于应用造影剂后始增时间的早晚和增强程度。不同的时间强化是实时检查可见的。C. Görg 等 [40] 认为组织增强肺动脉期通常从 2 s 开始到 6 s，支气管动脉期供应通常从 7 s 开始到 20 s 后。而国内有部分学者 [39] 认为，造影剂到达实变区的时间小于 10 s 提示病变为肺动脉供血，到达时间超过 10 s 则提示病变为支气管动脉供血，但对于有心脏和（或）肺部疾病的患者来说，肺动脉造影剂的到达时间可能会长于 10 s。

注射造影剂后，参考以下几个指标 [43]：

（1）始增时间：指注射造影剂后靶器官开始出现造影剂的时间，即造影剂到达时间。

（2）达峰时间：造影剂达到最强浓度所需要的时间。

（3）增强持续时间：造影剂从出现增强到基本消失所需要的时间。

（4）增强模式：造影剂进入器官或者病灶时的动态方式，如向心性增强和分支状增强等。

（5）增强强度：造影剂进入感兴趣区域的回声强度，需与周围增强回声进行比较，有一定的主观性。

2.肺部疾病的超声造影表现

（1）肺部肿瘤良、恶性的鉴别：在肺部疾病中良性病变多数为快速增强，始增时间小于6 s，增强模式为高灌注均匀性增强，快消退。恶性病变为低灌注非均匀性增强，慢消退。恶性病变增强不均匀，部分病变存在造影剂充盈缺损区，考虑与肺部恶性肿瘤内生长了大量新生血管，新生血管生成不规律，表现为扩张、迂曲和紊乱，以及血管阻塞、动静脉吻合、组织供血不足和坏死液化等有关[44]。肺部恶性病灶的超声造影微血管灌注模式多表现为血管状、棉花状及枯枝状。良性病灶多表现为树枝状、点片状及环状[45]。国内学者通过研究，发现肺部炎性病灶与肺不张表现多为"肺动脉期灌注"，并可见"树枝状"增强，而肿瘤病灶多表现为"支气管动脉期"灌注，呈周边向中央的不均匀灌注[46]。罗志艳等[47]研究发现86%的外周型肺癌始增时间在6~16 s，平均达峰时间为20 s，表明恶性肿瘤在"肺动脉期"无或者少灌注而表现为无增强，但在"支气管动脉期"稀疏或者明显灌注呈低增强或高增强（图2.4.1）。这种表现是超声造影诊断肺癌的重要依据。另有11%的外周型肺癌造影表现为肺动脉期开始增强，支气管动脉期增强更为明显，提示少数病灶可能存在双重血供。国内外学者报道肺癌的

超声造影始增时间位于支气管动脉期，晚于正常肺组织始增时间。项东英等[48]报道了关于原发性及转移性肺癌的鉴别。原发性肺癌的始增时间为10 s，条索状增强多见，达峰时间快，时间强度曲线陡直，呈快升慢降型。转移性肺癌的始增时间及达峰时间均迟于原发性肺癌，增强强度低于原发性肺癌，以点状增强为主，时间强度曲线呈慢升慢降型。

（2）肺炎、肺不张和肺梗死的鉴别：这三者在常规超声中表现为均匀的低、等回声。肺炎多表现为片状或者三角形，边界欠清。肺不张表现为尖端指向肺门的楔形，边界清。肺梗死无明显的血流信号。肺梗死是肺动脉分支部分或全部堵塞，梗死区域肺动脉血流减少，超声造影表现为无增强或者延迟稀疏低增强（图2.4.2）。肺炎主要为肺动脉供血，造影表现为肺动脉快速均匀高增强，可以鉴别[39]。

肺不张根据病因分为压迫性与阻塞性。压迫性肺不张的发生是由外部压缩所致（如大量胸腔积液）。阻塞性肺不张的原因大多是由支气管（如肺癌）或支气管外的改变（如肿大的淋巴结）压迫。超声造影表现为早期增强，始增时间短于10 s，持续时间较长（图2.4.3）。超声造影的优势在于检出不张肺组织中隐蔽的肿瘤。由于肿瘤多来源于支气管动脉供血，与以肺动脉供血为主的压迫性肺不张始增时间和增强强度不同。压迫性肺不张大部分由肺动脉供血，始增时间早于支气管供血的阻塞性肺不张，肿瘤增强表现在形态上及均匀性多样，取决于肿瘤的生长方式及有无坏死等影像学检查。但是对于这两种肺不张的鉴别，C. Gorg等[42]研究显示两

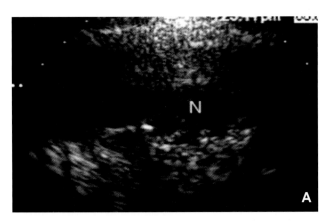
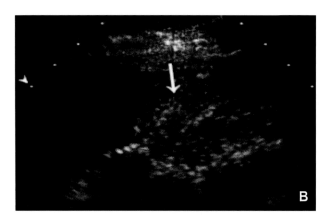

图2.4.1　霍奇金病和组织病理学证实的肺部受累。A.超声检查显示胸腔结节（N）;B.超声造影显示延迟时间增强（1 min）。在实质期，病灶组织低增强

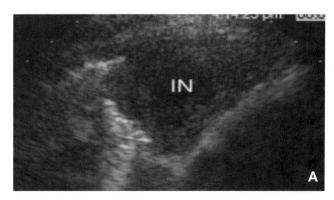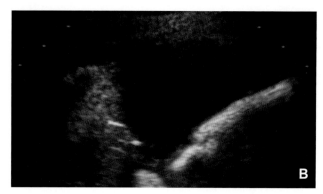

图2.4.2　肺栓塞声像图（经CT证实）。A.常规超声显示三角形肺病变（IN）;B.超声造影显示病变无组织增强（4min）

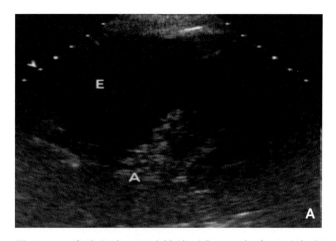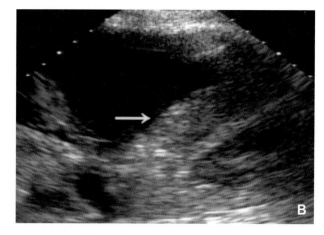

图2.4.3　胸腔积液、压迫性肺不张。A.超声显示胸腔积液（E）和肺不张（A）；超声造影增强超声显示短时间增强（2 s），提示肺动脉供血。B.在实质期（1 min），肺不张组织呈等增强，箭头显示标记增强区域

者的始增时间和增强强度略有差异，但鉴别诊断价值不大。他发现肺恶性病变较良性病变的始增时间相对较长。因此，后期增强被确定为一个诊断恶性肺部病变的标准。J. Bai 等 [49] 的研究显示恶性肺病变的到达时间超过 10 s，而肺炎小于 10 s。然而，该项研究没有进行统计分析。在肺组织或病变中，造影剂到达时间可以受到多种因素的影响，包括心脏功能、造影剂的注射速度和其他个体因素。因此，它很难严格确定早期和晚期增强的分界时间。

（3）肺及肺外周病变：常见的肺外周病变为胸膜病变。超声造影弥补了常规超声的不足。由于组织血供不同，微泡显影能准确地界定胸膜与肺组织或者胸膜与透声差的胸腔积液之间的界线，从而准确地测量胸膜厚度。同时，通过造影成像还可判断有无胸膜占位性病变。

（4）超声造影在肺部介入超声中的指导作用：常规超声往往不能准确地区分病灶内的存活区域与坏死区域，导致取材失败。超声造影能显示血供情况，不受心跳及呼吸的影响，准确区分病灶内的不同区域，具有明显的优势（图 2.4.4）。有报道称，选择有血供区域取材易取得满意的标本 [50]。何文等 [51] 对 59 例肺周围肿瘤患者随机分组。研究结果也显示超声造影引导下穿刺活检取材的成功率能达到 100%，诊断准确率达 96.9%，与常规超声引导相比差异有统计学意义。曹兵生等 [52] 研究显示常规超声引导下肺部组织周围病变穿刺活检的成功率达 85.7%。然而，当肿块较大时，肿瘤坏死的比例明显增加，取材的满意率明显下降。原因在于常规超声不能区分病灶内存活区域与坏死区域，导致取材失败，而超声造影对于病灶不同区域的显示优于常

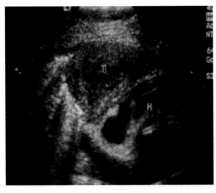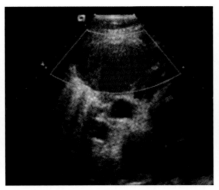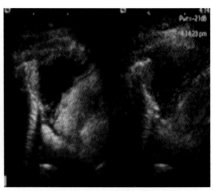

图 2.4.4　肺癌造影检查。A. 超声造影前肺部病灶呈低回声；B. 受心脏搏动的影响，肺部病灶内多普勒彩色血流信号显示不满意；C. 注射造影剂后发现病灶中央大部分始终无增强，为坏死液化区，仅病灶周边环状高增强（始增时间 13 s）

规超声，重要优势在于血供显示。例如，某一患者被 CT 诊断为周围型肺占位。超声造影显示早期均匀增强，诊断为肺实变。经治疗后病变吸收，证实为炎性病变，避免了穿刺活检。我科对 8 例肺部病灶在活检前做了造影，随访病理结果后回放造影过程，发现取材满意者多为：①良性病变取材区有造影剂增强的部位。②恶性病变取取材区造影剂呈慢进慢退或者低增强部位。

（三）临床意义

超声造影技术安全，不良反应少。除了对大部分肺良、恶性肿瘤进行鉴别诊断有一定意义外，通过造影剂增强区域发现它可以区别实质性与囊性病灶，既能显示病灶的解剖结构，动态评价病灶的血管灌注，又能显示病灶内及周边血管的生成情况；可发现隐藏在肺不张中的肿瘤，对引导穿刺提高病理学诊断阳性率有较大的帮助。CEUS 可弥补二维超声及多普勒检查中存在的不足，可对那些对碘过敏而不适合做 CT 增强检查的患者进行术前诊断，而且无放射性，可以短时间多次检查。由于超声波对气体全反射的特性，其对肺深部病灶或被肺气体遮盖的肿块都难以显示，超声造影对中心型肺部病变的显示及确诊帮助不大。

相信随着超声仪器及超声造影剂的不断改进，造影技术在肺部疾病及各方面的应用将展现出更广阔的前景。

（林惠通　王霞丽　王康健）

参考文献

[1] Lichtenstein DA 著 . 崔立刚主译 . 危重疾病超声诊断必读 . 北京 : 北京人民军医出版社 , 2015.

[2] 吕国荣 , 张武主编 . 腹部介入性超声学 . 香港 : 香港新世纪出版社 , 1993.

[3] Volpicelli G, Elbarbary M, Blaivas M, et al. International evidence-based recommendations for point-of-care lung ultrasound. Intensive Care Med, 2012, 38(4):577-591.

[4] Lichtenstein DA. FALLS-protocol: lung ultrasound in hemidynamic assessment of shock. Heart, Lung and Vessels, 2013, 5(3):142-147.

[5] Lichtenstein DA. Lung ultrasound in the critically ill. Annals of Intensive Care, 2014, 11(4):457-459.

[6] Amini R, Kartchner JZ, Nagdev J, et al. Ultrasound-guided nerve blocks in emergency medicine practice. J Ultrasound Med, 2016, 35(4):731-736.

[7] Ahern M, Mallin MP, Weitzel S, et al. Variability in ultrasound education among emergency medicine residencies. West J Emerg Med, 2010,11(4):314-318.

[8] Rooney KP, Lahham S, Anderson CL, et al. Pre-hospital assessment with ultrasound in emergencies: implementation in the field. World J Emerg Med, 2016, 7(2):117-123.

[9] Nelson BP, Sanghvi A. Out of hospital point of care ultrasound: current use models and future directions. Eur J Trauma Emerg Surg, 2016,42(2):139-150.

[10] EI Sayed MJ, Zaghrini E. Prehospital emergency ultrasound: a review of current clinical applications, challenges and future implications. Emerg Med Int, 2013: 2013(4):531674.

[11] Roque PJ, Wu TS, Barth L, et al. Optic nerve ultrasound for the detection of elevated intracranial pressure in the hypertensive patient. Am J Emerg Med, 2012, 30(8):1357-1363.

[12] 吕国荣, 吴家祥, 王振华. 医学类 MOOCS 课程构建与探索——基于生理 - 心理 - 社会化学习理论的视角. 中国高等医学教育, 2015, 8:15-16.

[13] 吴家祥, 吕国荣, 王振华等. MOOCS 式翻转课堂在妇产科教学中的应用. 中国继续医学教育, 2016, 30(9): 46-48.

[14] 郭万学. 超声医学. 6 版. 北京: 人民军医出版社, 2011.

[15] 刘敬, 曹海英, 程秀永. 新生儿肺脏疾病超声诊断学. 郑州: 河南科学技术出版社, 2013.

[16] 急诊超声标准操作规范专家组. 急诊超声标准操作规范. 中华急诊医学杂志, 2014, 22(7):700-711.

[17] 张武. 现代超声诊断学. 北京: 科学技术文献出版社, 2008.

[18] Corradi F, Brusasco C. Pelosi P. Chest ultrasound in acute respiratory distress syndrome. Curr Opin Crit Care, 2014, 20(1): 98-103.

[19] Lichtenstein DA. Lung ultrasound in the critically ill. Curr Opin Crit Care, 2014, 20(1):315-322.

[20] Volpicelli G, Melniker L A, Cardinale L, et al. Lung ultrasound in diagnosing and monitoring pulmonary interstitial fluid. La Radiologia Medica, 2013, 118(2): 196-205.

[21] Lovrenski J. Lung ultrasonography of pulmonary complications in preterm infants with respiratory distress syndrome. Upsala journal of medical sciences, 2012, 117(1): 10-17.

[22] Chen SW, Zhang MY, Liu J. Application of lung ultrasonography in the diagnosis of childhood lung diseases. Chinese medical Journal, 2015, 128(19): 2672-2678.

[23] Gargani L, Volpicelli G. How I do it: Lung ultrasound. Cardiovascular Ultrasound, 2014, 12(1): 25-35.

[24] Lichtenstein DA, Mezière GA, Lagoueyte JF, et al. A-lines and B-lines: lung ultrasound as a bedside tool for predicting pulmonary artery occlusion pressure in the critically ill. Chest, 2009, 136(4): 1014-1020.

[25] Picano E, Pellikka PA. Ultrasound of extravascular lung water: a new standard for pulmonary congestion. European Heart Journal, 2016, 37(27): 2097-2104.

[26] Gutierrez M, Salaffi F, Carotti M, et al. Utility of a simplified ultrasound assessment to assess interstitial pulmonary fibrosis in connective tissue disorders-preliminary results. Arthritis Res Ther, 2011, 13(4):R134.

[27] 周永昌, 郭万学. 超声医学. 5 版. 北京: 人民军医出版社, 2007.

[28] Mercier L, Langø T, Lindseth F, et al. A review of calibration techniques for freehand 3-D ultrasound systems.Ultrasound Med Biol, 2005, 31(4):449-471.

[29] Kehl S, Eckert S, Sütterlin M, et al. Influence of different rotation angles in assessment of lung volumes by 3-dimensional sonography in comparison to magnetic resonance imaging in healthy fetuses. J Ultrasound Med, 2011, 30(6):819-825.

[30] de Castro Rezende G, Pereira AK, Araujo Júnior E, et al. Prediction of lethal pulmonary hypoplasia among high-risk fetuses via 2D and 3D ultrasonography. Int

J Gynaecol Obstet, 2013, 123(1):42-45.

[31] Quaranta M, Salito C, Magalotti E, et al. Non-invasive three-dimensional imaging of human diaphragm in-vivo. Conf Proc IEEE Eng Med Biol Soc, 2008, 2008: 5278-5281.

[32] Bamber J, Cosgrove D, Dietrich CF, et al. EFSUMB guidelines and recommendations on the clinical use of ultrasound elastography. Part 1: Basic principles and technology. Ultraschall Med, 2013, 34(2):169-184.

[33] Cosgrove D, Piscaglia F, Bamber J, et al. EFSUMB guidelines and recommendations on the clinical use of ultrasound elastography. Part 2: Clinical applications. Ultraschall Med, 2013, 34(3): 238-253.

[34] Shiina T, Nightingale KR, Palmeri ML, et al. WFUMB guidelines and recommendations for clinical use of ultrasound elastography: Part 1: basic principles and terminology. Ultrasound Med Biol, 2015, 41(5): 1126-1147.

[35] Barr RG, Nakashima K, Amy D, et al. WFUMB guidelines and recommendations for clinical use of ultrasound elastography: Part 2: breast. Ultrasound Med Biol, 2015, 41(5): 1148-1160.

[36] Ferraioli G, Filice C, Castera L, et al. WFUMB guidelines and recommendations for clinical use of ultrasound elastography: Part 3: liver. Ultrasound Med Biol. 2015, 41(5):1161-1179.

[37] Adamietz BR, Fasching PA, Jud S, et al. Ultrasound elastography of pulmonary lesions-a feasibility study. Ultraschall Med, 2014, 35(1): 33-37.

[38] 梅文娟，张周龙．声脉冲辐射力弹性成像技术评估周围型肺部肿瘤的可行性研究．2013, 18(8):1477-1478.

[39] 王洲，杨薇，严昆．肺部病变超声造影应用进展．中华医学超声杂志, 2013, 10(4)：267-268.

[40] Görg C, Kring R, Bert T. Transcutaneous contrast-enhanced sonography of peripheral lung lesions.

Ame J Roentgenol, 2006, 187(4):1091-1091.

[41] Görg C. Transcutaneous contrast-enhanced sonography of pleural-based pulmonary lesions. Europ J Radiol, 2007, 64(4):213-221.

[42] Görg C, Bert T, Kring R. Contrast-enhanced sonography of the lung for differential diagnosis of atelectasis. J Ultrasound Med, 2006, 25(1):35-39.

[43] 刘吉斌，王金锐主编．超声造影显像．北京：科学技术文献出版社, 2010

[44] 张红霞，何文，程令刚，等．超声造影在肺占位病变诊断中的价值．首都医科大学学报, 2014, 35(2): 151-154.

[45] 王淞，杨薇，严昆，等．新型超声造影微血管灌注模式对周围型肺占位的鉴别诊断．中华超声影像学杂志, 2014, 23(5): 408-413.

[46] 闻卿，黄品同，潘敏强，等．造影剂达到时间在肺部周围疾病良恶性鉴别中的意义．中华超声影像学杂志, 2013, 22(3): 271-272.

[47] 罗志艳，刘学明，闻卿，等．超声造影对肺癌增强类型的初步研究．中华超声影像学杂志, 2008, 8(8): 690-693.

[48] 项英东，何文，宁斌，等．周围型肺肿瘤超声造影的初步应用研究．中华超声影像学杂志, 2008, 3(3): 243-246.

[49] Bai J, Yang W, Wang S, et al. Role of arrival time difference between lesions and lung tissue on contrast-enhanced sonography in the differential diagnosis of subpleural pulmonary lesions. J Ultrasound Med, 2016, 35(9):1523-1532.

[50] 陈敏华，严昆，孙秀明，等．超声引导穿刺活检对中心型肺肿瘤的诊断价值．中华超声影像学杂志, 2011, 8(8):476-479.

[51] 何文，成晔，张红霞，等．超声造影引导下周围型肺肿瘤经皮穿刺活检的临床应用．中华医学超声杂志（电子版), 2011, 8(11): 2299-2305.

[52] 曹兵生，黎晓林，邓娟，等．超声造影对超声引导下经皮肺穿刺活检的价值．中华超声影像学杂志, 2011, 20(8): 669-671.

第三章

胸壁疾病和胸腔积液

胸部外伤常发生肋骨或肋软骨骨折，ICU 患者也常患有或合并胸腔积液。这些疾病都可能影响对危重症患者的肺部疾病进行诊断和治疗。近年来，超声已被广泛地应用于 ICU 及急诊科。本章主要介绍胸壁疾病和胸腔积液的超声诊断。

第一节　胸壁疾病

一、概述

（一）胸壁的局部解剖

胸壁的主要功能包括保护胸部内器官，并协助肺通气与肺换气功能的顺利进行。胸壁主要包括：①骨质部分。包括肋骨和胸骨。骨之间自然形成肋间隙。②骨上附着的肌肉（肋间外肌、肋间内肌和肋间最内肌）。③肌肉的保护组织：筋膜（最内层为壁层胸）、皮下组织、脂肪组织和皮肤。④肌肉营养组织：血管和神经。

超声对胸壁的诊断思路为：①明确病变是否存在以及是否来源于胸壁。②病变来源于胸壁的软组织还是骨性组织。③肿块是良性还是恶性。④明确肿块是否可在超声引导下行病灶穿刺活检或引流 [1,2]。

（二）多发性胸壁疾病

胸壁可发生多种疾病，其中以外伤、炎症和肿瘤最为常见。

二、超声表现与治疗方法

（一）肋骨骨折

肋骨骨折是最常见的胸部创伤，在胸部相关门诊中发病率高达 85%，属于闭合性胸部创伤，有多种致伤原因。主要是各种外力导致的损伤，包括交通事故、高处坠落、直接打击和间接挤压等。骨组织的密度较大，超声波的穿透性较差，很难直接通过超声检查取得有临床意义的骨骼声像。但在实际临床应用中，可通过超声检查骨皮质是否断裂。若断裂，则提示存在肋骨骨折的可能 [3]。

一般可采用高频 7~12 MHz 线阵探头。使探头垂直于肋骨长轴。此时，肋骨后方有明显的声影。在正常成年人，肋骨表现为大约 2 cm 长的弓形强回声结构，不间断，表面不粗糙，后方无回声。如使探头垂直于肋骨短轴，不能获得其内部声像，可见其切面骨皮质呈弧状强声光带。肋间距约为 2 cm。在肋线下 0.5 cm 处（在成年人）可见强回声水平线，即胸膜线 [4]。胸膜线是指胸壁软组织和肺组织的交界面，即肺胸壁界面。声像图显示的是壁胸膜，在无气胸或胸腔积液的患者中，同时也代表了脏胸膜，即肺表面。上肋骨、胸膜线和下肋骨形成了标志性的蝙蝠征（图 3.1.1）。肋骨和胸膜线均可表现为强回声光带，应注意肋骨和胸膜线在声像图上的鉴别。肋骨后方有明显的声影，胸膜线深方重要的伪像是胸膜线强回声的重复，表现为大致平行于胸膜线的水平强回声线，称为 A 线（图 3.1.1）[5-6]。关于胸膜和肺部的基本超声声像图特点将在第八章重点讲述。

发生肋骨骨折后超声探查可见骨皮质强回声带中断，且中断处的两断端存在错位（图 3.1.2），临

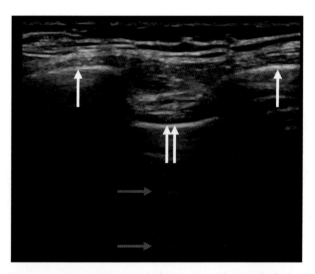

图 3.1.1　蝙蝠征和 A 线声像图。上一肋骨、胸膜线和下一肋骨构成了蝙蝠征。来自胸膜线的重复伪像显示在胸膜线深方，称为 A 线，各线间的距离相同，等于从皮肤表面至胸膜线间的距离。单箭头为肋骨，双箭头为胸膜线

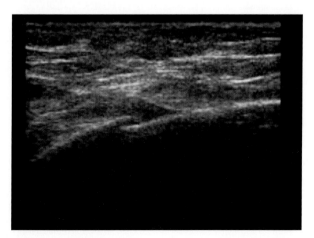

图 3.1.2　肋骨骨折声像图。肋骨骨皮质强回声光带回声中断，两断端间错位

床上有部分肋骨骨折不表现出骨断裂，而是呈局限性凹陷（成角或两断端稍重叠）。肋骨骨折后，其周围的软组织自发增厚。骨折发生点的软组织层次发生紊乱，主要变化为浅层软组织向胸壁外侧移动并表现出层次间的距离变薄。骨折合并皮下气肿时，胸壁气肿会产生多发彗星尾征伪像，阻止了超声传播，此时骨折断端多不能显示 [7]。可采用小凸阵探头。探头接触面小巧，可以进行胸壁加压。可采用温和的卡门式扫查法，将胸壁积气一点一点地从探头与肋骨间推挤开，从而显现肋骨的声影 [8]。若骨折伴有骨膜下血肿形成，则血肿处骨膜超声探查呈穹隆状高回声，而骨膜与骨皮质形成的反映三角形呈液性暗区。若骨折伴有血胸，则对患者的胸腔进行超声探查时可见数个液性暗区。若探头恰好触及骨折发生点，稍用力即有骨擦感。

肋骨骨折的发生率很高，目前对于肋骨骨折的治疗分为保守治疗和手术治疗。保守治疗包括控制补液、镇痛、适当外固定及呼吸机辅助呼吸。保守治疗对大多数患者有效，但目前有学者认为对肋骨进行选择性的内固定会促进断骨恢复，因此，肋骨早期固定术在临床上的应用也越来越广泛。

（二）Tietze 综合征

Tietze 综合征又名非化脓性肋软骨炎，是肋软骨自限性、非特异性及非化脓性炎性疾病。青壮年多发。本病好发于肋软骨上部，特别是第 2 肋软骨。发生病变的肋软骨肿胀，呈梭形，对应的胸壁皮肤不发生炎症。病变处疼痛，叩击加剧。其发病机制为患者因各种原因长期反复咳嗽（如反复上呼吸道感染）而使肋骨关节关节面和韧带受损，引起炎症反应。

肋软骨炎的声像图显示，肋软骨交界处增大，局部回声减低，透声性较健侧增强，但无回声区出现，高分辨力超声可显示软骨膜增厚 [9]。

本病为自限性疾病，给予肾上腺皮质激素及维生素 B 族类药物进行治疗，多能迅速缓解症状，肿块消失。即使不予治疗，多在 3 个月内自愈。

（三）胸壁浅表血栓性静脉炎

胸壁浅表血栓性静脉炎又称 Mondor 病，是一种以病变部位突发性疼痛和触及条索状肿物为主要特征的疾病。这是一种良性疾病，可自愈。早

期仅包括胸腹壁 Mondor 病，现在该病范围扩大至阴茎背侧及乳房手术后由于筋膜回缩引起的瘢痕。该瘢痕呈条索状且不伴静脉炎[10]。法国医生 H. Mondor[10] 于 1939 年对此病做了详细报道。对 Mondor 病查体时可见侧胸壁索状皮下结节，触及疼痛。此处皮肤呈凹陷状，部分患者病灶处有紧张感，多数患者有疼痛感，10 天左右即可缓解。但结节持续时间较久，达数周甚至数月。若患者存在皮损，大部分在 2~8 周消退。本病可继发于乳腺癌。当诊断此病时应警惕合并乳腺癌，必要时可结合乳腺钼靶检查。

Mondor 病的声像图表现为皮下浅静脉显著扩张，呈多处狭窄的管状无回声，管壁不清晰，厚薄不均，部分节段可探及血栓（图 3.1.3）。多普勒检查示该结构内无血流信号，挤压时不完全塌陷，但可于其邻近区域见到动脉血流，在疾病恢复期可见不同程度的再通血流。与扩张的乳腺导管相比，这一结构更长，且位置更表浅，位于皮下软组织层，有时呈串珠状，多位于乳房外上象限，也可以位于乳晕周围。与乳腺导管扩张症不同的是管状回声并不终止于乳晕后方[11]。

本病属于自限性疾病，尚无特效药，发病 2~20 周后多能自愈。索状物一般要 6~12 周才能变软消失，疼痛逐渐随之消失。如不伴明显感染，无须应用抗生素治疗。局部浸润注射麻醉药和热敷等方法可使症状有不同程度的缓解，疼痛明显时口服非甾体类消炎药可缓解症状[12]。

（四）胸壁结核

胸壁结核是由结核分枝杆菌感染引起的，可发生于胸壁软组织、肋骨和胸骨等部位，并使该部位的组织受到破坏，临床表现为结核性寒性脓肿。有些病例形成包块或窦道。绝大多数胸壁结核继发于肺、胸膜结核。结核分枝杆菌经淋巴途径侵入胸骨旁或肋间淋巴结，首先引起胸壁淋巴结结核，并形成脓肿，再侵入周围胸壁软组织，向胸壁内外蔓延，并可侵蚀和破坏肋骨或胸骨。临床表现以形成无痛性肿块和寒性脓肿为主要特征。破溃后形成瘘孔，全身可有发热、不适和盗汗等症状。

根据声像图，胸壁结核可分为三种类型：第一种类型为实性回声型。主要为胸壁皮下软组织和（或）肋间组织内实性回声，回声强度低且不均匀。病灶通常较小，完整包膜可能存在，也可能不存在。病灶周围存在血管，不侵犯肋骨。实性回声型呈干酪样病变（未液化）和结核性肉芽肿。第二种类型为液性回声型。病灶区呈菱形或不规则形，呈弱点状回声或无回声，压迫弱点状回声处有流动感。病灶与周围组织存在清晰的界限，并有完整的包膜。临床上有些病例病性向胸内蔓延，在声像图上反映为哑铃形液性回声，其内无血流信号，可侵犯肋骨。液性回声型为液化脓肿。脓肿内有干酪样坏死物。第三种类型为液实混合回声型（图 3.1.4），这也是临床上最为常见的类型。超声探查可见圆形、椭圆形或其他形状的囊实性回声区，形态不固定，与

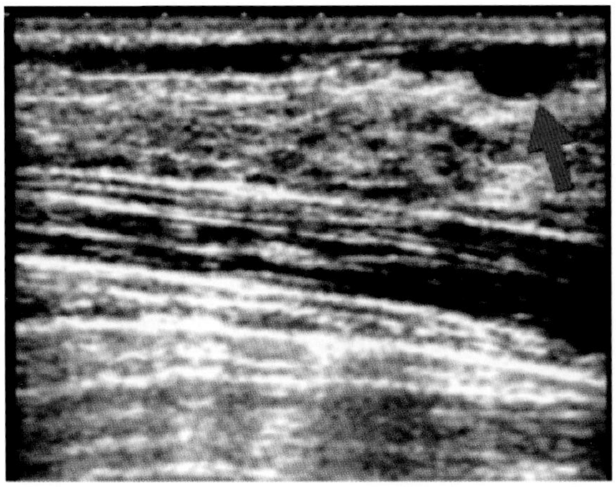

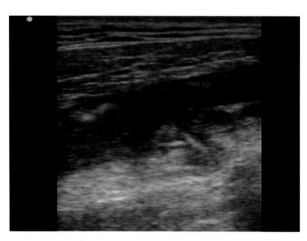

图 3.1.3　Mondor 病声像图。胸部的浅静脉显著扩张（红色箭头），部分管腔狭窄

图 3.1.4　胸壁结核液实混合型回声型

周围组织分界不明显。有些病例病灶范围较大，呈"丁"字形，可累及一个甚至数个肋间隙。病灶周围可能有血管，血流较慢。该型手术病理为结核干酪样坏死、化脓、肉芽及纤维组织增生并存。此外，还可出现胸膜钙化、病灶内钙化和胸壁窦道[13]。

胸壁结核通常不表现为单一疾病，多数患者可能存在肋骨破坏和（或）胸壁软组织存在多个不规则窦道，窦道内存在干酪样坏死组织和结核肉芽。这种组织无法通过穿刺吸净，且穿刺过多反而使窦道易于形成，并可能引发感染。要想根治该病，最佳治疗方案为外科直接清除病灶[14]。

（五）胸膜实性肿瘤

1.胸膜间皮瘤　胸膜由胚胎的中胚叶发育而来，是一层由弹性结缔组织形成的膜性结构，表面覆盖着一层间皮细胞。胸膜间皮瘤是一种发生于胸膜上的肿瘤，主要有局限型和弥漫型两种亚型。局限型胸膜间皮瘤可能为良性或恶性肿瘤，常呈纤维瘤或纤维肉瘤样，不含上皮成分，主要由胸膜表层下组织恶性增殖而来。弥漫型均为恶性肿瘤，可见上皮和纤维组织，可累及全部胸膜，并可能侵犯心包和腹膜，主要由胸膜表层细胞恶性增殖而来[14]。

胸膜间皮瘤可发生于壁胸膜或脏胸膜，其声像图特征为与胸壁相邻的圆形或类圆形中等回声，多为实性回声，内部回声均匀，有时可见囊性变所形成的混合性回声，多无明显包膜，部分可有漂浮感，肿块可随心脏或肺部的运动呈现"水草样"或"纽带样"摆动[16-17]。弥漫型胸膜间皮瘤的声像图为胸膜弥散性不规则增厚，可见大量向胸膜腔突出的结节，并有大量胸腔积液，轮廓多不规则，内部回声常不均匀，呈低回声（图3.1.5）[18]。胸腔积液的特点是在无回声区内可见大量浮动的粗点状及斑状回声。胸腔积液可作为良好的透声窗，有助于显示肿瘤。

良性胸膜间皮瘤较少，恶性胸膜间皮瘤多见，早期诊断困难，预后差。目前胸膜间皮瘤有多种治疗方法，包括外科手术、放疗、化疗和生物治疗等方法，但各种方法的效果均不满意。传统治疗方法对患者的生存质量和存活期改善效果不明显。近年来，胸膜间皮瘤的治疗方法有了新的进展。这些治疗方案尚在临床研究的过程中，给患者带来了曙光[19]。

2.胸膜转移性肿瘤　常见的胸膜转移性肿瘤有肺癌、乳腺癌、淋巴瘤、卵巢和胃肠道肿瘤，发生率分别为36%、25%、10%和5%。恶性肿瘤转移到胸膜主要表现为胸腔积液、胸膜结节和片状胸膜增厚。这三种表现可同时存在（图3.1.6）。恶性胸腔积液的主要原因是淋巴引流受损，胸腔积液以血性者居多。声像图上表现为单侧或双侧的胸腔内的无回声区，但有低回声光点存在，具有飘移性。患者在静息状态下，声像图上表现为多而密的低回声，主要在胸腔积液的深部出现，少数病例可见分隔的液平线。胸膜结节在声像图上为向胸腔内的突起，回声较强，主要存在于积液的无回声区，形态可能有结节状、块状或带蒂的乳头状。而片状胸膜增厚型多见于壁胸膜和膈胸膜。

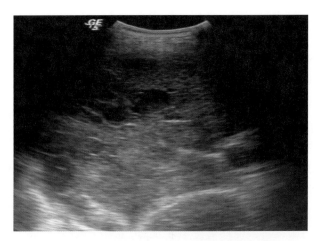

图3.1.5　胸膜间皮瘤合并胸腔积液声像图

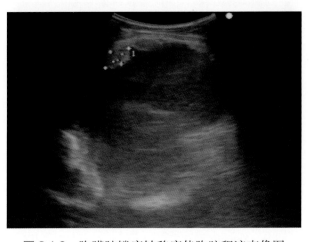

图3.1.6　胸膜肺鳞癌转移癌伴胸腔积液声像图

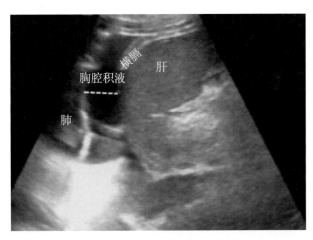

图 3.2.7　测量膈肌中点至脏胸膜处无回声区的深度以估算胸腔积液的量。肋间纵切时，测量呼气末时横膈中点至脏胸膜之间的最大距离（虚线）

的应用是成功的关键。其次，对于脓胸和炎症性胸腔积液，通过抽液或置管引流，感染症状会在短时间内得到迅速缓解，疗效确切。此外，超声引导穿刺抽液或置管引流是处理胸膜、纵隔、肺或心脏术后包裹性积液的常用有效方法，对于降低或避免术后感染，便于伤口愈合有重要作用。此方法还可用于胸膜和肺部疾病的诊断及经皮胸腔注药治疗[34]。

　　超声引导胸膜腔穿刺可显著提高穿刺的成功率及减少并发症。在超声引导下，脏胸膜至壁胸膜间液深达 1.5 cm 即可进行诊断性胸膜腔穿刺。实时超声引导对呈小分隔的胸腔积液穿刺尤其重要。

　　对于结核性胸膜炎及脓胸形成多房性或包裹性胸腔积液时，向胸腔内注入纤溶酶原激活剂可通过溶解纤维蛋白降低胸腔积液的黏稠性，从而增加引流量，减少或清除胸膜粘连或间隔的形成。对于恶性胸腔积液，当基本排尽胸腔内液时，可进行胸腔内药物注射治疗，以促使避免胸膜粘连或杀灭肿瘤细胞[35]。

（何韶铮）

参考文献

[1] 轩维锋 . 浅表组织超声与病理诊断 . 北京 : 人民军医出版社 , 2015: 82.

[2] Chan SS. Emergency bedside ultrasound for the diagnosis of rib fractures. Am J Emerg Med, 2009, 27(5):617-620.

[3] 常洪波 , 李炳辉 , 刘颖 , 等 . 高频率超声诊断轻微错位肋骨骨折的探讨 . 中国超声医学杂志 , 2000, 16(7):545-547.

[4] Lichtenstein DA.Whole body ultrasonography in the critically ill. NewYork: Springer International Publishing, 2010: 111.

[5] Chan SS. Emergency bedside ultrasound for the diagnosis of rib fractures. Am J Emerg Med, 2009, 27(5):617-620.

[6] Rainer TH, Griffith JF, Lam E, et al. Comparison of thoracic ultrasound, clinical acumen, and radiography in patients with minor chest injury. J Trauma, 2004, 56: 1211-1213.

[7] Verniquet A, Kakel R. Subcutaneous emphysema: ultrasound barrier. Can J Anaesth, 2011, 58(3):

336-337.

[8] Inangil G, Cansiz KH, Yedekci AE, et al. Subcutaneous emphysema causing inefficient ultrasound guidance during central vein cannulation. J Cardiothorac Vasc Anesth, 2012, 26(4): e46.

[9] Gijsbers E, Knaap SF. Clinical presentation and chiropractic treatment of tietze syndrome: a 34-year-old female with left-sided chest pain. J Chiropr Med, 2011, 10(1): 60-63.

[10] Paula CL, Carolina M, Anabel P, et al. Enfermedad de Mondor. Medicina (Buenos Aires), 2014,73: 232.

[11] 刘宇 , 王雷 , 廖文俊 , 等 . Monder 病 7 例临床及组织病理分析 . 临床皮肤科杂志 , 2015, 44(4): 214-215.

[12] 刘玉辉 , 马云升 , 侯海利 . Mondor 病诊治进展 . 中国急救复苏与灾害医学杂志 , 2009, 4(10): 809-811.

[13] 徐静 , 吴荣秀 . 彩色多普勒超声诊断胸壁结核

的临床研究 . 国际生物医学工程杂志 , 2012, 35(2): 125-128.

[14] 徐静 . 超声在诊断胸壁结核与相关影像的临床研究 . 天津 : 天津医科大学 , 2012.

[15] Reuss J.Sonography of the pleura. Ultraschall Med, 2010, 31(1):8-22.

[16] 谢晴 , 雷小莹 , 刘春英 , 等 . 间皮瘤声像图特征 . 中国超声医学杂志 , 2008, 24(10):955-958.

[17] 施林妹 , 杨文兰 , 陶巨蔚 , 等 . 超声检查在胸膜间皮瘤诊断中的应用 . 临床肺科杂志 , 2012, 17(6): 1090-1091.

[18] Felix Herth. Diagnosis and staging of mesothelioma transthoracic ultrasound. Lung Cancer, 2004, 45(1):63-67.

[19] Lucchi M, Picchi A, Ali G, et al. Multimodality reatment of malignant pleural mesothelioma with or without immunotherapy: does it change anything? Interact Cardiovasc Thorac Surg, 2010, 10(4): 572-576.

[20] Soni NJ, Schnobrich DJ, Dancel R, et al. Ultrasound in the diagnosis and management of pleural effusions. J Hospit Med, 2015, 10(12): 811-816.

[21] 张用 , 毕建平 , 皮国良 , 等 . 国际肺癌研究协会第 8 版国际肺癌 TNM 分期修订稿解读 . 肿瘤防治研究 , 2016,43(4): 313-318.

[22] Yousefifard M, Baikpour M, Ghelichkhani P, et al. Screening performance characteristic of ultrasonography and radiography in detection of pleural effusion; a meta-analysis. Emergency, 2016, 4(1): 1-10.

[23] Lichtenstein DA. 崔立刚 , 译 . 危重疾病超声诊断必读 . 北京 : 人民军医出版社 , 2015:115-118.

[24] Lichtenstein DA. Lung ultrasound in the critically ill. Ann Intensi Care, 2014, 20(1): 79-87.

[25] Dietrich CF, Mathis G, Cui XW, et al. Ultrasound of the pleurae and Lungs. Ultrasound in Medicine & Biology, 2015, 41(2):351-365.

[26] Chichra A, Makaryus M, Chaudhri P, et al. Ultrasound for the pulmonary consultant. Clinical Medicine In Sights: Circulat, Respirat & Pulmon Med, 2016, 10:1-9.

[27] Grondin-Beaudoin B, Dumoulin E. Ultrasound finding predictive of malignant pleural effusion. Can Respir J, 2013, 20(1):10.

[28] 李春梅 . 巨大左房超声误诊为左侧胸腔大量积液 1 例 . 临床超声医学杂志 , 2011, 13(7):468.

[29] Roch A, Bojan M, Michelet P, et al. Usefulness of ultrasonography in predicting pleural effusions >500 ml in patients receiving mechanical ventilation. Chest, 2005, 127(1): 224-232.

[30] 王美文 , 胡兵 . 超声检查在非包裹性胸腔积液定量中的研究进展 . 中国临床医学影像杂志 , 2014, 25(7): 500-502.

[31] Usta E, Mustafi M, Ziemer G. Ultrasound estimation of volume of postoperative pleural effusion in cardiac surgery patients. Interact Cardiovasc Thorac Surg, 2010, 10(2): 204-207.

[32] Capper SJ, Ross JJ, Sandstrom E, et al. Transoesophageal echocardiography for the detection and quantification of pleural fluid in cardiac surgical patients. Br J Anaesth, 2007, 98(4): 442-446.

[33] Howard A, Jackson A, Howard C, et al. Estimating the volume of chronic pleural effusions using transesophageal echocardiography. J Cardiothorac Vasc Anesth, 2011, 25(2): 229-232.

[34] 任柳琼 , 吕发勤 , 唐杰 , 等 . 超声技术在胸部急症治疗中的临床应用 . 中华医学超声杂志 (电子版) , 2015, 12(11): 837-839.

[35] 韩宝惠 . 恶性胸腔积液的处理 . 中国实用内科杂志 , 2008, 28(2):85-87.

第四章

肺实变与肺间质纤维化

第一节 肺 实 变

肺是富含气体的器官。由于超声不能穿透空气，长期以来人们一直认为超声对肺部病变的诊断价值有限。然而，受损胸膜、肺泡和肺间质渗出病变、气-液比发生改变所能产生的一些超声影像及伪像，使采用超声检查肺部疾病成为可能。近年来超声检查胸壁及胸膜病变的价值已被广泛评估。大多数急重症肺部疾病都靠近外周并累及胸膜，几乎所有的超声征象都起自胸膜线，这为通过超声诊断肺部疾病提供了极为有利的条件[1]。本节主要阐述肺超声检查对肺实变的诊断及其临床应用价值。

一、概述

在正常肺组织内，因肺泡富含气体，超声成像时呈全反射而无法显示其内部结构。当肺泡内气体被病理性液体或其他组织代替而发生肺实变时，超声就能较好地显示内部结构。肺实变（pulmonary consolidation, PC）主要指终末细支气管以远的含气腔隙内的空气被病理性液体、细胞或组织所替代，或任何原因导致肺泡腔内积聚液体、蛋白质和细胞成分等，从而使肺泡含气量减少、肺质地致密化的一种病变。病变累及的范围可以是腺泡、小叶、肺段或肺叶，也可以是多个腺泡和小叶受累，而其间间隔着正常的肺组织。通常所说的肺泡实变或肺泡大片实变，实际上是由无数个充满液体的肺泡紧密地排列在一起。这些充满液体的肺泡被周围间质组织（小叶间隔）分开，形成一片致密的组织样回声，此时病变主要累及肺泡，而无或少有间质改变。

肺实变的病因常见于：①多种损伤因子所致：如病原微生物、寄生虫和理化因素等引起肺组织炎症，主要包括各种急性肺炎和肺寄生虫病等。②免疫反应异常导致肺泡毛细血管基底膜损伤，通透性升高，引起肺实变，包括变态反应性肺浸润（过敏性肺炎和肺出血）及系统性红斑狼疮等。③肺循环功能障碍使肺毛细血管内静水压升高、毛细血管通透性升高或肺淋巴管阻塞。它们均可引起肺泡内或肺间质液体增多，如肺泡性肺水肿和肺静脉栓塞等。④支气管阻塞：因支气管、细支气管完全或部分堵塞所致的肺完全性或不全性肺不张。⑤其他：如急性呼吸窘迫综合征、肺泡蛋白沉积症和肿瘤性肺实变等[2]。

肺实变是临床上常见的肺部疾病。大多数患者的肺部存在炎性反应。若炎症长时间未得到治疗，很容易导致肺部功能障碍，严重者可直接导致患者死亡。因此，早期诊断对本病预后有着非常直观的影响。长期以来，对肺实变的诊断主要依靠胸部X线、CT和MRI等影像学检查。其中CT是诊断肺实变较可靠的手段。

（一）胸部X线检查

X线胸片上表现为肺内单发或多发性浸润实变。实变范围可大可小，若为多处连续的肺泡发生实变，则形成单一的片状致密影；若为多处不连续的实变，间隔以含气的肺组织，则形成多灶性致密影。肺实变可占据一个肺段或整个肺叶，形成肺段或大叶性阴影。实变中心区的密度较高，边缘区较模糊。当实变达叶间胸膜时，在实变区内可见含气的支气管分支影，称支气管气像或空气支气管征（air bronchogram sign）。肺不张的肺组织局部密度增高，呈均匀、致密的磨玻璃状。病变区支气管及血管纹理聚拢，邻近肺组织血管的纹理稀疏，并向肺不张肺叶移位。

（二）CT 检查

以渗出为主的急性炎症实变在肺窗上表现为均匀的高密度影，在纵隔窗上则呈软组织密度影，较大的病灶常可见空气支气管征。病灶密度多均匀，边缘多不清楚，靠近叶间胸膜的边缘可显示清楚。在渗出性病变的早期或吸收期，实变区域表现为密度不均匀，呈较淡薄的磨玻璃样阴影，其内可见肺血管纹理，在纵隔窗上病变则不显示。在肺泡性肺水肿患者可见以两侧肺门为中心的地图状边缘模糊且不规则的片状影，呈典型蝶翼状改变。其内可见支气管充气征及重叠的肺纹理影（图 4.1.1）。肺不张患者表现为沿肺叶和肺段分布的片状密度增高，伴肺体积缩小，叶间裂及叶间胸膜移位（包括支气管及血管聚集，邻近组织气管移位及代偿性肺气肿），肺门侧支气管狭窄，以及管腔闭塞。CT 增强扫描可见不张的肺组织肺动脉期明显均匀强化，可见支气管气像或液像[3]。

（三）MRI 检查

MRI 对液体的成像效果好，因此对显示肺泡的渗出性实变有一定的诊断价值。渗出性实变通常在 T_1WI 上显示为边缘不清的片状略高信号影，在 T_2WI 上显示较高信号影。有时在病变区内可见含空气的支气管影和流空的血管影，表现类似 CT 图像上的空气支气管征。渗出物所含蛋白质的量不同，所表现的信号强度也就不同，例如，肺泡蛋白质沉积症是以蛋白质和脂质沉积于肺泡为特征，可呈脂肪样信号特点，与其他渗出性病变的表现明显不同。

二、超声检查与诊断

超声在识别肺实变上比 X 线胸片更敏感，因为它能够识别位于肋膈角处的局灶性的肺实变，而 X 线胸片无法看到，难以发现潜在的隐匿性病变。超声检查在肺实变诊断中具有较高的灵敏度和特异度，能够为肺实变的临床诊断提供可靠的依据，降低疾病的误诊率和漏诊率。此外，多普勒超声还能够对不同病因导致的疾病进行辅助鉴别，为肺实变的病因诊断提供参考依据。

根据病变部位的不同，患者可取坐位、仰卧位和侧卧位，可经肋间、胸骨、脊柱旁或锁骨上窝等途径检查，扫查范围越广越好。二维灰阶显像可观察肺实变的大致部位、形态、回声及有无胸腔积液，实变肺内有无含气或含液的管状结构或肿块，以及肿块的大小、边缘及内部回声等。将实变肺及肿块的回声强度与肝回声比较，可确定为低回声、等回声或高回声。可采用多普勒超声检测实变肺或肿块的血流信号及阻力指数等指标。

肺实变的诊断标准主要包括两种特征性声像图

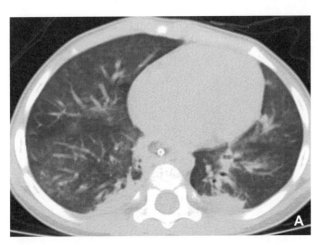
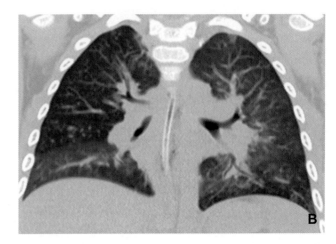

图 4.1.1　CT 扫查肺泡性肺水肿。A. 横断位；B. 冠状位显示两肺野透亮度降低，可见以两侧肺门为中心的地图状边缘模糊且不规则的片状影，呈典型蝶翼状改变。其内可见支气管充气征及重叠的肺纹理影

表现——类组织征和碎片征。

（一）类组织征

在二维灰阶超声模式下实变的肺组织表现为类似实性组织的局限性低、等或高回声区，伴有规则的小梁样结构，与软组织回声相似。

根据病因的不同，实变肺的形态与回声有所差别。炎症渗出性肺实变以低回声或等回声居多，主要以肺叶下段为主，其形态为不规则形，呈锯齿状。彩色多普勒检查显示病变区较多的血流信号，并且与支气管伴行。呼吸时，含气支气管的位置和数量发生变化是炎症性肺实变较具特征性的声像图表现（图 4.1.2 ）。阻塞性肺实变（如肺不张）多伴有胸腔积液，以高回声居多，形态与相应的肺叶或肺段基本相似，一般不影响支气管走行和数量分布[4]。多普勒超声下实变组织内的血流信号可部分定性实变的性质，如血流信号增多和血流阻力指数降低常见于肺炎，血流信号减少以肺不张多见，血流信号缺如在肺栓塞中多见[5]。

（二）碎片征

在长轴切面上，肺实变部分的纵深方表现为边界不规整、呈锯齿状或碎片状的低回声区（图 4.1.3 ）。可通过此征象将实变的肺组织与胸腔积液及肿大的胸腺分开。

DA. Lichtenstein 等[6]发现在 98.5% 的患者中可在邻近胸膜线的位置探及肺实变区域。以类组织征和碎片征定义为肺实变的诊断标准时，超声诊断肺实变的灵敏度为 90%，特异度为 98%，而床旁 X 线胸片对于肺实变的特异度为 95%，灵敏度只有 68%[4]。可见，超声对于显示肺实变范围以及病变区域的转归变化具有很大的帮助。

（三）其他征象

类组织征和碎片征是诊断肺实变的必要条件，但肺实变患者往往也出现其他征象，包括支气管气像及支气管液像等。

1. 支气管气像　当实变的肺组织内部有残余的气体时，可产生散在、不均匀分布的点状或线样强回声，呈分支管状排列的含气管状结构，称为支气管气像。支气管气像是二维超声诊断肺实变的重要特异性征象之一。其形成可能与肺泡塌陷后支气管积气有关。可分为动态和静态两种支气管充气征[7]。

（1）动态支气管充气征：支气管气像中的气体由呼吸引起内在运动，称为动态支气管充气征（图 4.1.4 ）。吸气时，支气管内的气体受到离心压力的作用，向肺周围运动，提示支气管与大气道相通（无论是自主呼吸还是机械通气），可以排除因阻塞性肺疾病引起的病变，包括吸入性肺不张或肺栓塞。动态支气管充气征在以感染为起源的肺泡实变病例中较为常见[8]。需要注意区别的是，有时支气管气像的突然出现或消失不是动态支气管充气征，而是因为扫查切面的不同而导致声像图未显示或气像消失。动态支气管充气征显示的是支气管内气体的移

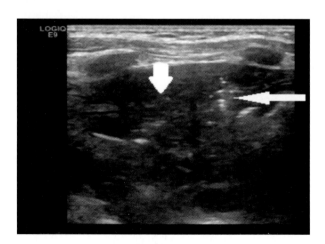

图 4.1.2　炎症性肺实变声像图（类组织征）。显示大片实变灶，类似组织回声（短箭头），病灶回声均匀，提示无坏死病灶。病灶内可见少量含气支气管征（点状强回声，长箭头）

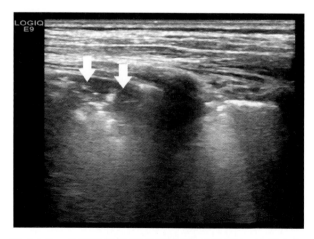

图 4.1.3　炎症性肺炎实变声像图（碎片征）。显示多发、不规则小斑片状实变灶，呈碎片征（箭头）。此处为实变肺与含气肺的交界

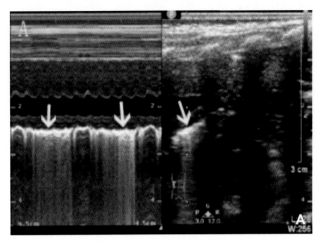 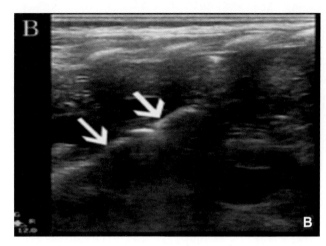

图 4.1.4　支气管气像声像图。A. 肺实变患者，二维图像可见短线样强回声，即动态支气管充气征，实时 M 型超声观察可见其随呼吸运动；B. 局部放大后见支气管管腔内条状强回声，为支气管充气征，支气管镜检结果证实为痰栓

动，因此，扫查时应注意支气管的长轴方向，需与超声探头声束平面平行一致才能清晰地显示。另外，M 型超声可实时显示和观察动态支气管充气征，可出现类似正弦波的图形，有助于鉴别[6,9]。

（2）静态支气管充气征：静态支气管充气征以不张肺区域内静止的支气管内充气影为特征。此时支气管内的空气泡被包裹，并与大的气道循环隔离，常见于吸入性肺不张。

2. 支气管液像　实变肺内含液的管状结构多为静脉或动脉，也可以是充满液体的支气管，表现为分支状无回声管状结构。支气管液像多表现为管状无回声区内伴有少量强回声漂浮，应用彩色多普勒超声可以较好地确认管状结构的性质，有助于鉴别血管与支气管（图 4.1.5）。有文献报道[10]，支气管液像对于中心型肺肿瘤的诊断准确性可达 80%。这种征象也能够在肺不张中观察到。

3. B 线　B 线为超声在气泡和液体界面发生共振而形成的振铃效应，与彗星尾征形成的原理不同。B 线垂直起源于胸膜线，不衰减地向远处延伸并达到屏幕边缘。B 线提示间质综合征，其数量及间距包含丰富的临床信息，常见于多种原因所致的肺水肿（包括肺泡性水肿及肺间质水肿）、间质性肺病以及肺纤维化。当 B 线间距大于 7 mm 时称为 B_7 线（图 4.1.6A），提示肺间质病变尤其是肺间质水肿，以局限性实变为主；当 B 线间距小于 3 mm 时称为 B3

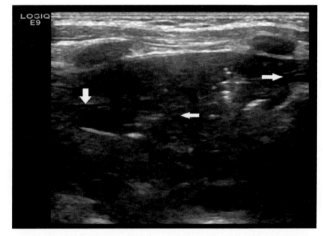

4.1.5　支气管液像征。箭头所示为支气管液像

线（图 4.1.6B），其与肺 CT 磨玻璃影相关，提示间质综合征达到了一定的严重程度。

4. C 线征　胸膜线被 1cm 左右的病灶所中断，病变深方呈弧形或穹隆状，称为 C 线，是末端肺泡综合征的特征，提示少量肺泡实变（图 4.1.7）。

5. 肺搏动　肺搏动是完全性肺不张的动态诊断性征象。正常条件下呼吸时，两侧胸膜的滑动妨碍了 M 型超声观察心脏活动引起的胸膜线振动。当发生完全性肺不张时，不张的肺组织引起脏、壁胸膜滑动消失，心脏跳动引起的胸膜线振动可被 M 型超声记录到。

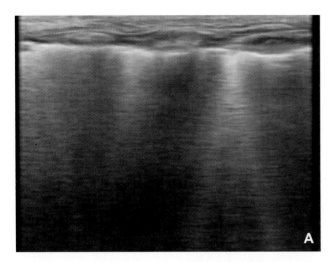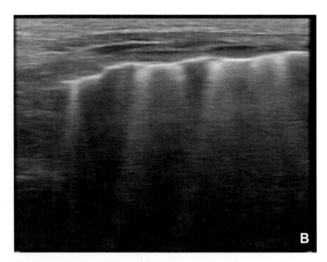

图 4.1.6　肺泡间质综合征声像图。A. B$_7$ 线；B. B$_3$ 线

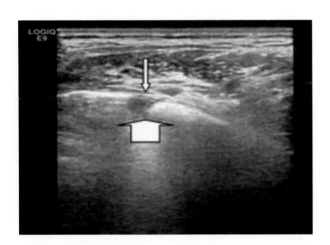

图 4.1.7　C 线征声像图。胸膜线被病灶中断（细箭头），病变深方呈弧形（粗箭头）

（四）鉴别诊断

1. 胸腔积液　胸腔积液呈无回声区或低回声区。被压缩的中等稍强回声的肺组织随呼吸移动，肺组织与无回声或低回声区界限清晰，界面光滑。M 型超声可记录到正弦征。若出现上述图像，则应高度怀疑胸腔积液。此时，应用彩色多普勒超声观察病变区有无血流信号。若出现血流信号，则更多地考虑肺实变可能；若无血流信号，可考虑胸腔积液。可进一步进行胸腔诊断性穿刺，若抽出液体，即诊断为胸腔积液。

2. 胸膜病变　应用高频超声探头扫查病变区，可较好地区分胸壁的层次结构。壁胸膜的病变不随呼吸运动而上下移动，并可见肺内气体反射在病灶表面滑动；实变的肺组织随呼吸运动而移动，实变区无或少有气体反射。

3. 肿瘤性肺实变　鉴别肿瘤性肺实变时往往需要结合患者的病史及放射学检查结果。在二维超声下肿瘤性实变倾向于圆形或多边形，呈浸润性生长，一般有蟹足状或肿瘤锥形帽，偶尔可见内部坏死区。彩色多普勒超声显示肿瘤性病变的血流走行多不规则，原有的正常血管可移位或完全消失，由边缘不典型的螺旋形血管供血。超声造影可鉴别其内部坏死区。

三、超声在不同肺实变中的临床应用及价值

（一）临床应用

临床上引起急性呼吸困难的几种肺部病变均能发生肺泡实变：急性肺炎、肺不张、急性呼吸窘迫综合征（acute respiratory distress syndrome，ARDS）、肺栓塞和肺结核等。对于不同肺实变的超声特征的认识有助于诊断和鉴别不同病因引起的呼吸困难。

1. 肺炎　肺实变伴动态支气管充气征在急性肺

炎中常见，在诊断急性肺炎中具有高度特异性，其特点为：

（1）炎性肺实变表现为片状或不规则的低回声结构，与正常肝组织的回声相似，通常实变范围较大。

（2）高频超声显示实变为不均一的低回声伴不规则的锯齿状边缘。

（3）在几乎所有的肺炎患者中都可观察到静态空气支气管征。

（4）在实时超声下，可以看到动态支气管充气征，其对判断实变的特异性最高。

（5）实变可位于肺野的任何部位，可分为非跨肺叶型和跨肺叶型两种类型。前者以碎片征多见，表现为实变区周围包绕充气肺组织，边界清晰。后者多表现为类组织样变。

（6）如彩色或能量多普勒超声于实变区探及到肺血流信号（图4.1.8），则提示实变肺组织内存在血供，这是肺部能够恢复或痊愈的基础。

（7）可见少量胸腔积液。

（8）当出现局灶性肺炎时（一处或多处实变），超声可以随访观察实变的数量和大小变化，也能够观察到肺炎演变的过程。动态随访时，实变面积的缩小和数量的减少预示着肺炎的好转。然而，此方法仅仅针对局灶性肺炎，而且必须能够观察到实变声像图，以便于测量[11-12]。

2.肺不张　对重症患者，因为其长期卧床，或大多数时间处于镇静及呼吸机支持中，肺不张很常见。肺不张按病因可分成阻塞性肺不张和压迫性肺不张。压迫性肺不张是因大量胸腔积液和气胸等导致的一侧肺塌陷及不张。此时肺组织常因压迫被动缩小，肺叶回缩，呈收缩和无气的规则凹面状，与邻近通气肺组织的边界模糊，表现为中等强度的细密点状回声，分布较均匀，支气管内多无气体反射。可抽出患侧胸腔积液或气体，观察抽液后肺的体积变化及肺再通气情况。阻塞性肺不张是由于支气管阻塞引起的，可形成肺实变。超声可以观察到肺不张萎陷肺的内部结构，如支气管和细支气管的情况。其声像图特点为：

（1）一侧实变肺为萎陷状，呈楔形或三角形，底部断面呈锐角改变，各个切面的肺叶明显缩小，呈低回声或等回声，类似于肝的回声。其内可见支气管和细支气管的管样回声，即支气管充气征，常呈线状、平行排列。支气管充气征较稳定，不随呼吸运动的变化而变化，即不存在动态支气管充气征，否则可排除肺不张。

（2）肺不张的肺实变征象多见于原发肺疾病的恢复期，肺叶的大小、形态以及凹陷之程度、范围与病程的长短相应。

（3）范围较大的局灶性肺不张位于肝或脾上方横膈以上，为随呼吸运动的组织样回声，其回声稍

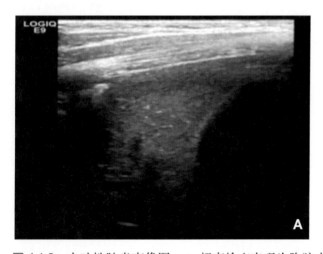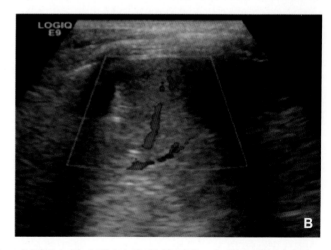

图4.1.8　大叶性肺炎声像图。A.超声检查表现为胸腔内三角形或与肺叶形态相似的等回声，与肝或脾回声相似，其内气体强回声消失，近胸廓及膈肌表面光滑，轮廓清晰，在实变的肺内可见分支管状排列的含气或含液管状结构。B.超声多普勒显示实变肺内血流信号较丰富，血管分支规律排布，动脉血流频谱呈高阻力型。超声及临床诊断：大叶性肺炎

强于肝回声，包膜完整、光滑。病灶边缘常较为规则，与肺实变区肺组织界限清楚。病灶内血流较丰富，病变周围局部脏胸膜增厚、不完整或内陷，采取腋中线或腋后线冠状切面扫查可显示（图 4.1.9）。

（4）发生不全性肺不张时，类组织样回声在吸气期中出现充气征象，其内可见散在强回声光点漂浮闪动，肺叶体积随呼吸改变而改变，说明支气管未完全阻塞，尚有部分通畅，去除病因后易使肺重新充气张开。而完全性肺不张在呼吸周期中肺组织则持续无复张，肺滑动征消失，肺搏动较明显[13]。

（5）肺不张所致的肺实变多呈肝样变，边界清晰，面积较大，其内无动态支气管充气征，而肺炎肺实变多见碎片状低回声区，并可见动态支气管充气征[14]（图 4.1.10）。

3. ARDS　　ARDS 的肺部病变复杂，本章主要介绍 ARDS 的肺泡实变。有研究显示，ARDS 患者肺泡实变可以存在于肺的所有区域。超声检查的优势在于可以从不同部位探查，显示不同切面肺组织的变化。病变一般从背部开始，呈层状分布。早期声像图表现为特征性的弥漫性 B 线（较多地表现为 B_7 线，或融合的 B_3 线）伴少量胸腔积液。此时的病理改变主要为间质性肺水肿。随着病情加重，肺含水量进一步增加，肺含气量重度减少，病变从间质性肺水肿转变为肺泡性肺水肿，病变部位从背部向侧胸壁和前胸壁发展。超声表现为前侧壁的胸膜

下实变，肺滑动征减弱或消失，不规则的胸膜线节段增厚，非均齐的 B 线分布（此时出现的大多是 B_3 线）[15-16]（图 4.1.11）。

4. 肺结核　　干酪性肺实变在临床中多由浸润性肺结核发展而来。少数患者由急、慢性纤维空洞型肺结核所致。空洞内的结核分枝杆菌沿着支气管播散。肺泡内存在大量的纤维蛋白，肺泡内氧气含量减少，进而使肺组织发生实变。多数肺组织伴有弥漫性纤维化改变，从而使实变的肺组织回声增粗、增强，且分布不均匀。由于肺组织存在纤维条索，检测过程中会在实变的组织内见到条带状强回声。同时，由于存在大量的干酪样坏死灶，超声显示为边界不清的低回声区[17]。此外，局部血管损害严重，彩色多普勒超声检查坏死灶区域为少量或无血供改变，而非坏死区域则存在着丰富的血流信号，结合临床及穿刺活检可考虑诊断为肺结核（图 4.1.12）。

5. 肺栓塞　　肺栓塞是指栓塞物质（主要是下肢深静脉血栓）进入肺动脉及其分支，阻断组织血液供应所引起的病理和临床状态。肺栓塞是一个动态过程。远端小血管阻塞所致肺栓塞引起的肺泡实变通常病变范围很小，伴少量胸腔积液。超声表现为病灶呈多边形或锥形，基底较宽，并且非常局限，常紧靠胸膜，与胸膜成钝角夹角，一般无血流信号。有时可以观察到阻塞的血管。较粗大的血管阻塞所致的肺栓塞常导致肺梗死[18]。有研究表明，肺栓塞

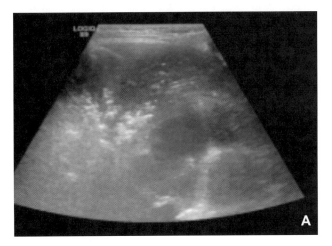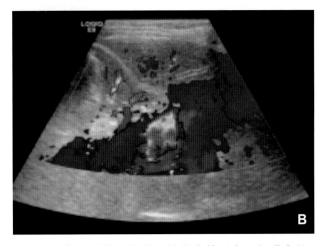

图 4.1.9　阻塞性肺炎伴肺不张声像图。A. 超声检查显示左侧胸腔上部探及较均匀的团块状中等回声，包膜完整、光滑。在肺门部可见细条索状回声呈放射状分布于团块内。B. 多普勒超声示血流信号较丰富，左上肺动脉为其供血动脉，血管自肺门呈树枝状由粗到细分布于团块内。超声提示：左上肺实变伴肺不张。病理诊断：少许肺组织，肺泡壁间见散在的以淋巴细胞为主的炎症细胞。临床诊断：阻塞性肺炎伴肺不张

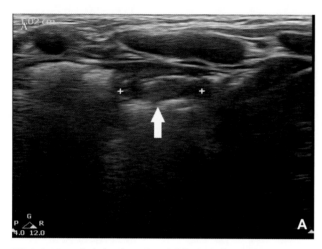 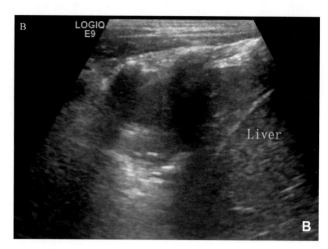

图 4.1.10　肺炎与肺不张不同实变声像图表现。A.肺炎患者,超声检查显示肺段小实变区,表现为边界不规则、呈碎片状的低回声区,其内可见支气管充气征;B.肺不张患者,超声检查显示肺叶实变呈肝样变,边界清楚、锐利,可见部分肺叶形态,面积较大,无支气管充气征,肺叶内血管走行自然

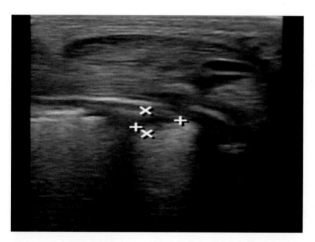

图 4.1.11　间质性肺水肿转变为肺泡性肺水肿超声声像图。后侧壁的胸膜下实变(+、×),肺滑动征减弱或消失,不规则的胸膜线节段增厚,后方非均齐密集的 B_3 线分布

时发生肺梗死的概率为 25%~60%[19-20]。新近发生的早期肺梗死通常可以恢复血流灌注,超声表现为均质的圆形低回声区,基底部朝向胸膜,边缘模糊或有平滑的边缘,有时也会有少许突起,一般无支气管充气征出现。晚期肺梗死回声明显增粗、增强,形态为楔形,边缘锐利,呈锯齿状,内部可出现节段性支气管回声。对于急性肺栓塞,新鲜的血栓回声多较低,超声可以识别。而对于慢性肺栓塞,由于血栓机化,常常与血管壁融合,一般不易诊断。可根据病史结合下肢深静脉超声,静脉血栓的存在有助于诊断。

超声检查可初步判定这些疾病,有助于治疗方案的选择。

（二）超声新技术在肺实变中的应用及价值

1.超声造影的应用及其价值　肺超声造影技术是近年来发展起来的一项新型技术,是对二维灰阶超声和彩色多普勒超声的补充。对于二维超声难以判断的细微情况和多普勒检查难以显示彩色血流信号的病灶,进行超声造影检查时,可清晰地显示其内的血流分布情况,可明确病灶的大小、坏死及液化程度,对于鉴别肿块性质具有较大的诊断价值。例如,典型的肺炎、肺梗死及肺不张在二维超声中均表现为均匀的低、等回声的实变区;肺炎多为片状或三角形,边界欠清;而肺梗死和肺不张表现为楔形,尖端指向肺门,边界清,肺梗死少或无血流信号[21]。虽然对于这些典型的肺实变常规超声易于鉴别,但有部分不典型病例的鉴别需借助于超声造影。

肺梗死是肺动脉分支被栓子堵塞后发生的肺循环障碍性疾病。由于肺动脉部分或全部被堵塞,梗死区肺动脉血供减少,超声造影表现为无增强或延迟稀疏增强。由于肺炎不存在血供障碍,主要仍由肺动脉供血,因而造影表现为"肺动脉期"灌注,可见"树枝状"增强,病灶中心或边缘可见走行平直及规律的树枝状增强,因此,超声造影对于肺梗死与肺炎的鉴别有较大的价值[22]。

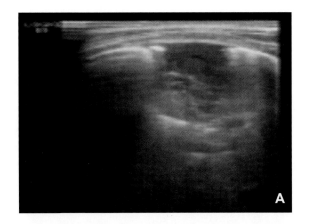
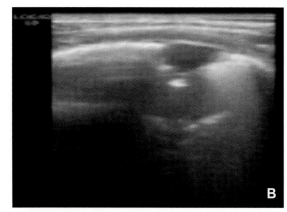
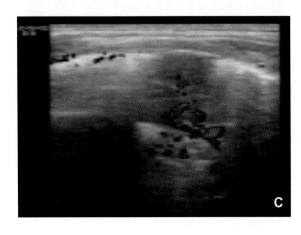

图 4.1.12　肺结核声像图。A. 干酪性肺炎实变内存在大量的干酪样坏死灶，超声检查显示为边界不清的低回声区，未见支气管充气征；B. 部分组织纤维化表现为回声增粗、增强，并且分布不均匀，可见条带状强回声；C. 彩色多普勒超声检查示坏死灶区域无血供改变

肺不张的超声造影模式与肺炎相似。早期明显增强，之后是平稳期，造影剂持续时间较长。但阻塞性肺不张在近肺门处往往存在病灶，可作为鉴别点之一。超声造影在肺不张诊断中的主要作用在于检出不张的肺组织中隐藏的肿瘤。由于肿瘤的血供多来源于支气管动脉，因而与以肺动脉供血为主的肺不张组织相比，造影增强表现为"支气管动脉期"灌注，造影剂到达时间迟于周边的肺组织。病灶中心呈"枯枝状"或边缘呈不均匀灌注，形态分布不规律、走行紊乱或粗细不等[23]。

另外，超声造影对于肺实变病灶活检穿刺部位的选择具有较大的帮助。有研究指出，坏死组织超声造影表现为不规则片状无增强区域，且与周边有血供的增强区分界明显，穿刺中避开坏死区是提高病理诊断成功率的关键[24]。超声造影可清晰地显示出实变区域中坏死灶的情况，提高对实变内坏死区域与活性区域（富血管区）的鉴别能力，可为选择

穿刺路径提供更有效的参考信息，在经皮肺穿刺活检中具有重要的临床应用价值。

2. 介入性超声的应用及其价值　介入性超声的问世，使超声检查由单纯的影像学诊断提高到获取组织病理学和细胞学诊断的水平。对肺部病变尤其是肺部周围性病变的诊断准确率明显提高。目前对于中央型的肺占位性病变多数采用纤维支气管镜下取出病理组织送检，可达到确诊目的。然而，对于纤维支气管镜不能达到的肺周边及胸膜处，即周围型的肺实质病变，由超声引导的穿刺活检就显得更有优势。

超声引导下穿刺活检肺实变组织的优点有：

（1）二维超声能观察实变区的病灶大小、形态、内部回声及血流分布情况，帮助区别肿块、肺不张和炎症病变。对于积液和肺不张并存的肿块，病灶常常受胸腔积液和不张的肺组织遮盖，X 线和 CT 多不易分辨，超声可通过胸腔积液及萎陷的肺组织

构成声窗，可以清晰地显示肺内实性病变，可为穿刺提供准确的部位、方向及深度。多普勒超声及能量多普勒能清晰地显示病灶区的血流信号，鉴别液性病变与实性病变。

（2）实时超声监测穿刺的整个过程，动态显示针尖位置，指导进针方向及深度，避开病灶富血管区及坏死区，穿刺效率明显提高。

（3）高分辨力超声对距胸壁较近的病灶可以获得与CT相似的横断面层像，对肺周围性病灶的显示率可达91%，因超声具有多角度和多方位的随意性，且能实时、清晰地显示病变周围的脏器和大血管，安全性明显提高。

（4）将穿刺针直接经皮进入病变部位，不经过正常肺组织，大大降低了气胸和出血等并发症的发生率[25]。

穿刺活检时，取材部位选择病灶与胸壁最近处作为进针路径，尽量避免穿刺病灶坏死区及含气支气管。穿刺时取活性区域进行活检。对于炎性病灶，一般不易获得类似肿瘤较完整的组织条，对少量异常的液体或抽取物可先行细胞学检查以明确病因。因胸部存在肋骨与肋间隙，穿刺时尽量选择高频线阵探头。必要时可在超声造影引导下选择穿刺路径和活检部位。

穿刺的注意事项：

（1）对较大的肺部实变，先应使用低频（频率为3.5~5MHz）的凸阵探头观察病变的大小、形态、回声、血流及与毗邻脏器的关系，在了解整个病灶的大致情况后，再换用高频线阵探头（频率为5~12MHz）对病灶再次评估。确定病变部位并在体表标记好穿刺点以备穿刺。

（2）合理选择穿刺枪和穿刺针也是保证穿刺成功的重要环节。穿刺枪尽量采用弹射力度较强的自动活检枪，穿刺针多选用18G粗针，以利于达到病理诊断的要求。

（3）穿刺前训练患者吸气、呼吸及屏气运动，避免因呼吸运动导致穿刺点改变而出现气胸及出血等并发症。

（4）进针时如针尖显示不清，不要盲目进针，适当地调整针头角度，使声束方向与穿刺针处于同一水平，同时可以避开肺部气体，清晰地显示针尖的位置。

（5）有研究报道，病灶出现坏死一般是从病灶中央开始的，因此穿刺时尽量穿取病灶的边缘部分。

（6）超声医师应具有丰富的操作经验，穿刺后立刻行超声检查，以明确无气胸和出血的发生。

（三）超声诊断肺实变的局限性和展望

由于肺部气体反射的干扰，超声在胸部的应用受到一定的限制。只有实变肺与胸膜直接接触或透过胸腔积液构成声窗，才适宜检查。其声像图也受到骨、乳腺、胸壁、心脏、呼吸及探测深度等的影响。超声只能探测到局部病变，不能整体、全面地观察，同时无法对所有的肺部窗口进行检查，因而存在漏检的可能。

超声对肺部病变的观察受其部位的影响较大，对下段肺实变的诊断阳性率明显高于上段。可能是因为检查时以背侧及腋中线声窗为主，受肩胛骨等的影响，因而上区肺实变显示率较低。另外，部分病变局限于肺段内，范围较小或未直接贴近胸壁，均可能出现假阴性结果。肺部超声在国内尚未广泛应用。肺部超声诊断对于操作人员的经验依赖性较大，因而，操作人员的技术水平也是保证诊断结果准确性的决定因素。

当病灶不贴近肺周边胸膜下、不合并肺实变或位于肩胛骨后方等时，因受到肺部气体的干扰或肋骨及肩胛骨的影响，有时很难探及病灶，而CT检查不受肋骨及肺气的干扰，能够轻易地发现病灶。纤维支气管镜可检测到靠近中央的肺部病灶。因此，联合应用超声、CT和纤维支气管镜对肺部病变进行诊断，可起到相互补充的作用。

超声检查能够在床旁进行，提供实时图像，并且操作简单安全，无放射性，并且可重复检查，在急危重患者肺部疾病的快速诊断中显示出很高的价值，被称为"看得见的听诊器"，已被广泛用来作为气胸、肺实变、急性呼吸窘迫综合征和胸腔积液等肺部疾病的主要诊断手段。高分辨率超声对距胸壁较近的病灶可以获得与CT相似的横断面层像，对肺周围性病灶显示率较高。对于纤维支气管镜难以达到的肺周边或肺段支气管较细窄处的肿块，超声可以明确诊断。

（陈晓康）

第二节　肺间质纤维化

一、概述

肺间质纤维化是由多种病因引起的肺组织内细胞外基质异常增生和过度沉积的一种病理过程，最终破坏正常组织的结构和功能。肺间质纤维化也是导致多种疾病的重要原因，极大地危害人类的健康。

目前按照病因可将肺间质纤维化划分为病因已明和病因未明两类。原因已明的主要有化学性（如 CO_2 引起的硅肺病）和生物性（如肺结核）两大类。病因未明的主要有特发性肺间质纤维化和肺泡蛋白沉积症等。目前发病机制尚不明确，国内外众多学者对其进行了探索，认为主要有以下几种可能[26]。

1. 基因突变　目前认为肺间质纤维化涉及的基因主要集中在编码表面活性蛋白 C、表面活性蛋白 A2、端粒酶和 TERC4 种基因的变异。

2. 细胞因子异常　肺泡上皮细胞能分泌多种细胞因子，一方面能促成炎症细胞的分化成熟，另一方面也能促进炎症细胞因子的进一步分泌和表达，形成复杂的细胞因子与炎症反应网路，参与纤维化的发生和发展。在众多细胞因子中，转化生长因子 β（transforming growth factor，TGF-β）是与肺间质纤维化发生关系最为密切的一种。它可以促进成纤维细胞的生长，增加细胞外基质的表达，以及对单核细胞和成纤维细胞的趋化作用，也参与信号通路的过程。

3. 信号通路　肺间质纤维化的发生过程涉及信号通路的异常，主要有 PI3K/AKT 通路、Smads 通路和 Wnt 通路等。信号通路通过参与细胞周期的调控参与纤维化过程。

4. 表观遗传　表观遗传主要包括 DNA 的甲基化和组蛋白修饰来调节基因的功能。DNA 甲基化在肺间质纤维化中起重要作用，纤维化的发生取决于基因的去甲基化和甲基化状态之间的失衡。组蛋白修饰最常见的是甲基化和乙酰化，通过调节肺成纤维细胞的分化参与纤维化的过程。DNA 的甲基化和组蛋白修饰之间不是孤立存在的，两者之间存在一定的联系。

（一）临床表现和 Warrick 评分

肺间质纤维化主要发生于中年人，男女比例约 1∶2，起病隐匿，但发展迅速，肺实质出现进行性纤维化和结构破坏。主要临床特征包括干咳、运动性呼吸困难、吸气末爆裂音和杵状指。胸部 X 线片显示为弥漫性的肺实质浸润性病变，肺功能测定为限制性通气功能障碍以及一氧化碳弥散功能障碍，高分辨率 CT（high resolution computed tomography，HRCT）主要表现为蜂窝状改变。

Warrick[27] 根据 HRCT 的表现对肺间质纤维化的严重程度进行评分，称为 Warrick 评分（表 4.2.1）。Warrick 评分主要包括两部分：①严重程度评分：主要由肺部病变类型组成，评分由 0 分（无异常表现）到 15 分（5 种异常都出现）。②病变范围评分：主要根据支气管肺段分布，将右肺分为 10 个肺段，左肺分为 8~10 个肺段，评分由 0 分（各肺段均无异常）到 15 分（5 种病变类型均累及 9 个以上肺段）。将严重程度评分和病变范围评分相加即为 Warrick 评分总得分（0~30 分）。

表 4.2.1　Warrick 评分标准

HRCT 表现		得分
病变类型	磨玻璃样改变	1
	胸膜边缘不规则	2
	肺间隔和胸膜下条索片状影	3
	蜂窝状改变	4
	胸膜下囊泡	5
病变范围	1~3 段	1
	4~9 段	2
	>9 段	3

二、超声检查

（一）肺间质纤维化的主要超声表现

肺间质纤维化的声像图表现与其病理变化过程息息相关，不同的病理发展阶段声像图表现有所不同，主要的声像图表现如下：

1. 双肺散在或弥漫性分布的 B 线（图 4.2.1）。根据其严重程度，可见 B_3 线或 B_7 线，最严重的整个肺布满弥漫性的 B 线，形成"白肺"。

2. 胸膜线异常　根据疾病的严重程度，胸膜线的改变主要包括胸膜增厚（≥ 2 mm）、模糊、不规则凹凸不平或呈碎片状（图 4.2.2）或胸膜滑动减弱等。

3. 胸膜线下有无或低回声（图 4.2.2）。

4. 微量或少量胸腔积液　研究表明，可以将超声表现与高分辨率 CT 的表现联系起来，这有利于两者的对比和疾病诊断[27-28]。将 B 线、胸膜线特征与肺 CT 征象一一对应起来（表 4.2.2），这就使得各位学者在在研究肺间质纤维化的超声表现与 HRCT 表现之间的关联性时更有理论依据。

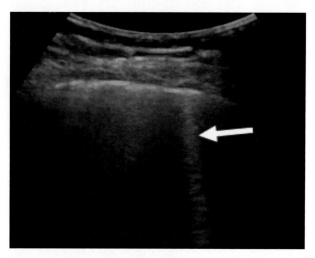

图 4.2.1　肺间质纤维化，可见 B 线

表 4.2.2　肺间质纤维化超声征象和 HRCT 征象的联系

超声征象	HRCT 征象
白肺	磨玻璃影
胸膜不规则、凹凸不平、碎片状状胸膜线	小叶间间隔增厚
B 线、不规则胸膜线	小叶内间隔增厚
模糊状胸膜	蜂窝影

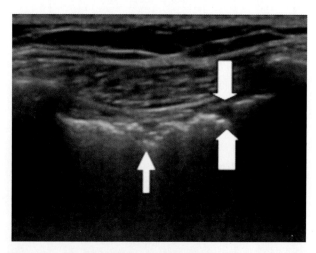

图 4.2.2　肺间质纤维化。胸膜线不光滑，呈碎片状（细箭头），胸膜下可见无回声（粗箭头）

（二）肺间质纤维化的扫查及评估方法

由于超声在肺部的应用在近年才逐渐成熟，因此，还没有学者总结出一套最合适的扫查方法和技术。通过复习国内外的文献发现，运用较为广泛的是 Z. Jambrik 等[30] 较早推荐的前侧胸壁 28 肋间隙（intercostal spaces, ICS）扫查法。该方法在仰卧位均可完成所有的扫查点，主要适用于动力性肺水肿患者。由于该扫查法缺乏对后胸壁的肺部扫查，因而不能全面评价肺间质纤维化患者的肺部受累情况。在此基础上，多位学者增加了后胸壁的扫查，提出利用前、侧、后胸壁 72 ICS 扫查法（表 4.2.3）评价肺间质纤维化患者的肺部受累情况。该方法虽然能够全面检查患者的肺部，但是耗时多，操作复杂，并且体位要求高[29,31-32]。因此，寻找一种简便、有效的扫查方法显得至关重要。M. Gutierrez 等[33] 对比了 50 ICS 扫查法和简化的 14 ICS 扫查法（表 4.2.4）在评估肺间质纤维化的严重程度后发现，两者的结果具有很高的相关性，而且简化的 14 ICS 扫查法更加简便、省时。简化的 14 ICS 扫查法即通过对双侧胸骨旁线第 2 肋间、锁骨中线、腋前线、腋中线第 4 肋间、腋后线、肩胛线及脊柱旁线第 8 肋

表 4.2.3　肺间质纤维化前侧后胸壁 72 ICS 扫查法（空白处为扫查区域）

	腋中线	腋前线	锁骨中线	胸骨旁线	肋间隙	胸骨旁线	锁骨中线	腋前线	腋中线	
右侧					Ⅱ					左侧
					Ⅲ					
					Ⅵ					
					Ⅴ					

双侧前侧胸壁 28 ICS 扫查法，空白处为扫查区域

	腋后线	肩胛线	脊柱旁线	肋间隙	脊柱旁线	肩胛线	腋后线	
左侧				Ⅰ				右侧
				Ⅱ				
				Ⅲ				
				Ⅵ				
				Ⅴ				
				Ⅵ				
				Ⅶ				
				Ⅷ				
				Ⅸ				

双侧后胸壁 44 ICS 扫查法，空白处为扫查区域

表 4.2.4　肺间质纤维化前侧后胸壁 14 ICS 扫查法（空白处为扫查区域）

	腋中线	腋前线	锁骨中线	胸骨旁线	肋间隙	胸骨旁线	锁骨中线	腋前线	腋中线	
右侧					Ⅱ					左侧
					Ⅲ					
					Ⅵ					
					Ⅴ					

	腋后线	肩胛线	脊柱旁线	肋间隙	脊柱旁线	肩胛线	腋后线	
左侧				Ⅰ				右侧
				Ⅱ				
				Ⅲ				
				Ⅵ				
				Ⅴ				
				Ⅵ				
				Ⅶ				
				Ⅷ				
				Ⅸ				

间的扫查。该学者通过计算所有肋间隙 B 线的数量对肺间质纤维化进行半定量评分，并对其进行严重程度分级，定义如下：0 分为正常，B 线 ≤ 5 条；1 分为轻度，B 线 6~15 条；2 分为中度，B 线 16~30 条；3 分为重度，B 线 > 30 条。

三、超声在肺间质纤维化诊断中的价值

以往诊断肺间质纤维化主要依靠肺功能、胸部 HRCT、支气管 - 肺泡灌洗以及肺组织活检。HRCT 的缺点有辐射，不能床边操作，且费用较高。肺组织活检为有创检查，具有一定的风险，可出现多种并发症并且活检阳性率较低。而超声在肺间质纤维化中的应用越来越广泛，其诊断价值日益显著。G. Song 等[34] 通过 Meta 分析发现，超声在诊断结缔组织相关性间质性肺疾病时有很高的准确度和诊断效能，其中 B 线的评分与 HRCT 的

Warrick 评分表现出较高的相关性。其他学者也证实了两者在评估疾病严重程度上呈线性正相关，表明 B 线评分可用于床边检查肺间质纤维化情况以及判断预后[34,38]。C. Cogliati 等[35] 也证实了无论是专业的超声医师利用标准的机器，还是短时间培训的超声医师利用简单的床边机器，其诊断肺间质疾病的灵敏度都较好，并且可以提示 HRCT，以进一步发现病变。肺部超声可以快速、有效地判断 B 线和胸膜情况，对诊断肺间质纤维化的灵敏度高，可以从形态学改变早期判断患者的肺部受累情况。相比 HRCT，超声具有无创、经济、简便、无辐射及可反复检查等优势，在肺间质纤维化的诊断中占据越来越重要的地位，但该方法对患者的体位及操作者的要求较高。

（连细华）

参考文献

[1] Mathis G. Thoraxsonography-Part II: Peripheral pulmonary consolidation. Ultrasound in Medicine & Biology, 1997, 23(8):1141-1153.

[2] Tamiya M, Sasada S, Kobayashi M, et al. Diagnostic factors of standard bronchoscopy for small(≤ 15mm)peripheral pulmonary lesions: a multivariate analysis. Intern Med, 2011, 50(6):557-561.

[3] Bouhemad B, Liu ZH, Arbelot C, et al. Ultrasound assessment of antibiotic-induced pulmonary reaeration in ventilator-associated pneumonia. Critical Care Medicine, 2010, 38(1):84-92.

[4] Sartori S, Tombesi P. Emerging roles for transthorcic ultrasonography in pleuro-pulmonary pathology. World J Radiol, 2010, 2:183-190.

[5] Gorg C, Bert T. Transcutaneous colour Doppler sonography of lung consolidations: review and pictorial essay. Part 2: colour doppler sonographic patterns of pulmonary consolidations. Ultraschall

Med, 2004, 25(4):285-291.

[6] Lichtenstein D, Meziere G, Seitz J. The dynamic air bronchogram. A lung ultrasound sign of alveolar consolidation ruling out atelectasis. Chest, 2009, 135(6):1421-1425.

[7] Weinberg B, Diakoumakis EE, Kass EG, et al. The air bronchogram: sonographic demonstration. Am J Roentgenol, 1986, 147(3): 593-595.

[8] 沈刚, 何涛, 陈祎敏. 小儿肺炎实变期的超声观察. 中国临床医学影像杂志, 2011, 39(5): 586-587.

[9] Gillman LM, Panebianco N, Alkadi A, et al. The dynamic sonographic air bronchogram: a simple and immediate bedside diagnosis of alveolar consolidation in severe respiratory failure. J Trauma, 2011, 70(3):760.

[10] 吴宗美, 刘利, 卢先美. 肺实变患者超声诊断分析. 中华医学超声杂志 (电子版), 2012, 25(34): 167-169.

[11] Sperandeo M, Carnevale V, Muscarella S,

et al. Clinical application of transthoracic ultrasonography in patients with pneumonia. Eur J Clin Invest, 2011, 41(1):1-7.

[12] Parlamento S, Copetti R, Di Bartolomeo S. Evaluation of lung ultrasound for the diagnosis of pneumonia in the ed. Am J Emerg Med, 2009, 27(4):379-384.

[13] Lichtenstein D, Lascols N, Meziere G, et al. Ultrasound diagnosis of alveolar consolidation in the critically ill. Intensive Care Med, 2004, 30(2): 276-281.

[14] 王小亭, 刘大为, 张宏民, 等. 改良床旁肺部超声评估方案对重症患者肺实变和肺不张的诊断价值. 中华内科杂志, 2012, 51(12): 948-951.

[15] Arbelot C, Ferrari F, Bouhemad B, et al. Lung ultrasound in acute respiratory distress syndrome and acute lung injury. Cur Opin Critic Care, 2008, 14:70-74.

[16] Volpicelli G, Elbarbary M, Blaivas M, et al. International evidence-based recommendations for point-of-care lung ultrasound. Intensive Care Med, 2012, 38(4):577-591.

[17] Sartori S, Tombesi P. Emergency roles for transthoracic ultrasonography in pulmonary diseases. World J Radiol, 2010, 2(6):203-214.

[18] Mathis G. Transthoracic sonography in the diagnosis of pulmonary embolism. Acta Med Austriaca, 1999, 26(2):52-56.

[19] Niemann T, Egelhof T, Bongratz G. Transthoracic sonography for the detection of pulmonary embolism-a meta analysis. Ultraschall Med, 2009, 30(2): 150-156.

[20] Palmieri V, Gallotta G, Rendina D, et al. Troponin I and right ventricular dysfunction for risk assessment in patients with nonmassive pulmonary embolism in the Emergency Department in combination with clinically based risk score. Intern Emerg Med, 2008, 3(2):131-138.

[21] Sperandeo M, Sperandeo G, Varriale A, et al. Contrast-enhanced ultrasound(CEUS)for the study of peripheral lung lesions:a prelininary study. Ulrtrasound Med Biol, 2006, 32(10): 1467-1472.

[22] Gorg C. Transcutaneous contrast-enhanced sonography of pleural-based pulmonary lesions. Eur J Radiol, 2007, 64(2): 213-221.

[23] Gorg C, Bert T, Kring R. Contrast-enhance sonography of the lung for differential diagnosis of atelectasis. J Ultrasound Med, 2006, 25(1):35-39.

[24] 郭秋香. 超声造影在鉴别周围型肺部病变良恶性及经皮肺穿刺中的应用价值. 中南大学, 2012, 34(21):584-585.

[25] 于晓玲, 梁平, 董宝玮, 等. 超声引导经皮穿刺胸部实性占位病变的临床应用. 中华结核和呼吸杂志, 2001, 24(4):196-197.

[26] 曾庆富, 牛海艳. 肺纤维化机制的研究进展. 中华病理学杂志, 2001, 30(5): 371-373.

[27] Warrick JH, Bhalla M, Schabel SI, et al. High resolution computed tomography in early scleroderma lung disease. J Rheumatol, 1991, 18(10):1520-1528.

[28] Buda N, Piskunowicz M, Porzezinska M, et al. Lung ultrasonography in the evaluation of interstitial lung disease in systemic connective tissue diseases : criteria and severity of pulmonary fibrosis-analysis of 52 patients. Ultraschall Med, 2015 Dec29. Epub ahead of print.

[29] Pinal-Fernandez I, Pallisa-Nunez E, Selva-O'Callaghan A, et al. Pleural irregularity, a new ultrasound sign for the study of interstitial lung disease in systemic sclerosis and antisynthetase syndrome. Clin Exp Rheumatol, 2015, 33(4) Suppl91: S136-141.

[30] Jambrik Z, Monti S, Coppola V, et al. Usefulness of ultrasound lung comets as a nonradiologic sign of extravascular lung water. Am J Cardiol, 2004, 93(10):1265-1270.

[31] Gargani L, Doveri M, D'Errico L. Ultrasound lung comets in systemic sclerosis: a chest sonography hallmark of pulmonary interstitial fibrosis. Rheumatology(Oxford), 2009, 48(11):1382-1387.

[32] Barskova T, Gargani L, Guiducci S, et al. Lung ultrasound for the screening of interstitial lung disease in very early systemic sclerosis. Clin Exp

Rheumatol, Ann Rheum Dis, 2013,72(3): 390-395.

[33] Gutierrez M, Salaffi F, Carotti M, et al. Utility of a simplified ultrasound assessment to assess interstitial pulmonary fibrosis in connective tissue disorders-preliminary results. Arthritis Res. Ther, 2011, 13(4):R134.

[34] Song G, Bae SC, Lee YH. Diagnostic accuracy of lung ultrasound for interstitial lung disease in patients with connective tissue diseases: a meta-analysis. Clin Exp Rheumatol, 2016, 34(1):11-16.

[35] Cogliati C, Antivalle M, Torzillo D, et al. Standard and pocket-size lung ultrasound devices can detect interstitial lung disease in rheumatoid arthritis patients. Rheumatology, 2014, 53(8): 1497-1503.

第五章

肺间质综合征

由于超声不能穿过肺–软组织界面，长期以来，大家忽视了超声检查在肺部疾病中的应用。正常肺泡含有大量气体（气液比为98%），气体阻止了超声的传播。超声在肺表面仅观察到一些混响伪像，导致肺超声的临床应用受限，仅局限应用在胸腔积液、胸膜肿瘤和邻近胸膜的肺病变。法国医生D. Lichtenstein 等[1]系统研究对比了超声检查和CT检查的结果，提出所谓的"B线"能够作为判断肺间质水肿的依据。近10年来，随着床旁超声在急诊和危重症患者中的广泛应用，将超声扩展至肺的检查后改变了以往的观点。2004年，Z. Jambrik 等[2]用超声评价了血管外肺水肿（extravascular lung water，EVLW）。2005年，意大利学者发现"慧星尾"征（实际上是B线）的数量与血管外肺内液体含量和肺动脉楔压等呈显著相关[3-7]。目前肺部超声已成为新生儿肺部疾病和危重患者的有效检查方法。

一、概述

（一）定义

肺间质综合征（pulmonary interstitial syndrome，PIS）是指肺间质内液体增加或肺小叶间隔增厚导致肺泡内气体交换功能受损而产生一系列呼吸系统的病理生理改变[8-9]。病因有感染性和非感染性。肺间质综合征在危重症患者主要是非感染性肺水肿，包括血流动力性和渗透性肺水肿。血流动力性肺水肿可由液体负荷过重和心源性动力不足引起，渗透性肺水肿包括ARDS和任何涉及感染过程的危重综合征。此外，在病理性呼吸衰竭中还可以有特发性间质纤维化导致的肺间质综合征。肺小叶间隔增厚和水肿是超声诊断肺间质综合症的病理学基础。正常

肺组织的超声表现为低回声，胸膜线光滑、清晰、规则，宽度不超过0.5mm，A线显示清晰，且至少可见3条以上，无（出生3d以后）或仅有少数几条B线，无肺间质水肿和胸腔积液。

（二）临床表现

主要临床表现除了原发疾病症状外，常同时出现气急、发绀、咳嗽和鼻翼扇动等，而体征较少。在婴幼儿，由于肺间质组织发育良好，血供丰富，肺泡弹性组织不发达，因而当间质发生炎症时，呼吸急促等缺氧症状比较显著。

（三）病理检查

肺间质综合征的病理特征为炎症，主要累及支气管和血管周围、肺泡间隔、肺泡壁和小叶间隔等肺间质，肺泡很少或不被累及。本病通常继发于支气管炎，炎症累及支气管壁并扩展到支气管周围组织。肺间质内有水肿和淋巴细胞浸润，同时炎症沿间质内的淋巴管蔓延而引起局限性淋巴管炎。终末细支气管炎可引起细支气管部分或者完全阻塞，导致局限性肺气肿或肺不张，慢性者除炎性浸润外，大多有不同程度的纤维结缔组织增生。

（四）临床诊断

肺间质综合征是急诊和重症监护病房常见的临床状况，了解肺间质的水肿状况对于指导治疗非常重要，以往肺间质综合征的诊断手段是X线检查。但床边X线检查不可避免地使接受检查者、同病室其他患者及医务人员受到不同程度的射线污染或暴露，加之其难以及时在床边开展，使之在急诊及重症患者中的临床应用受到极大的限制。利用超声特

有的肺部征象，即火箭征，对肺间质综合征的诊断具有极高的准确性与可靠性。在某些重症监护单位，超声已经替代胸部 X 线而成为急重症患者肺部疾病的一线诊断手段。床旁超声检查能够提示肺间质综合征，提示间质增厚和肺水肿的程度，可重复使用，而且有利于病情的判定，已经成为急诊室和重症监护病房的必备检查手段。

二、超声表现

（一）B 线与"彗星尾"征

B 线是肺部特定气液比（通常气液比为 95%~98%，甚至可达 50%）所产生的特有征象。B 线是振铃效应所形成的（图 5.1.1）。它可以被相控阵探头、线阵探头或凸阵探头所探测，频率从 2.5 MHz 到 7.5 MHz。用线阵探头扫描时，B 线表现为分布于整个屏幕的平行线；而用凸阵探头时，B 线则表现为从汇聚的近点开始分布。

B 线是肺间质综合征的基础征象，其 B 线的特征如下（图 5.1.2）：

（1）这是振铃效应。

（2）起源于胸膜线。

（3）激光样，边界清晰、锐利。

（4）强回声，仔细观察其内，是由密集的平行线所组成的。

（5）细长，延伸至屏幕边缘而无衰减。

（6）随肺滑动而移动。

（7）可去除或遮盖 A 线。

以上 B 线的特征有别于混响伪像、"彗星尾"征和其他伪像。

（二）火箭征与磨玻璃征

对于正常儿童或成人，进行肺部超声检查时见不到 B 线，但由于胎儿的肺富含液体，因此对新生儿的肺部进行超声时常可以看到少量 B 线，并于出生后 24~36 h 后完全消失。B 线增多（每个肋间 3 条以上）称为火箭征（图 5.1.3）。火箭征与肺间质综合征相关，当密集增多的 B 线出现在前侧胸部时，提示肺间质水肿。在 BLUE 协议中，只有在前侧部分的肺探及火箭征才有诊断意义。它们与肺间质综合征相关，特别是肺水肿前期的肺间质水肿。后侧肺间质的改变有可能只是因为卧床太久而受重力影

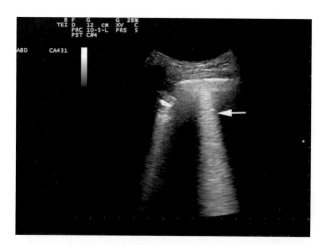

图 5.1.2　B 线。在肺间质水肿患者，于左侧胸部上 BLUE 点（第 3 肋间）探及深达屏幕边缘的线样高回声（箭头），即 B 线

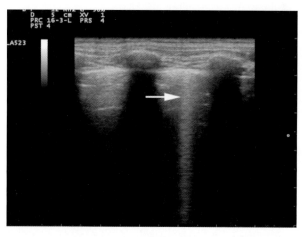

图 5.1.1　振铃效应。由振铃效应产生的 B 线（箭头）

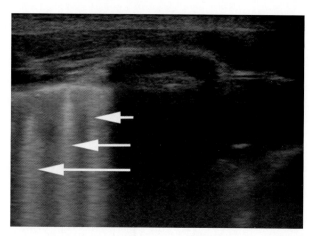

5.1.3　火箭征。肺水肿患儿，于右侧胸部上 BLUE 点第三肋间探及 3 条 B 线（箭头），即为火箭征

响所产生的改变，没有诊断价值。在急诊、ICU 和重症护理病房（critical care unit，CCU）等床旁检查中，超声能比 X 线更灵敏地提示早期亚临床肺水肿，能够作为判断肺间质水肿的依据。火箭征可以只存在于局部区域，意味着局灶性肺间质综合征，也可以分布于单侧肺部甚至双侧肺部，意味着单侧或双侧性肺间质综合征。

B 线的数量提示着肺水肿的严重程度。随着 EVLW 的加剧，肺部超声影像从正常无回声信号模式（黑肺，无 EVLW，无或少数 B 线）逐渐变成黑白模式（间质性肺水肿，存在较多 B 线）、白肺模式即磨玻璃征（肺泡性肺水肿，B 线广泛存在）。在前外侧胸部扫查中，B 线的数量和空间分布能够对血管外肺水肿进行半定量的评价。其方法是：从无肺水肿（无 B 线）到 B 线 ≤ 5 条的轻度肺水肿，再到 B 线为 6~30 条的中度肺水肿，最后到 B 线数量 > 30 条的重度肺水肿。有趣的是，B 线的分布有时也有一定的规律，即两条 B 线间隔 7 mm，相当于 2.5 个小叶间隔，称为 B_7 线；或两条 B 线间隔 3 mm，相当于 1 个小叶间隔，称为 B_3 线。随着 EVLW 的加重，间隔越来越密集，就形成典型的白肺模式。

（三）胸膜线异常

在超声下可见胸膜线随呼吸运动而运动。胸膜线粗糙、增厚（> 0.5 mm）或不规则为异常。肺间质综合征常常累及胸膜线，导致胸膜线增粗、增厚，达 5 mm 及以上（图 5.1.4）。

（四）肺实变和胸腔积液

肺间质综合征常常合并肺实变和胸腔积液（图 5.1.5）。肺实变时，液体和细胞成分大量增加，导致肺泡气体显著减少或完全消失。此时软组织与肺泡内容物声阻抗接近时，超声易于传播并产生肺部显像，表现为低回声或类组织样回声。

三、超声检查在肺间质综合征中的应用价值

（一）判断肺间质综合征的严重程度及其鉴别

B 线源于增厚、水肿的小叶间隔。研究表明，B 线是肺间质综合征的超声征象，以 CT 结果作为标准，其诊断肺间质综合征的敏感性和特异性达 93%，并且与 CT 检查结果相关性良好。两肋间存在 3~4 条 B 线称为间隔火箭征，与 CT 上的 Kerley B 线一致；B 线增加 2 倍或以上，称为磨玻璃火箭征，与 CT 上毛玻璃病变区域一致；用心脏探头检查肺野呈白屏样征象，表明 B 线高达 10 条以上，与白肺相关。与 X 线胸片对比，超声对肺间质综合征的检出率较敏感，且早于 X 线胸片发现，宜作为一线检测手段。虽然火箭征不能鉴别心源性肺水肿、急性呼吸窘迫综合征和肺纤维化，但对于危重和呼吸困难的患者来说，这一简单的床旁技术能达到快速诊断的目的。在急性呼吸衰竭的最初 2 h，

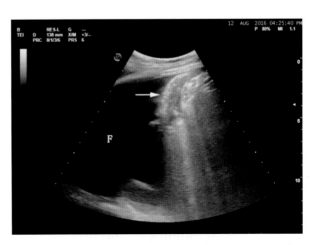

5.1.4　胸膜线增厚。肺间质综合征患者，胸膜线增厚，厚度达 9.3mm（箭头）

5.1.5　肺间质综合征。肺间质综合征患者，合并右侧肺实变（箭头）和右侧胸腔积液（F）

简化肺超声方案的应用比常用 X 线检查方法更为准确，表现出更好的诊断效率，对 90.5% 的患者可作出及时、准确的诊断。对急性呼吸衰竭患者，火箭征有助于鉴别心源性和呼吸源性病变，因为慢性阻塞性肺疾病（chronic obstructive pulmonary diseases，COPD）恶化、肺栓塞、肺炎和气胸表现为非间质性病变的声像图。D. Lichtenstein 等[1] 对 66 例连续呼吸困难的患者（40 例肺水肿、26 例 COPD）和 80 例无呼吸道疾病的患者进行肺超声检查，观察双侧前胸多发、弥漫性火箭征，在 100% 的肺间质水肿患者可见火箭征。火箭征有助于鉴别肺水肿和 COPD。此外，B 线的间隔和部位有利于对病因及病变程度的判断，如间隔 7 mm，提示小叶间隔增厚，存在间质水肿或纤维化；而间隔在 3 mm 或以下则提示肺泡水肿。双侧弥漫性 B 线改变提示心源性水肿、ARDS、弥漫性肺炎和肺泡蛋白沉着症或肺间质纤维化等；局灶性 B 线改变提示肺炎、肺挫伤或肺不张等。

（二）评价是否合并肺实变

只有当肺实变抵达胸膜时，才能被超声显示，表现为低回声区或组织样结构，这与周围通气的肺不同。虽然早期肺炎局限，常常不靠近胸膜，但在有临床症状的大部分患者其病灶常在某一点与胸膜接触，可被超声检测。98% 危重患者的肺炎与胸膜接触并可显示肺实变。通过超声观察病变形态、边缘、分布、血供、支气管气相和液相来鉴别不同类型的肺实变（如肺炎、肺栓塞、挫伤和肺不张）。在肺炎危重患者，复查肺声像图变化来评价肺再通气过程，从实变的肺泡型到间质型，通过用 B 线密度和数目减少来判断肺通气功能的改善。

（三）评估肺血管外肺水肿的严重程度

肺淤血是急性心力衰竭患者中很常见的表现，也是急性心力衰竭的晚期表现。对于临床来说，在出现明显的临床症状之前对肺淤血的监测和治疗能明显降低住院率，减缓心力衰竭的进展。研究数据显示，B 线与心力衰竭时心脏相关肽水平和肺动脉楔压相关[10-11]。

对 ICU 重症患者血管外肺水肿的评估对临床治疗有着极其重要的指导价值。

急性心力衰竭、急性肺损伤（acute lung injury，ALI）及 ARDS 患者均存在肺水肿。通过脉搏指示连续心排量监测（pulse indicator continuous cardiac output，PICCO）得到的血管外肺水指数是目前用于重症患者肺水评估和液体监测的重要监测工具。血管外肺水是指分布于血管外的液体，由细胞内液、肺泡内液和肺间质液组成。肺泡内液和肺间质液反应肺水肿的程度。EVLW 与 ARDS 的严重程度、患者机械通气天数、住 ICU 时间及死亡率明确相关。EVLW 的程度还与多器官功能衰竭的死亡率相关。因此，对 ICU 重症患者行血管外肺水的监测对于临床治疗具有重要的参考价值。综上所述，肺超声监测血管外肺水 B 线评分与 PICCO 获取的 EVLW 及氧合指数具有良好的相关性，肺超声 B 线评分可用于血管外肺水的监测及评估治疗效果。

（郑小云　吕国荣　沈浩霖）

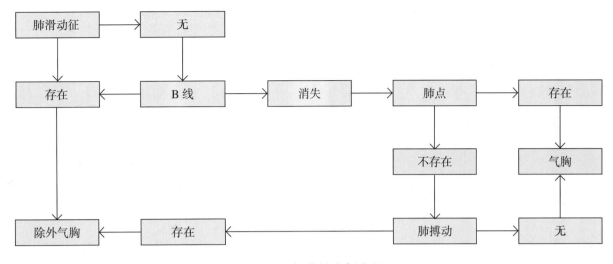

图 6.1.3　气胸的诊断流程

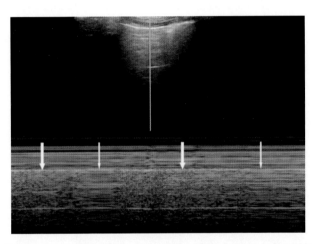

图 6.1.4　红树林变异。支气管扩张咯血患者，使用镇静药物后肺部的 M 型超声表现。粗箭头示肺滑动的"海岸沙滩征"，细箭头示呼气末暂停的"平流层征"

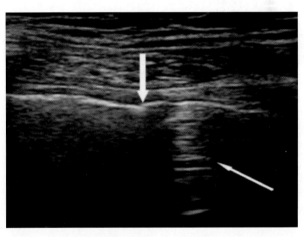

图 6.1.5　胸膜线截断性改变。气胸患者，在呼气相肺叶离开胸壁，与胸腔内的气体呈现出胸膜线的截断性改变，粗箭头示胸膜线截断性改变，细箭头示 A 线征阳性

下的 A 线要多，并且也是等间距的，称之为 A 线征。A 线征在气胸的诊断上敏感度较高。与此同时，在相同部位上 B 线消失。原因在于 B 线的产生是因肺表面的肺泡间隔液体量较正常增多，声束在该气液界面来回反射而产生密集的线状回声。胸膜下出现 B 线时，说明胸膜线仍然存在，可基本排除气胸。但在有胸腔穿刺史的气胸患者，脏、壁胸膜可出现粘连带。此时，在肺滑动消失的界面内可出现 B 线及肺搏动征[8]。对于这些特殊情况，若根据前面的

气胸诊断流程来诊断，可能会造成漏诊，所以需要结合病史及其他相关检查进一步作出诊断。

3. 肺点　气胸患者在吸气相时，患侧萎陷的肺与壁胸膜接触，出现肺滑动存在与消失的截断性改变，交界点称为"肺点"（图 6.1.8、图 6.1.9）。M 型超声显示"海岸沙滩征"与"平流层征"交替出现（图 6.1.10）。DA. Lichtenstein[9] 采用 CT 作为诊断气胸的金标准，对 ICU 重症患者进行研究时，发现床旁超声利用肺点诊断气胸的敏感性为 66%，特异

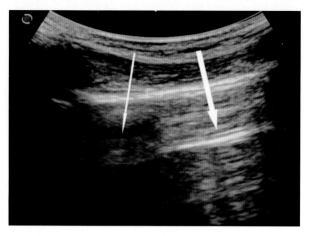

图 6.1.6　气胸 A 线消失。瘦高体型的青少年出现自发性气胸，细箭头示声束与胸膜线不垂直，A 线消失。粗箭头示声束与胸膜线垂直，A 线存在

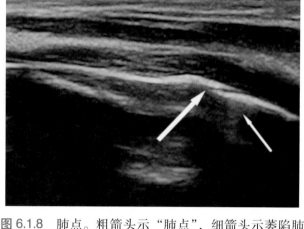

图 6.1.8　肺点。粗箭头示"肺点"，细箭头示萎陷肺叶胸膜线下的"彗星尾征"，且胸膜线呈截断性改变

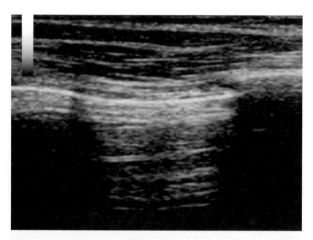

图 6.1.7　气胸。COPD 患者肺大泡破裂，出现气胸，胸膜线下可见密集的 A 线

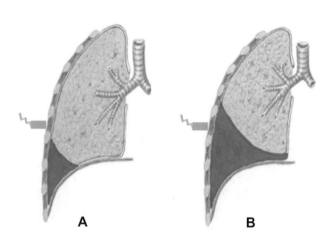

图 6.1.9　肺点形成示意图。A 为吸气相时肺叶增大，探头正对着滑动的肺叶，肺点出现在探头以下的区域内；B 为呼气相时肺叶缩小，探头正对着胸腔内的气体，肺点出现在探头以上的区域内。随着呼吸运动，可见肺点的位置随之改变

性为 100%。对于 X 线漏诊的隐匿性气胸，超声的敏感性可提高至 79%，为防止隐匿性气胸进一步进展为张力性气胸提供了很大的帮助。因此，肺点是气胸诊断的特异性指标。

　　但国外也有个案报道肺点并非为气胸所特有。一例 83 岁的 COPD 的患者存在肺大泡，但在没有合并气胸的情况下检出了肺点 [10]。这足以证明超声在肺部疾病的应用中还有很多值得探索的领域。

　　4. 肺搏动消失　在正常人，除了心脏前缘的小部分肺叶在滑动的同时可随着心脏收缩和舒张呈搏动外，其他部位的肺叶不存在搏动。发生肺叶实变时，心脏的搏动通过实变的肺叶传导，可出现实变区域的肺搏动征象。在气胸情况下，尤其是左侧气

胸，心前区萎陷的肺叶即便随着心脏跳动而搏动，但前方气体并不能传导心脏和肺叶的搏动，因而该区域肺滑动消失的同时也出现"肺搏动"消失。

（二）其他超声征象

　　1. 皮下气肿　不管是外伤，还是其他原因引起的气胸（新生儿肺气漏更是如此），患者可出现皮下气肿、纵隔气肿和心包气肿。皮下气肿在超声上表现为皮下组织出现异常的线状强回声（E 线），后方出现衰减，造成深方组织无法显示（图 6.1.11），影响了超声对胸腔的探查。

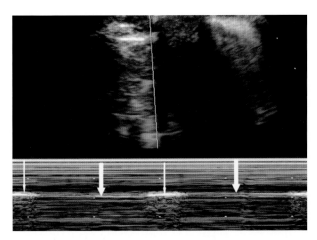

图 6.1.10　气胸 M 型超声表现。粗箭头示气体存在之处，肺滑动消失呈"平流层征"，细箭头示萎陷肺叶随呼吸运动滑动呈"海岸沙滩征"，两者交替出现

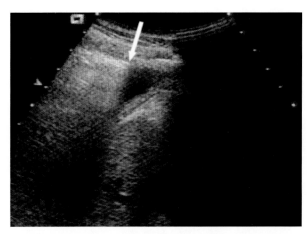

图 6.1.12　液气胸。患者因车祸致胸部外伤后，出现右侧液气胸，箭头示气体与液体的交界

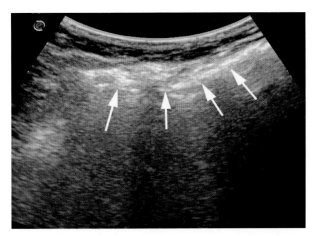

图 6.1.11　皮下气肿。左胸部刀刺伤造成左侧气胸及皮下气肿，皮下组织出现 E 线（箭头），后方出现声影，胸腔内情况无法显示

2. 液气胸　胸部外伤后可出现气胸或胸腔积液，两者同时存在时称为液气胸，属于外科急症。液气胸在超声上表现为气液分层的征象（图6.1.12）。气体积聚于逆重力方向，并且表现为肺滑动消失，A 线征阳性以及 B 线消失，在沿逆重力方向上可检出肺点，液体则积于顺重力方向的部位。

常规的肺超声检查往往关注 4 个经典的超声标志（肺滑动征、B 线、肺点和肺搏动征）的检测。在大多数情况下，这些标志的组合提供了气胸的诊断依据，但是也存在一些非经典情况，需要进一步鉴别[8]。比如在中大量气胸的危重患者，肺叶明显萎

陷，即使在吸气相时，肺叶也无法与脏胸膜接触，所以在常规的平卧位和半卧位探查时可能无法检测到肺点。此时可让患者取侧卧位，对患侧的 PLAPS 点进行扫查，每个区域至少连续观察 1 min 以上，可以最大程度地找出肺点。

DA. Lichtenstein 等[9]以 CT 作为诊断气胸的标准，对 200 例 ICU 病例进行了回顾性分析。结果显示，若以肺滑动征作为诊断依据，其敏感性为 100%，特异性为 78%；若以肺滑动征消失再加上 A 线征阳性为诊断依据，则其敏感性为 95%，特异性为 94%；若以肺滑动消失、A 线征和发现肺点为诊断依据，则其敏感性为 79%，特异性为 100%。

三、超声在气胸中的应用价值

（一）肺部超声诊断气胸的效能优于胸部 X 线平片检查

超声在诊断气胸方面独具优势，实时便捷，敏感性和特异性较高[11]。国外文献报道，超声和 X 线诊断气胸的敏感性分别为 88% 和 52%，特异性分别为 99% 和 100%[12]。超声检查优于胸部 X 线平片检查。超声可重复多次检查，无辐射，尤其适合对小儿和孕妇气胸的诊断。

很多危重气胸患者不宜搬动，超声可在床旁对急诊、外伤和重症监护患者进行快速评估。在 J. Balesa 等[13]的相关研究中，超声检查所用的平均时间不到 2 min，敏感性、特异性和准确性分别为

89%、88.5% 和 88.9%。超声检查为临床医生提供了快速、准确的信息，为挽救患者的生命争取了宝贵的时间。尤其是对机械通气的重症患者，明智的做法是利用超声来确定诊断并指导治疗。此外，肺部超声检查可作为胸腔穿刺术和插管术等介入治疗术后常规检查的手段，可排除气胸和胸腔出血。

（二）肺部超声检查可用于指导和评价气胸的治疗

肺部超声检查不仅通过肺点出现的位置来判定气胸的程度，还可以依据肺点的位置来设计胸腔引流管的放置。相关研究显示，肺部 X 线胸片阴性的患者中有 1/3 需要胸腔插管排气。肺点的位置与胸腔插管排气相关。当肺点位于前面时，8% 的病例有插管指征，而当肺点在外侧时，插管的比例为90%。肺点越靠外侧，则插管的比例就越高。胸腔引流时要在离肺点较远的位置插管，以获得更好的排气效果。研究还表明，若肺点的位置改变，越靠近前胸，则插管排气越有效。此时可用 M 型超声评价，若"海岸沙滩征"替代"平流层征"，则表明插管排气有效。

（三）肺部超声检查可用于排除其他胸部的积气和血气胸

纵隔气肿、心包腔内积气和皮下气肿是新生儿的常见并发症，超声检查可以及时地诊断。新生儿纵隔气肿多与窒息和肺炎相关。气肿量较少时，无须特殊处理即可自行吸收；大量气肿时，气体可经纵隔筋膜达颈部和胸壁，从而出现皮下气肿，甚至出现于胸腔，形成气胸。此时患者的病情往往危重，不宜搬动，无法实施 CT 检查。而超声可在床旁进行，有助于临床医生快速制订诊疗计划，如紧急抽气、闭式引流及其他相关抢救流程。

出现血气胸的外伤患者常采取被动体位，在平卧位的状态下胸部平片通常只能检查出 50ml 以上的胸腔积液，对于少量气胸则更易漏诊，CT 的检出率高，但费用昂贵，且占用较长的检查时间。超声实时便捷，可检出 20ml 左右的胸腔积液及胸腔内少量气体，对病情的判断精准、快速，从而为临床采取急救措施争取了一定的时间。

（四）适度使用 M 型超声评价气胸

M 型超声的过度使用会使气胸的诊断变得复杂化。M 型超声一般应用于以下几种情况：①记录肺滑动，用于病例资料的存储。②用于某些肺滑动不典型情况的记录，如红树林变异，呼吸困难患者出现间断性肺滑动。③用于寻找肺点和评价气胸引流的效果。

（赖丽玲　吕国荣　杨舒萍）

参考文献

[1] Nagarsheth K, Kurek S. Ultrasound detection of pneumothorax compared with chest X-ray and computed tomography scan. The Amer Surg, 2011, 77(4): 480-484.

[2] Ball CG, Kirkpatrick AW, Feliciano DV. The occult pneumothorax: what have we learned?. Canad J Surg, 2009, 52(5): 173-179.

[3] Rowan KR, Kirkpatrick AW, Liu D, et al. Traumatic pneumothorax detection with thoracic US: correlation with chest radiography and CT-initial experience. Radiolo, 2002, 225(1): 210-214.

[4] Lichtenstein DA, Mezière G, Lascols N, et al. Ultrasound diagnosis of occult pneumothorax. Criticl Care Med, 2005, 33(6): 1231-1238.

[5] Knudtson JL, Dort JM, Helmer SD, et al. Surgeon-performed ultrasound for pneumothorax in the trauma suite. J Trau Acute Care Surg, 2004, 56(3): 527-530.

[6] Lichtenstein DA. Whole body ultrasonography in the critically ill. New York: Springer Science & Business Media, 2010.

[7] 赵醴，王莹. 床旁超声对肺部疾病的诊断和评估价值. 中国小儿急救医学, 2015, 22(6): 375-378, 382.

[8] Volpicelli G, Boero E, Stefanone V. Unusual new signs of pneumothorax at lung ultrasound. Crit Ultrasound J, 2013, 19(1): 10-14.

[9] Lichtenstein DA. Ultrasound examination of the lungs in the intensive care unit. Pediatr Crit Crae Med, 2009, 10(6): 693-698.

[10] Aziz SG, Patel BB, Ie SR, et al. The lung point sign, not pathognomonic of a pneumothorax. Ultrasound Quarterly, 2016, 32(3): 277-279.

[11] Alrajhi K, Woo MY, Vaillancourt C. Test characteristics of ultrasonography for the detection of pneumothorax: a systematic review and meta-analysis. Chest Journal, 2012, 141(3): 703-708.

[12] Ding W, Shen Y, Yang J, et al. Diagnosis of pneumothorax by radiography and ultrasonography: a meta-analysis. Chest Journal, 2011, 140(4): 859-866.

[13] Balesa J, Rathi V, Kumar S. Chest sonography in the diagnosis of pneumothorax. Indian J Chest Dis Allied Sci, 2015, 57(1): 7-11.

第七章

肺部占位性病变的超声诊断

肺部占位性病变包括囊性占位性病变和实性占位性病变两大类。囊性病变主要有支气管囊肿、肺脓肿和肺包虫囊肿等；实性病变主要有肺癌、肺结核球、肺炎性假瘤和肺转移瘤等。

第一节　支气管囊肿

一、概述

支气管囊肿是少见的呼吸系统先天性疾病，亦称先天性支气管囊肿或支气管源性囊肿，是一种胚胎时期气管、支气管树或肺芽发育异常所致的先天性支气管囊性变，常表现为肺内占位或纵隔占位。支气管囊肿是由原始前肠腹侧异常发育而来的，在胚胎呼吸系统发育活跃时期（大多数发生在26~40天），支气管树在出芽分支过程中异常出芽，形成孤立、密闭的盲袋，并由支气管特有的腺体分泌液体逐渐充满，最终发育形成囊肿。囊肿内壁可光滑或有网状小梁，含黏液，囊肿的大小取决于囊内容物的多少。若囊肿与支气管不通，称为闭合囊肿或液性囊肿；若囊肿与支气管交通，则会引起囊肿感染。同时，通道状态也决定了囊肿的状态。若通道较小，囊内容物部分经支气管排出，气体进入囊腔，呈现气液平面，形成厚壁的含气囊肿，囊内容物可为脓性或血性；若通道较大，内容物排净，囊肿完全充气，则形成气性囊肿；若通道呈活瓣状，可能形成张力性囊肿。纵隔内的囊肿常见有一蒂样条索与气管和支气管相连[1]。

二、超声表现

（一）基础超声征象

支气管囊肿可单发或多发，超声表现为一大小不等的圆形或类圆形的囊性无回声区，边界清晰、边缘光滑，可有完整、薄壁的包膜回声，其后方回声增强。位于深部、较小的囊肿常因肺气干扰而难以探测到。囊肿不合并感染或出血时，其内呈无回声，透声好，一般回声均匀；如有出血或感染，无回声腔内回声不均匀，可见斑点状或絮状低回声，用探头加压时可有轻微移动。部分囊肿内部呈筛网样分隔，厚薄不均匀。彩色多普勒血流成像显示囊内多无血流信号，个别可在囊壁上显示短线状静脉血流[2]。

（二）超声造影表现

肺部病变的超声造影表现：注射造影剂后＜6 s增强为"肺动脉期"，7~20 s增强为"支气管动脉期"。增强模式根据造影剂的分布情况，分为均匀和不均匀；根据造影剂增强程度可分为高增强、低增强和无增强。支气管囊肿超声造影时囊腔内无造影剂灌注，造影表现为无增强[3]。

三、超声在支气管囊肿中的临床应用价值

超声诊断支气管囊肿常因气体干扰而显示不清，使其敏感性较低，但其诊断特异性很高。临床上诊断不清的支气管囊肿可在超声引导下穿刺抽吸囊液行细胞学检查。对临床诊断提示为支气管囊肿的病例，可在超声引导下行囊液抽吸并用生理盐水稀释治疗。

第二节　肺脓肿

一、概述

肺脓肿是由化脓性细菌导致的肺实质炎性病变，继而坏死、液化而成。肺脓肿可以单发，亦可多发，右侧多见，好发于上叶后段及下叶背段[1]。

二、超声表现

（一）基础超声征象

肺脓肿若紧贴于胸膜或纵隔，可被超声探查。脓肿壁与胸壁间的肺组织因有炎性浸润而致水肿、充血和炎性渗出时，超声检查可以观察其大小、形态、与周边的关系、后方回声及其内部回声。肺脓肿内部一般呈圆形、椭圆形或不规则形的无回声或低回声，脓肿周边可呈低回声。脓肿完全液化时，脓肿壁的回声较高；如脓肿内坏死物部分被咳出，并有气体进入脓腔时，在声像图上可见脓肿病变区出现液平线。液平线上方为气体反射所致的强回声，其后可伴有彗星尾征。液平线下方为坏死液化的低弱回声[4]。

（二）超声造影表现

肺脓肿的超声造影可表现为造影剂自脓肿壁向内部增强。动脉期病灶的外周呈环状增强，内部未完全液化时可见内部片状或条状强化灌注，病灶内部液化的脓腔始终未灌注[5]（图 7.2.1）。60%的病灶可见支气管气像（表现为肺内小支气管呈弥漫散在分布的不连续小等号状、星状或线状强回声），

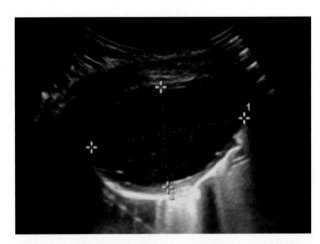

图 7.2.1　肺脓肿的超声表现。右肺中部不均质低回声病变。病理证实为肺脓肿

70%的病灶呈高增强，30%的病灶呈低增强[6]。

三、超声在肺脓肿中的临床应用价值

超声诊断肺脓肿无特异性，常需结合临床和CT 等影像学检查综合分析，才能得出正确的诊断。临床上诊断不清的肺脓肿可在超声引导下穿刺抽吸液体行细胞学检查，或在实性病灶区切割活检行组织学检查以明确诊断。对临床诊断提示为肺脓肿的病例，可在超声引导下行脓液抽吸和生理盐水稀释后再注入抗生素治疗[7]。

第三节　肺包虫囊肿

一、概述

包虫病是由细粒棘球绦虫幼虫感染人体引起的疾病，肺部受累时称为肺包虫病。包虫病是一种人畜共患疾病，主要流行于畜牧地区。肺包虫病占所有包虫病的 20%～30%。肺包虫病的包虫囊肿多位于肺底，与肺血管和淋巴管的分布一致，75%～90% 为单发囊肿[1]。

二、超声表现

（一）基础超声征象

肺包虫囊肿位于肺的中心时不易探及，如位于肺表面及靠近胸壁且体积较大，则可探测到无回声区，与肝包虫囊肿的特征基本相同（图7.3.1），并可见包虫囊肿随深呼吸伸缩变形，即包虫囊肿呼吸征。肺包虫囊肿的超声表现根据疾病的发展过程和不同阶段的病理变化可分为以下六型（图 7.3.2）。

1.单发囊肿型　此型多见，表现为圆形或类圆形的单个无回声区，前后壁显示较清楚，侧壁因肺内气体影响显示不清晰。典型病灶为圆形囊肿壁呈"双壁征"，囊内显示细小光点回声堆积于囊底（图7.3.1A），活动后在囊内漂浮呈"落雪征"。不典型病灶囊壁的双层结构不明显，囊内无细点状回声。

2.多发囊肿型　在肺内可探及两个及以上孤立

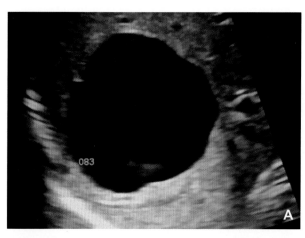

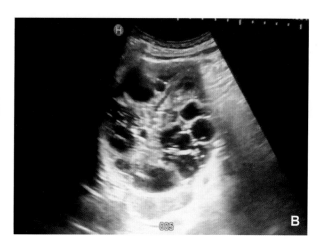

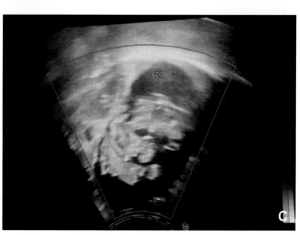

图 7.3.1　肝包虫囊肿的超声表现。A.单发囊肿型，肝内单发圆形无回声区，囊内显示细小光点回声堆积于囊底；B.子囊孙囊型，母囊内可探及大小不一、数目不等的小囊肿，呈"囊中囊"征；C.囊肿实变型，肝内无回声区囊壁增厚，其内可探及强回声

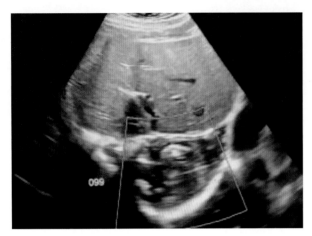

图 7.3.2　肺包虫囊肿的超声表现。膈上无回声区，囊壁增厚，囊内为不均匀杂乱密集的强回声，属囊肿实变型

的圆形无回声，各个囊肿的大小、囊壁结构和囊内回声不尽相同。

3.子囊孙囊型　表现为母囊内有大小不一、数目不等的小囊肿，形成包虫特有的"囊中囊"征象（图 7.3.1B）。小囊内壁光滑，内部为无回声。子囊孙囊过多时呈众多圆形或由多条带状分隔形成形状各异、数目不等的"蜂窝状"回声改变，声像图表现为：①花瓣样多房囊肿，由多个带状分隔而成。②车轮状多房囊肿，子囊较规律地分布于母囊周边。③蜂窝状多房囊肿，由多个带状分隔成形态各异的蜂窝状结构。

4.内囊分离型　囊肿由于受到外来原因的损害或囊内感染，使内囊壁破裂所致。①内囊壁部分分离，内外两层间隙增宽，形成明显的暗带且宽窄不一，或内囊壁内陷于囊液中，囊壁增厚、毛糙。②内囊壁完全分离破裂，囊液内有弯曲的带状高回声或不规则的带状回声漂动。

5.囊壁钙化型　囊壁增厚、粗糙，呈球状强回声或碗边样改变，呈"蛋壳"或"瓦缸边"。囊内呈不均质中低回声及无回声，亦可为点状、斑片状和点片状回声交错在一起的不规则强回声，提示囊内容物伴钙化，包虫多已死亡。

6.囊肿实变型　包虫退化、衰亡、坏死机化，囊肿仍呈圆形，但边界不清、囊壁增厚、厚薄不均，囊液呈糊状或干酪样，超声表现为不均匀杂乱密集的强回声（图 7.3.1C）[1]。

（二）超声造影表现

肺包虫囊肿的超声造影表现为无增强。

三、超声在肺包虫囊肿中的临床应用价值

超声诊断肺包虫病的报道不多，临床应用价值有限。临床上如怀疑为肺包虫囊肿，一般不主张行超声介入诊断或治疗。

第四节　肺结核球

一、概述

肺结核球亦称肺结核瘤，可由肺部干酪样渗出性病变逐渐吸收好转、局限化和纤维包膜而逐渐形成，也可由干酪厚壁空洞阻塞愈合而成。因肺结核球含有大量的干酪样病灶，又有纤维包膜，因而X线胸片上常呈现境界清晰、密度较高的球形阴影，其内可有钙化和小溶解区，周围可有卫星灶及胸膜粘连。本病以老年人多见，好发于上叶尖后段及下

叶背段[4]。

二、超声表现

（一）基础超声征象

肺结核球的声像图可表现为椭圆形或楔形的不均质低回声，内部或周边见钙化强回声伴声影[8]（图7.4.1）。

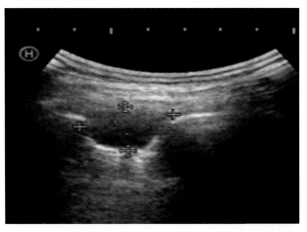

图 7.4.1　肺结核球超声表现。右下肺不均质中低回声病变，周边可探及强回声，伴声影。病理证实为肺结核球

模式可以反映结核瘤的不同病理变化。肺结核瘤多由浸润性肺结核发展而来。病变的早期为炎性渗出所致的肺局部实变，无明显坏死，声像图类似肺炎，病变形态多与肺叶段结构一致，表现为楔形，造影剂增强均匀。此期肺动脉血管多无破坏，超声造影可显示血管征。随着病程的延长，坏死、增生和吸收交错进行，病灶可表现为斑片状坏死或中心区融合状坏死，超声造影表现为不均匀增强或环状增强。因此，超声造影病灶均匀、不均匀和环形增强可能是肺结核瘤形成的不同阶段的造影表现。其中环状增强是肺结核瘤超声造影的特征，对于肺结核瘤的鉴别诊断有意义，但尚需大样本资料来与肺癌对比研究[11]。

（二）超声造影表现

肺结核球的病灶主要是由支气管动脉供血，其超声造影的到达时间均在 6 s 以后。

曹氏等[9]报道了 21 例肺结核瘤超声造影的表现，增强参数（始增时间、达峰时间及峰值强度）各病例差异较大，且呈非正态分布，始增时间范围为 5~27 s，与其他学者报道的炎性病变及肺癌重叠较多。同样，达峰时间及峰值强度参数值分布也较宽。因此，认为肺结核瘤的超声造影时间及强度参数对诊断帮助不大。Cao 等[10]报道超声造影的增强

三、超声在肺结核球中的临床应用价值

对于肺结核球，超声检查并非首选，临床应用价值有限。超声引导下经皮肺周围病变穿刺活检术以其操作简便、取材成功率高及并发症发生率低等优势越来越得到临床的重视[12]。对临床诊断不清的肺结核瘤可在超声引导下在实性病灶区活检行组织学检查以明确诊断。活检时可先通过超声造影显示病变的高增强区及无增强区（坏死、液化区）。在造影增强区可取得较满意的病理标本。合理选用针具，并根据实际情况来调整取材的部位及长度，能最大限度地降低操作风险[13-15]。

第五节　肺　癌

一、概述

肺癌为原发于支气管和肺的肿瘤，绝大多数起源于各级支气管黏膜上皮。源于支气管腺体或肺泡上皮细胞者较少，因而肺癌实质为支气管源性癌。肺癌是近年来我国许多大城市发病率占第一位的恶性肿瘤。肺癌按解剖学部位分类可分为中央型肺癌及周围型肺癌。超声检查能发现的肺癌多为周围型肺癌[4]。肺癌自支气管上皮发生后，可向管内呈浸润性生长，亦可向管腔内生长，呈息肉样或菜花状，同时亦可向周围肺组织侵犯而形成局部肿块。

二、超声表现

（一）基础超声征象

超声对发生于肺段或肺段以下支气管的贴近胸膜的周围型肺癌，或在胸膜与癌组织间的肺组织内有充血、水肿和渗出时方可显示。声像图表现为

在胸壁和胸膜后方与肺组织强回声间呈形态不规则或分叶状轮廓的病灶，边界欠清，其内缘常呈虫蚀样或伪足样。肿块内部回声分为两类：①低回声型。肿块内回声为低至极低回声，分布均匀，此为大多数体积较小的肺癌的超声表现（图7.5.1）。②混合性回声。当肿块生长较快、体积较大时，肺癌肿块内部常因出血、坏死液化而形成薄壁空洞。此时，可在低回声肿块内探及形态不规则的无回声区。在无回声内可见水平分隔线，水平线以上呈强回声的气体回声，水平线以下则呈分层分布的弱或低回声，可随体位改变或快速呼吸而产生漂浮现象。肺门淋巴结较大者，亦可于肺门行超声扫查发现。常表现为分布较均匀的低回声，多个淋巴结融合可呈分叶状[1]。有研究表明，小的肺原发性肿瘤内回声一般以低回声多见，肿瘤直径大于5.0 cm时，其内可见点状或平行双线状强回声[16]。

（二）超声造影表现

肺癌的血供主要来源于支气管动脉，偶有肺动脉参与供血[17]。原发性肺癌开始增强时主要表现为条带状增强，其增强的时间 - 强度曲线呈快升慢降型（图7.5.2），开始增强时间多大于6 s，提示其在"肺动脉期"无灌注，表现为无增强，但在"支气管动脉期"稀疏或明显灌注呈现增强状态，此为肺癌与其他良性肺部肿块的主要鉴别点之一[18]。M. Sperandeo等[19]报道了78例经病理证实的肺癌，超声造影开始增强时间为15.0~45.0 s，大多数为25.0~32.5 s，均位于支气管动脉期，晚于正常肺组织开始增强时间。这与原发性肺癌的肿瘤血管通透性增加、血管壁破坏以及阻塞有关。肿瘤增强程度由肿瘤内造影剂滞留量及其内部血管丰富程度决定。原发性肺癌的血管内皮生长因子表达水平较高，肿瘤血管丰富，导致其微血管密度值升高，并且原发性肺癌的供血动脉明显迂曲扩张，瘤体引流淋巴管缺如。注入造影剂后，造影剂在瘤体内滞留增多而排出很少，因此，原发性肺癌的增强程度要高于肺部其他肿瘤[20]。

（三）介入性超声

对于临床诊断不清的肺癌，可于超声引导下在实性病灶区活检行组织学检查以明确诊断。有研究显示，常规超声引导下肺周围病变穿刺活检取材的成功率可达85.7%。当肿块较大时，肿块内部坏死明显增加，取材的满意度明显下降，可能与常规超声和彩色多普勒超声无法较好地区分病灶内活性区或坏死区有关。超声造影可较好地显示病灶内血供，区分活性区与坏死区，弥补了常规超声的不足，可引导穿刺针于血供丰富区取材以获得满意的样本[21]。在造影增强区，尤其是高增强区穿刺取材，可取得较满意的病理标本[22]。有学者对59例肺周围型肺

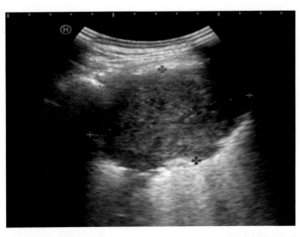

图7.5.1　肺腺癌的超声表现。图示右下胸腔低回声病变，呈类圆形，边界清晰、规整，内部回声均匀，病理检查证实为肺腺癌

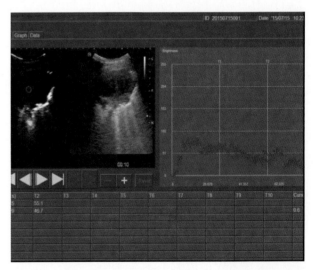

图7.5.2　肺腺癌的超声造影表现。右侧胸腔下部病灶快速高增强，呈不均匀增强，造影剂退出缓慢，其增强的时间 - 强度曲线呈快升慢降型。此例开始增强时间为8 s，提示病灶是由支气管动脉供血

癌患者随机分组。研究结果显示超声造影引导下穿刺活检取材的成功率可达 100%，诊断准确率高达 96.9%[23-25]。多中心研究表明，超声造影引导下肺部周围型肺癌穿刺活检能显著地提高标本的取材成功率及诊断准确率，减少穿刺次数，降低并发症，具有重要的临床应用价值[26-33]。

超声内镜引导下的经支气管针吸活检（endobroncheal ultrasonography-transbronchial needle aspiration，EBUS-TBNA）是目前诊断肺癌侵入性最好的方法。EBUS-TBNA 可使纵隔或肺门肿块诊断敏感性提高至 88%~93%，并且对获得的样本可提供肿瘤的病理分化类型诊断及基因分型。对临床上诊断不清或怀疑肺癌的病例，通过 EBUS-TBNA 可获得明确的诊断，并可减少费用，减轻患者的负担，同时采取有针对性的靶向治疗[26-33]。

三、超声在肺癌中的临床应用价值

超声检查对肺部疾病的诊断价值主要体现在对外周疾病的引导穿刺活检上。利用介入性超声可对肺部疾病早期准确地诊断。由于肺组织的解剖位置及超声波对气体全反射的特性，超声造影对中心型肺病变的诊断意义不大。然而，随着超声仪器和超声技术的进一步发展，超声造影剂的不断改进，超声造影技术在肺部疾病中的应用将展现出更广阔的前景[34]。

第六节　肺炎性假瘤

肺炎性假瘤是一种由某些非特异性炎症所致的肺内肿瘤样病变，并非真的肿瘤。

一、概述

本病的病因是各种非特异性慢性肺部炎症形成的机化性改变，并局限化而形成瘤样肿块。常为单个病灶，多呈圆形或椭圆形，直径约 3 cm。肿块呈中等硬度，可有包膜，与周围正常组织分界清晰。可发生于任何肺叶，多位于外周，常累及胸膜。少数肺炎性假瘤可以发生癌变[4]。

肺炎性假瘤患者的发病年龄多数在 50 岁以下，女性多于男性。1/3 的患者无明显的临床症状，仅偶然在 X 线检查时发现；2/3 的患者有慢性支气管炎、肺炎及肺化脓症的病史以及相应临床症状，如咳嗽、咳痰和低热，部分患者还有胸痛和血痰，甚至咯血，但咯血量一般较少。

肺炎性假瘤的诊断存在一定的困难，患者的临床症状较难与慢性支气管炎及肺部恶性肿瘤相鉴别。胸部 X 线检查为圆形或椭圆形、边缘光滑、锐利的结节影，有些边缘模糊，似有毛刺或呈分叶状，与肺癌很难鉴别[1]。

二、超声表现

（一）基础超声征象

肺炎性假瘤多表现为边界清楚、包膜完整的混合回声病灶，内可探及不规则的小无回声区[35]。按炎性假瘤后方回声表现将其分为三型：Ⅰ型，边缘不规则或毛糙的低回声（少数等回声），少数见局限性或灶状无回声区，后方回声增强，有"肿块后方强回声征"及"光束征"，此型多见；Ⅱ型，为边缘毛糙或光整的低回声区，少数有"肿块后方强回声征"；Ⅲ型，为边缘毛糙或光整的低回声区，内部回声不均匀，后方回声无明显改变。彩色多普勒可显示肿块内部血流较丰富，分布较规律，频谱与正常肺动脉的分支相同，多为高阻型超声频谱表现[36]。

（二）超声造影表现

多数研究认为，二维超声、彩色多普勒超声及声学造影增强方式在周围型肺部病变的良恶性诊断中无明显特征性，而在造影始增时间上，良恶性病变存在显著的统计学差异。肺的炎症病变主要是肺动脉供血，其增强开始于肺动脉期，一般 < 10 s，

而炎性假瘤的始增时间＞15 s，可能与病变部位及萎缩的肺组织供血肺动脉分支减少或闭塞有关，因异常的肺动脉分支血管阻力增加或通过支气管动脉供血造成造影剂到达病灶的时间延长[21]。

三、超声在肺炎性假瘤中的临床应用价值

对临床诊断不清的肺炎性假瘤，可在超声引导下在实性病灶区活检切割组织行组织学检查以明确诊断。在超声造影显示病变的高增强区穿刺取材可取得较满意的病理标本[21]。在超声引导下应用自动活组织学活检技术对病灶穿刺行组织学检查，根据肿物大小取材 3~5 针，组织学诊断成功率高达 90% 以上。

第七节　肺转移瘤

肺转移瘤是任何部位的恶性肿瘤经血液循环、淋巴系统或直接浸润转移至肺部的肿瘤，是恶性肿瘤的晚期表现[4]。肺由于接受双重血供，血液及淋巴极其丰富，是恶性肿瘤好转移的脏器。转移癌好发于肺基底部，尤其是肺周[37]。

一、概述

以影像学表现为基础，判断肺内单发结节的性质，还应考虑原发肿瘤的来源。若原发肿瘤为头颈部癌肿、膀胱癌、乳腺癌、子宫颈癌、胆管癌、食管癌、卵巢癌、前列腺癌和胃癌，肺内出现的单发病灶为原发性支气管肺癌的可能性大（原发性支气管肺癌∶肺转移癌约为 3∶1）；若原发肿瘤为唾液腺癌、肾上腺癌、结肠癌、腮腺癌、肾细胞癌、甲状腺癌、胸腺癌和子宫内膜癌，肺内出现单发病灶时，其性质为肺转移癌与原发性支气管肺癌的可能性各为 50%；若原发肿瘤为恶性黑色素瘤、肉瘤及睾丸癌时，则肺内病灶为肺转移癌的可能性大。

二、超声表现

（一）基础超声征象

1.肺周转移癌多数（83.9%）呈类圆形，边缘清晰、规整，为均匀低回声或近似无回声（70% 以上），部分肺腺癌、鳞癌转移瘤病灶及来源于消化道肿瘤的转移灶可呈低而不均匀回声。

2.发生于胸膜或胸膜下小叶间隔内的转移灶，其形态不受肺气体的影响，可充分显示；来源于肺癌的转移灶多沿肺淋巴管生长，而位于支气管周围、小叶中心间质、小叶间隔或肺胸膜下区域内的病灶显示形状不规则，边界不清晰，多见于肺癌来源的肺周转移。

3.转移癌的特异性表现为病灶后方回声增强，其中接近 90% 显示有"彗星尾征"，是由均匀的转移灶与周围肺气体之间显著的声阻差产生多次反射而形成（图 7.7.1）。肿瘤细胞生长，充满于毛细血管和淋巴管，可使小叶间隔增厚呈结节状[37]。PL. Munk 等[38] 报道在尸检证实的转移瘤中，86.4% 可见间隔结节状增厚，与原发瘤的种类无关。

4.应用高频探头以及重视肋间扫查技巧对早期发现肺周转移癌至关重要。转移癌后方"彗星尾征"的高显示率和高特异性是发现转移癌的灵敏指征。

（二）超声造影表现

转移性肺癌的超声造影表现主要为点状增强，其增强的时间 - 强度曲线呈慢升慢降型，表现为开始增强时间较原发性肺癌迟，到达峰值的时间较晚，原因与转移性肺癌是以血管内外栓子形成为特征有关。

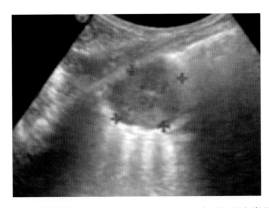

图 7.7.1　肺转移瘤的超声表现。图示右肺下叶类圆形低回声病灶，边缘清晰规整，后方回声增强，伴"彗星尾征"。病理证实为肝癌肺转移

三、超声在肺转移瘤中的临床应用价值

陈敏华等[37]对 56 例肺周转移癌的超声检查声像图进行了分析，并与 CT 和 X 线检查作对比分析。研究表明，超声显示 15 例单发病灶者有 7 例经 CT 检查为多发灶，总体上 CT 显示的转移癌数目较超声多；5 例超声未能显示转移性病灶，说明超声检查尚有一定的局限性，易受肩胛骨、肋骨、胸骨和病灶与胸膜间少量肺气体以及扫查技术等的影响，故超声还不能替代 X 线和 CT。对临床可疑的胸肺转移癌及中晚期恶性肿瘤患者行充分的肋间及肺底区域的肺周超声扫查，可灵敏地检查出肺周小转移癌，其声像图典型，定性诊断率高，可作为 CT 和 X 线检查的辅助诊断手段[39]。

(陈秋月)

参考文献

[1] 周永昌，郭万学，主编．超声医学．4 版．北京：科学技术文献出版社，2003: 850-908.

[2] 向佳兵，谭石，王晓华．巨大纵隔支气管囊肿超声表现 1 例．中华超声影像学志，2004, 13(7): 552-552.

[3] Gorg C. Transcutaneous contrast-enhanced sonography of pleural-based pulmonary lesions. Eur J Radiol, 2007, 64(2): 213-221.

[4] 蔡柏蔷，李龙芸，主编．协和呼吸病学上册．2 版．北京：中国协和医科大学出版社，2012: 984-1264.

[5] Di Vece F, Tombesi P, Ermili F, et al. Contrast-enhanced ultrasound(CEUS)and CEUS-guided biopsy in the diagnosis of lung abscess in a patient with achalasia: Case report. Interv Med Appl Sci, 2013, 5(1): 31-33.

[6] 陈利民，陈蓓蕾，贺军，等．超声造影对肺外周型感染性病变的鉴别价值．中华超声影像学杂志，2012, 21(9): 824-825.

[7] Skalski JH, Kern RM, Midthun DE, et al. Pulmonary abscess as a complication of transbronchial lung cryobiopsy. J Bronchology Interv Pulmonol, 2016, 23(1): 63-66.

[8] 陈蓓蕾，黄品同，叶风，等．超声造影对周围型肺癌的鉴别诊断价值．中华超声影像学杂志，2012, 21(2): 124-127.

[9] 曹兵生，杨慧娟，邓娟，等．周围性肺结核瘤超声造影表现．中国超声医学杂志 2013, 29(11): 964-967.

[10] Cao BS, Li XL, Li N, et al. The nodular form of hepatic tuberculosis: contrast-enhanced ultrasonographic findings with pathologic correlation. J Ultrasound Med, 2010, 29(6): 881-888.

[11] 曹兵生，黎晓林，邓娟，等．周围性肺结核瘤超声造影表现及其病理基础．临床超声医学杂志，2014, 16(3): 153-155.

[12] Middleton WD, Teefey SA, Dahiya N. Ultrasound-guided chest biopsies. Ultrasound Q, 2006, 22(4): 241-252.

[13] 黄伟俊, 邱懿德, 黄婷, 等. 超声造影在经皮肺穿刺活检肺周围型病变中的临床研究. 中华肺部疾病杂志 (电子版), 2014, 7(1): 3739.

[14] 农恒荣, 梁志超. 超声引导 16G 和 18G 针穿刺肺活检的临床应用比较. 中华医学超声杂志 (电子版), 2007, 4(1): 54-56.

[15] 汪向海, 王莹. B 超引导下经皮胸膜穿刺对 60 例胸腔积液患者诊断结果的回顾性分析. 中华肺部疾病杂志 (电子版), 2012, 5(1): 57-59.

[16] 陈兴, 邓小芸, 陈寒松, 等. 超声对肺肿瘤的诊断价值. 临床超声医学杂志, 2005, 7(3): 166-168.

[17] 肖湘生, 于红, 李惠明, 等. 肺癌支气管动脉与肺动脉 CT 血管造影分析. 中华肿瘤杂志, 2006, 28: 302-305.

[18] Lueck GJ, Kim TK, Burns PN, et al. Hepatic perfusion imaging using factor analysis of contrast enhanced ultrasound. IEEE Trans Med Imaging, 2008, 27 (10):1449-1457.

[19] Sperandeo M, Sperandeo G, Varriale A, et al. Contrast-enhanced ultrasound(CEUS)for the study of peripheral lung lesions: a preliminary study. Ultrasound Med Biol, 2006, 32(10):1467-1472.

[20] 成晔, 何文, 项东英, 等. 周围型肺肿瘤超声造影表现的初步探讨. 中华超声影像学杂志, 2012, 21(11): 1004-1005.

[21] 曹兵生, 黎晓林, 邓娟, 等. 超声造影对超声引导下经皮肺穿刺活检的价值. 中华超声影像学杂志, 2011, 8(8): 669-671.

[22] 陈霰, 徐丽伟, 邢恩芳, 等. 超声造影及介入在周围型肺部病变诊断中的价值. 中国超声医学杂志, 2015, 31(12): 1080-1082.

[23] Yeow KM, Tsay PK, Cheung YC, et al. Factors affecting diagnostic analysis of 631 procedures. J Vasc Interv Radiol, 2003, 14(5): 581-588.

[24] Cao BS, Wu JH, Li XL, et al. Sonographically guided transthoracic biopsy of peripheral lung and mediastinal lesions:role of contrast-enhanced sonography. J Ultrasound Med, 2011, 30(11): 1479-1490.

[25] 何文, 成晔, 张红霞, 等. 超声造影引导下周围型肺肿瘤经皮穿刺活检的临床应用. 中华医学超声杂志 (电子版), 2011, 8(11): 2299-2305.

[26] Navani N, Nankivell M, Lawrence DR, et al. Lung cancer diagnosis and staging with endobronchial ultrasound-guided transbronchial needle aspiration compared with conventional approaches: an open-label, pragmatic, randomized controlled trial. Lancet Respir Med, 2015, 3(4): 282-289.

[27] Um SW, Kim HK, Jung SH, et al. Endobronchial ultrasound versus mediastinoscopy for mediastinal nodal staging of non-smallcell lung cancer. J Thorac, Oncol, 2015, 10(2): 331-337.

[28] Gu P, Zhao YZ, Jiang LY, et al. Endobronchial ultrasound guided transbronchial needle aspiration for staging of lung cancer: a systematic review and meta-analysis. Eur J Cancer, 2009, 45(8): 1389-1396.

[29] Adams K, Shah PL, Edmonds L, et al. Test performance of endobronchial ultrasound and transbronchial needle aspiration biopsy for mediastinal staging in patients with lung cancer: systematic review and meta-analysis. Thorax, 2009, 64(9): 757-762.

[30] Varela-Lema L, Fernandez-Villar A, Ruano-Ravina A. Effectiveness and safety of endobronchial ultrasound-transbronchial needle aspiration: a systematic review. Eur Respir J, 2009, 33(5): 1156-1164.

[31] Nakajima T, Yasufuku K, Nakagawara A, et al. Multigene mutation analysis of metastatic lymph nodes in non-small cell lung cancer diagnosed by endobronchial ultrasound-guided transbronchial needle aspiration. Chest, 2011, 140(5): 1319-1324.

[32] Navani N, Brown JM, Nankivell M,et al. Suitability of endobronchial ultrasound-guided transbronchial needle aspiration specimens for subtyping and genotyping of non-small cell lung cancer: a multicenter study of 774 patients. Am J Respir Crit Care Med, 2012, 185(12): 1316-1322.

[33] Guo HB, Liu SJ, Guo J, et al. Rapid on-site evaluation during endobronchial ultrasound-guided transbronchial needle aspiration for the diagnosis of hilar and mediastinal

lymphadenopathy in patients with lung cancer. Cancer Letters, 2016, 371(2): 182-186.

[34] 王洲, 杨薇, 严昆. 肺部病变超声造影应用进展. 中华医学超声杂志 (电子版), 2013, 10(4): 267-268.

[35] 盖永浩 , 蔡世峰 , 吴世慧 , 等 . 高频超声诊断小儿大叶性肺炎和炎性假瘤的价值 . 中国超声医学杂志 , 2005, 21(5): 388-390.

[36] 王宏德 , 贾译清 , 施的美 . 肺炎性假瘤超声显像诊断的探讨 . 实用放射学杂志 , 1989, 5(3): 122-123.

[37] 陈敏华 , 孙秀明 , 杨薇 , 等 . 超声对肺外周及胸膜转移癌的早期诊断 . 中华超声影像学杂志 , 2002, 11(10): 596-599.

[38] Munk PL, Müller NL, Miller RR, et al. Pulmonary lymphangitic carcinomatosis: CT and pathologic findings. Radiology, 1988, 166(3):705-709.

[39] 孙秀明 , 陈敏华 . 超声对肺胸膜小彗星尾征的研究及临床意义 . 中华超声影像学杂志 , 2001, 11: 35-38.

第八章

肺部急重症超声检查程序与应用

由于病情危重，呼吸衰竭和循环衰竭等患者需要有大量的生命支持设备。通常无法将其运送至影像科进行 CT 或 MRI 检查。因此，在很长一段时间里，床旁 X 线摄片便成为对急重症患者肺部评估的主要手段。然而，床旁 X 线摄片除了占用空间较大、不方便实施外，对于部分疾病的诊断效能也不佳，包括少量气胸、少量胸腔积液和下叶肺实变。更令人担忧的缺点是其放射性对于儿童和孕妇造成的危害。由于肺部超声便捷、便宜且无放射性，因而大部分情况下优于床旁 X 线摄片，但仍无法取代 X 线片对于肺部整体评估的功能[1]。

有学者将肺部超声与 CT 检查进行了对比，结果显示肺部超声除了诊断隐性气胸的敏感性为 79% 以外，对其他常见肺部疾病的诊断敏感性及特异性均 ≥90%，诊断效能可以与 CT 媲美（表 8.1.1）[2]。

DA. Lichtenstein 等[3,4,5] 提出了床旁急诊肺部超

表 8.1.1　超声与 CT 检查结果的比较

病变	敏感性（%）	特异性（%）
胸腔积液	94	97
肺泡实变	90	98
间质综合征	93	93
完全性气胸	100	96
隐性气胸	79	100

引　自：Lichtenstein DA. Lung ultrasound in the critically ill. Ann Intensive Care, 2014, 4（1）: 1-12.

声（bedside lung ultrasound in emergency, BLUE）程序、肺超声管理补液治疗（fluid administration limited by lung sonography, FALLS）程序和急诊系列扫查评估（sequential emergency scanning assessing mechanism, SESAME）程序。熟练地掌握这三个程序，能对呼吸衰竭和循环衰竭作出准确、及时的评估，从而尽早治疗，减轻患者的痛苦，抢救患者的生命。

第一节　肺部急重症超声检查与 BLUE 程序

一、概述

呼吸衰竭是威胁患者生命的最严重情况之一，重度呼吸困难及呼吸衰竭是肺部的危急重症。主要病因包括：①呼吸道病变：支气管炎症、支气管痉挛和异物等阻塞气道。②肺组织病变：肺炎、重度肺结核、慢性阻塞性肺疾病（COPD）、弥漫性肺纤维化及成人呼吸窘迫综合征（ARDS）。③肺血管疾病：肺血管栓塞和肺梗死等。④大量胸腔积液。

⑤张力性气胸。⑥膈肌麻痹[6-8]。

急性呼吸衰竭患者除了原发病症表现外，主要有缺氧和二氧化碳潴留的表现，如呼吸困难、急促和精神神经症状等。并发肺性脑病时，还可有消化道出血。胸部 X 线及 CT 是重症肺部疾病的主要影像诊断方法[9]。临床医师可根据影像学表现、临床表现和血气分析结果进行综合分析，判断患者的病因及呼吸衰竭类型。及时诊治是减轻患者痛苦及抢救生命的关键。

重度呼吸困难及呼吸衰竭患者的病因不同，超声表现也不同。重症肺部超声是利用超声来观察不同疾病在肺部所造成的声学表现和伪像来进行鉴别诊断。临床研究已经证实，通过观察肺部超声 10 个征象，不论胸部 X 线正常或极不正常（白肺），超声都可以分辨出肺泡、间质及胸膜病变的部分[10]。

BLUE 程序对于重度呼吸困难及呼吸衰竭的诊断具有重要价值。BLUE 程序将左右胸部各分成三个区域，分别为上 BLUE 点、下 BLUE 点和 PLAPS 点（图 8.1.1），并对这三个区域所探及的几种不同征象进行研究组合。目的在于通过 BLUE 程序及时评估患者的病情，准确判断患者的病因，尽早治疗，减轻患者的痛苦。临床实践证明，BLUE 程序十分有效[3]。

二、超声表现

（一）基础超声征象

以下征象各具特点，不同的组合形成了 BLUE 程序的基础条款与拓展条款[4]。

1.肺滑动征　生理情况下，上肺的肺滑动度很弱甚至是不滑动，尤其是新生儿。而下肺的肺滑动征则较为明显。病理情况下，肺滑动的程度、节律及频率有所改变，甚至消失。

2.A 线征　在正常的肺组织至少可以见到 3 条以上 A 线。病理情况下，A 线增多或消失。当 A 线增多密集，大于 3 条以上时，定义为 A 线征阳性。

3.B 线征　对正常儿童或成人进行肺部超声检查时见不到 B 线征。胎儿的肺富含液体，出生后 24 h 内尚存在少许，此时进行肺部超声检查时常可以看到少量 B 线征。出生后 24~36 h 液体逐渐减少至完全消失。当密集增多的 B 线出现在前侧胸部时，提示肺间质水肿。

4.后侧胸部肺泡和（或）胸膜综合征　进行后侧胸部超声检查（PLAPS 点）时出现破布征、实性组织征及胸腔积液等局部肺炎的征象（图 8.1.2），则称为后侧胸部肺泡和（或）胸膜综合征（poster lateral alveolar and/or pleural syndrome, PLAPS）。

5.肺点征　气胸时，脏胸膜与壁胸膜的分离处正常肺组织与病变肺组织的交界点称为肺点征（lung point sign），如图 8.1.3。于患者左侧胸部上 BLUE 点探查，可探及气胸区域与正常肺组织的交界，即为"肺点征"（箭头所示）。

6.BLUE 程序基础条款

（1）A 条款：A 条款（A profile）的定义为双侧胸部 A 线征阳性，即肺野内的 A 线明显增多，明亮密集（图 8.1.4），同时肺滑动征存在。A 条款常见于 COPD、哮喘或肺栓塞。

（2）B 条款：B 条款（B profile）的定义为弥漫性双侧前胸部肺火箭征，即 B 线增多（每个肋间在 3 条以上）（图 8.1.5），同时肺滑动征存在。

在 BLUE 协议中，只有在前侧部分的肺探及火箭征才有诊断意义。它们与肺间质综合征相关，特

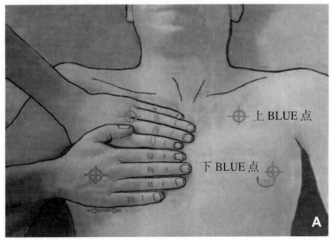
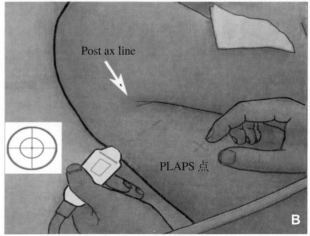

图 8.1.1　肺超声检查的区域。A. 上 BLUE 点及下 BLUE 点；B. PLAPS 点

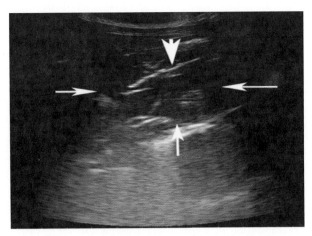

图 8.1.2　PLAPS。肺炎患者，于右侧胸部PLAPS 点探及实性组织征（长箭头）。该区域呈实性低回声，其内可探及支气管充气征（短箭头）

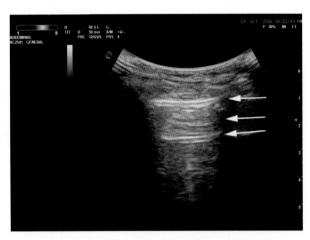

图 8.1.4　A 条款。A 线清晰、密聚

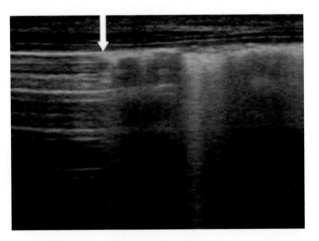

图 8.1.3　肺点征

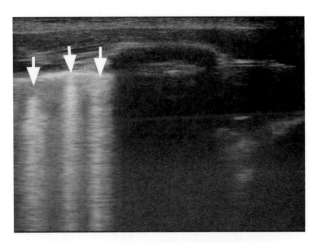

图 8.1.5　火箭征。肺野内可见多条 B 线

别是肺水肿前期的肺间质水肿。后侧肺间质含水量增加的改变有可能只是卧床太久由重力原因所产生的，没有诊断价值。

（3）C 条款：C 条款（C profile）的定义为胸膜线不规则增厚，不计范围与数目。该条款表示胸部肺实变。

（4）A/B 条款：A/B 条款（A/B profile）是指一侧胸部 A 线征阳性，另一侧 B 线征阳性。

（5）A' 条款：A' 条款（A' profile）的定义为双侧前胸部弥漫性肺 A 线征阳性伴肺滑动征消失，多见于气胸。

（6）B' 条款：B' 条款（B' profile）的定义为双侧前胸部弥漫性肺火箭征伴肺滑动征消失，多见于

肺炎。

（7）C' 条款：C' 条款（C' profile）的定义为胸膜线不规则增厚伴肺滑动征消失，不计范围与数目，同样表示胸部肺实变。

（二）BLUE 程序

1. BLUE 程序决策树　DA. Lichtenstein 等[4] 在多年的临床实践中建立起 BLUE 程序并绘制出决策树（图 8.1.6）。正确理解并应用决策树可以使重症呼吸困难的病因得到快速诊断，并达到较高的诊断准确率（图 8.1.7、图 8.1.8）。

2. BLUE 程序的检查流程　为了能在短短数分钟内达到对肺部疾病较高的诊断准确率，DA.

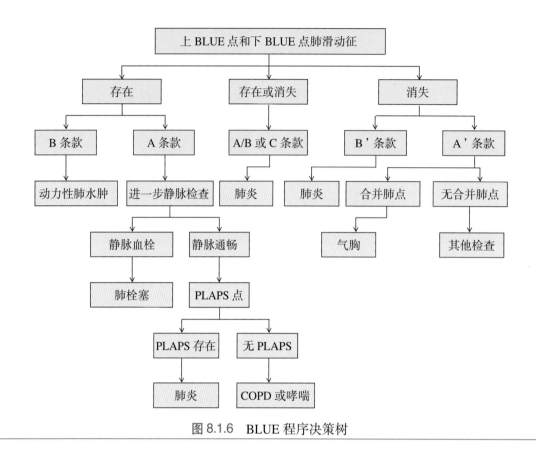

图 8.1.6　BLUE 程序决策树

图 8.1.7　新生儿肺炎。A. 在患儿左侧肺上 BLUE 点可探及火箭征(长箭头),胸膜线增粗(短箭头),肺滑动征存在,符合 C 条款；B. 在左侧肺 PLAPS 点可见胸膜线增粗(短箭头),肺滑动征存在。可探及肺实变组织征(长箭头),表示 PLAPS 存在。根据 BLUE 程序决策树进行诊断,考虑为肺炎

Lichtenstein 等强烈建议首先检查患者的前胸部,即上 BLUE 点和下 BLUE 点两区域,以判断前胸部肺滑动征是否存在。通过这一征象的检查快速判断气胸是否存在。如前胸部无滑动征,同时存在 A 线征及肺点征,则考虑气胸；如无滑动征,存在 A 线征,但无肺点征,则考虑隐性气胸；如两区域存在肺滑动征,则排除气胸。火箭征的存在提示患者存在肺

间质综合征。B′条款、A/B 或 C 条款则提示肺炎的可能。A 条款的出现是肺栓塞的线索,检查者需要寻找静脉血栓的证据。如果存在静脉血栓,则肺栓塞的诊断能得到支持。如果排除静脉血栓,应进行后侧胸部,即 PLAPS 点的检查。如果 PLAPS 存在,即患者同时存在肺滑动征、A 条款和 PLAPS,则考虑肺炎；若无 PLAPS 存在,则考虑 COPD 或哮喘。

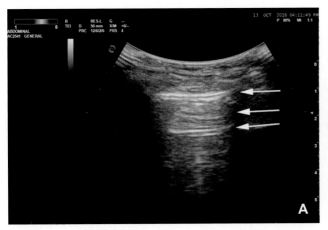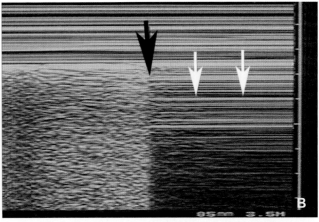

图 8.1.8 气胸。A.患者右肺下 BLUE 点肺滑动消失，胸膜线消失，A 线征阳性（白色箭头），符合 A' 条款；B. M 型超声可探及肺点征（黑色箭头）及平流层征（白色箭头）。根据 BLUE 程序决策树进行诊断，考虑为气胸

三、BLUE 程序的应用价值

（一）快速判断严重呼吸困难的病因

快速判断严重呼吸困难和急性呼吸衰竭的病因是 BLUE 程序最重要的临床应用价值。研究表明，临床上 97% 的急性呼吸衰竭是由以下六种疾病导致的，包括急性血流动力性肺水肿、COPD 加重期或急性哮喘、肺栓塞、气胸和肺炎。熟练掌握 BLUE 程序的七个基础条款和两个拓展条款并依据决策树进行一步一步地分析，就可以对这些疾病进行快速诊断，并且总体准确率高达 90.5%。各个条款诊断相应疾病的效能见表 8.1.1[2]。

（二）鉴别诊断血流动力学性肺水肿和渗透性肺水肿

血流动力学性肺水肿和渗透性肺水肿的发病机制不同，所采用的治疗方法也完全不一样，因而对其进行鉴别诊断具有重要的临床价值。血流动力学性肺水肿是由于肺内血管静水压升高，液体漏出，沿着小叶间隔流动，并可对抗重力作用，进而达到前胸壁，在超声上表现为火箭征。同时，由于漏出液是一种润滑剂，并不影响肺活动，因而肺滑动征存在。这就构成了 BLUE 程序中的 B 条款。相反，在渗透性肺水肿中渗出的液体并不能对抗重力作

表 8.1.1　BLUE 程序临床应用及其条款的诊断效能

发生呼吸衰竭的机制	BLUE 程序条款	敏感性	特异性	阳性预测值	阴性预测值
急性动力性肺水肿	B 条款	97%	95%	87%	99%
COPD 加重期或急性哮喘	Nude 条款	89%	97%	93%	95%
肺栓塞	A 条款伴静脉血栓	81%	99%	94%	98%
气胸	A' 条款伴肺点	88%	100%	100%	99%
	B' 条款	11%	100%	100%	70%
肺炎	A/B 条款	14.5%	100%	100%	71.5%
	C 条款	21.5%	99%	90%	73%
	A-V-PLAPS 条款	42%	96%	83%	78%
	B' + A/B+ C+ A-V-PLAPS 条款	89%	94%	88%	95%

引自：Lichtenstein DA. Lung ultrasound in the critically ill. Anna Intensive Care, 2014, 4(1): 1-12.

用，只能流向后侧胸部，即 PLAPS 点，因此，在前胸部的上 BLUE 点及下 BLUE 点均未能探及火箭征。此外，渗出液，尤其是炎性渗出液，常常造成胸膜粘连，导致肺滑动征的消失[12]。因此，B 条款是血流动力学性肺水肿和渗透性肺水肿的鉴别要点。

（三）减少其他不必要的检查

BLUE 诊断程序的建立保证了肺部重症超声的诊断准确率，使临床医师接受将肺纳入超声检查的一个靶器官，拓展了重症超声学科的检查范畴。同时，肺部重症超声的技术和研究进展增加了临床医师可选择的检查范围，降低了临床对其他检查的依赖，包括 CT、超声心动图和动脉血气分析等。与 CT 相比，超声检查具有以下几个优点：费用低，无放射性，信息实时性，无须搬动重症患者，无须顾虑应用碘造影剂的副作用等。重症肺超声的应用减少了患者的医疗费用，减轻了有创性检查带来的痛苦，降低了不必要的射线暴露，对于婴幼儿的肺部检查更有意义。

（杨舒萍　吕国荣）

第二节　肺部急重症超声检查与 FALLS 程序

一、概述

急性循环衰竭（acute circulatory failure，ACF）是指由于失血和细菌感染等多种原因引起的急性循环系统功能障碍，以致氧输送不能保证机体的代谢需要，从而引起细胞缺氧的病理生理状况。休克是急性循环衰竭的临床表现，常常导致多器官功能衰竭，并具有较高的病死率[14]。

各种发病机制可交叉或先后地出现在不同类型的急性循环衰竭中，只是重要程度不同。感染性休克中内皮损伤及炎症反应的作用更明显。低血容量性休克常伴有持续或强烈的神经刺激，并且凝血功能异常较感染性休克更明显。心源性休克是由于心肌收缩功能衰竭和组织血流灌注不足所引起，可伴有内皮损伤和血管舒缩功能异常。梗阻性休克多为肺动脉栓塞、心脏压塞和张力性气胸所致，引起回心血量或心排血量下降、循环灌注不足及组织缺血、缺氧等[15]。

急性循环衰竭最根本的病理生理改变是微循环功能障碍。导致微循环功能障碍的机制包括：①各种疾病（如严重感染、失血和急性心肌梗死等）触发免疫应答及失控的炎症反应，引起血管内皮损伤、毛细血管渗漏及循环容量减少，最终导致组织灌注不足和细胞缺氧。②内皮损伤引起凝血激活、微血栓形成而阻塞毛细血管及血管舒缩功能障碍，从而加重组织缺血、缺氧。③持续或强烈的刺激影响神经内分泌功能，导致反射性血管舒缩功能紊乱，加剧微循环障碍[15]。

急性循环衰竭典型的组织灌注不足的临床表现包括：意识改变，尿量减少，以及皮肤湿冷、发绀、苍白和花斑等临床表现[15]。其治疗的目的是改善微循环及组织的氧利用障碍，恢复内环境稳定。补液治疗是关键的步骤，但是否进行补液以及补液量的多少在临床上尚没有金标准可以参考。在休克治疗时，不恰当的大量补液带来的主要危害是肺水肿，而补液不足又会造成患者隐匿性低血容量，特别是应用血管活性药物后。心脏超声检查对于心源性休克的诊断及治疗指导具有重要意义。但对于其他病因所导致的休克，心脏超声难以直接、快速地反映出患者的血容量状态，因而对于补液治疗的指导作用有限[16]。

FALLS 程序对于临床急性循环衰竭的治疗具有重要的价值[4]。在临床治疗中，FALLS 程序有助于评估患者的病情，准确判断患者是否需要进行补液以及补液是否过量。临床实践证明，FALLS 程序的应用十分有效。

二、超声表现

（一）FALLS 程序条款

1. A 优势条款　A 优势条款（A predominance profile）包括以下两种情况：① A 条款（双侧胸部 A 线征阳性）（图 8.2.1）。② A/B 条款（即一侧胸部 A 线征阳性，另一侧火箭征阳性）（图 8.2.2）。

2. B 优势条款　B 优势条款（B predominance profile）指双侧胸部火箭征阳性（图 8.2.3）。

（二）FALLS 程序

1. FALLS 程序决策树　DA. Lichtenstein 等在多年的临床实践中建立起 FALLS 程序并绘制出决策树（图 8.2.4）[4]。正确理解并应用决策树可以使急性循环衰竭的病因得到快速诊断，并达到较高的诊断准确率。

2. FALLS 程序检查流程

（1）心脏超声检查：检查有无心包积液，判断是否有心包填塞；测量右心内径及观察肺动脉，判断是否有肺动脉梗死；测量左心室的收缩功能。

（2）肺部超声检查：观察双侧胸部 BLUE 点有无 A 条款和肺点征等，判断是否存在气胸。如患者无心脏压塞、肺栓塞和气胸，可排除梗阻性休克。如存在 B 条款，提示存在肺水肿，结合心脏收缩功

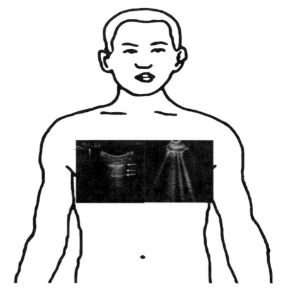

图 8.2.2　A/B 条款。右侧胸部肺超声显示以 A 线为主，左侧胸部火箭征阳性

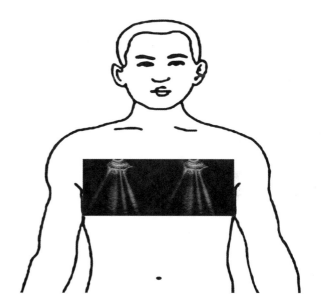

图 8.2.3　B 优势条款。双侧胸部肺超声均显示火箭征阳性

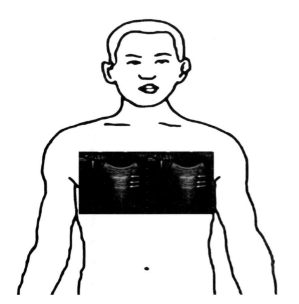

图 8.2.1　A 优势条款。双侧胸部肺超声显示均以 A 线为主

能降低考虑左心衰竭引起的心源性休克，少数为肺部感染引起的败血症；如心脏收缩性正常且不存在 B 条款，则可排除心源性休克。排除梗阻性休克和心源性休克后，应观察患者的肺部是否存在 A 线。如心脏收缩性正常，存在 A 优势条款时表示患者肺部少灌注，称为 FALLS 响应，考虑进行补液。如通过补液，患者的循环衰竭改善，考虑为低血容量

性休克；如果循环衰竭未改善，且 A 优势条款转变为 B 优势条款，则提示患者可能为分配失调性休克，考虑暂停补液并应用血管活性药物。

三、FALLS 程序的应用价值

（一）快速判断急性循环衰竭的类型

快速判断急性循环衰竭的类型是 FALLS 程序最重要的临床应用价值[4]。研究表明，临床上的急性循环衰竭主要有以下几种类型，包括梗阻性休克、心源性休克、低血容量性休克和感染性休克。熟练掌握 FALLS 程序的两个条款并依据决策树进行序贯分析，就可以对急性循环衰竭的类型进行快速判断。

（二）指导补液治疗

有研究表明，在急性循环衰竭的患者中，采用 A 优势条款预测肺动脉楔压 ≤ 18mmHg 的特异性达 93%，阳性预测值达 97%[3, 17]。出现 A 优势条款的患者称为 FALLS 响应者（FALLS-responder），应接受补液治疗。在补液治疗时，如休克好转，临床症状消失，但超声显示双侧肺仍为 A 优势条款，此时可以终止补液治疗；如果补液时休克无明显好转，肺部超声显示由 A 优势条款转为 B 优势条款，表明肺动脉楔压 > 18mmHg，称为 FALLS 终点（FALLS-endpoint），提示应停止补液治疗。B 优势条款的出现预示患者的液体负荷过重，其诊断急性肺动脉动力性水肿的敏感性和特异性分别为 97% 和 95%。

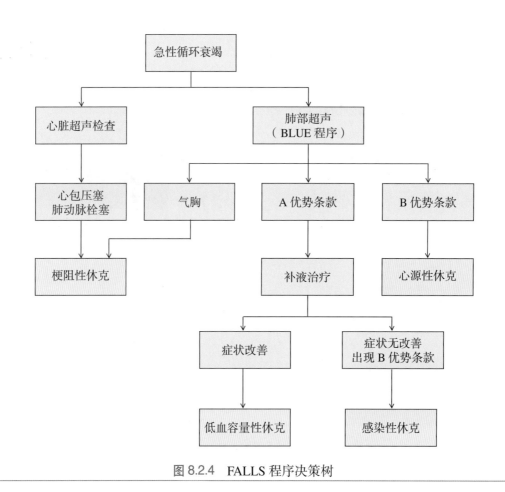

图 8.2.4　FALLS 程序决策树

（沈浩霖　吕国荣）

第三节　肺部急重症超声检查与 SESAME 步骤

一、概述

休克是机体有效循环血容量减少、组织灌注不足、细胞代谢紊乱和功能受损的病理过程。它是一个由多种病因引起的综合征。临床上根据休克发生的始动特点将其分为三大类：低血容量性休克、分配失调性休克（或者血管扩张性休克）及心源性休克。

低血容量性休克包括失血性、烧伤性和创伤性三种，常因大量出血或者体液丢失，或液体积存在第三间隙，导致有效循环量降低引起，并由此引起心室前负荷减少，每搏输出量和心输出量减少。

分配失调性休克是指血管收缩舒张功能异常的休克，包括感染性、过敏性、神经源性、中毒性、内分泌性休克及全身炎症反应引起的休克。分配失调性休克因血容量状态或者前负荷的不同，表现为两种明显不同的血流动力学特点。根据血容量状态，可分为低前负荷型和正常前负荷型。

心源性休克是心力衰竭的最严重阶段，是由于心脏具有严重的泵功能障碍，心输出量严重降低，不能满足器官和组织代谢的需要，从而发生周围循环衰竭和严重微循环功能障碍的临床综合征。心脏因素包括大面积急性心肌梗死、心肌病变、心脏手术、缺血 - 再灌注损伤和严重心律失常以及心外阻力因素如心脏压塞和张力性气胸等。美国外科医师学会（American College of Surgeons）根据梗阻部位的不同将其分为心内梗阻性因素和心外梗阻性因素。心内梗阻性因素常见于瓣膜和结构异常、左心房黏液瘤或者血栓、乳头肌功能不全或断裂和室间隔穿孔；心外梗阻因素包括大面积肺栓塞、心包压塞及缩窄性心包炎等所致的心脏泵功能障碍，其血流动力学特点与心脏本身疾病所致的休克的特点类似。

各种病因引起的休克临床表现相似，区分休克的机制和病因对于休克的纠正至关重要。应用序贯超声筛查评估不明原因休克的机制或者原　因（sequential echographic screening assessing mechanism or origin of a shock of indistinct, SESAMOOSIC, SESAME 流程）可使休克能够得到正确的诊断和处理[5]。SESAME 步骤在循环系统极不稳定的情况下实施。将 SESAME 步骤与病史采集及初始的基本化验一起作为休克患者处理中的三大基本要素，主要目标是在对患者行更为复杂的检查前就能尽早获得准确的诊断（图 8.3.1）。

二、超声表现与检查流程

（一）首先扫查 BLUE 点

如各种检查部位均出现肺滑动征，则可以排除气胸。不同的肺部超声条款组合分别与不同的疾病相关：A 条款合并 PLAPS 考虑肺炎，A 条款合并静脉血栓考虑肺栓塞，A' 条款合并肺点考虑气胸，A/B 条款考虑肺炎，B 条款考虑肺水肿，B' 条款考虑肺炎，C 条款考虑肺炎[2, 13, 17, 18]。

（二）简易急诊心脏超声检查

如存在大量心包积液提示心脏压塞，如果发现塌陷征，则更能支持诊断；如果右心扩张，提示进一步寻找静脉血栓；如果能看到心脏左室过度收

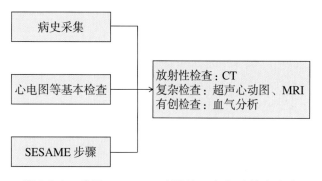

图 8.3.1　采用 SESAME 步骤处理急危重休克患者

缩，则提示需要补液治疗，如收缩减弱，提示需要强心治疗；如果伴有肺部 B 条款，提示心源性休克的可能。SESAME 步骤是在循环系统极度不稳定的情况下实施的，要求实施者扫查时间尽可能简短，做到快速、有效。选择简易急诊心脏超声更为合理，在可能的情况下显示心包腔、右心室容量以及左心室收缩。通过简单的二维心脏超声检查，结合其他部位的检查，尤其是肺部超声检查结果，综合分析后可以获得更深层次的信息。当然，全面的超声心动图检查作为第二步是必不可少的，以便获得更多的信息。需要注意的是，如果不存在观察心脏的声窗或者声窗不满意，在短暂的扫查后应立即停止心脏扫查。

（三）快速排除内出血

快速扫查腹腔、胸腔、盆腔和胃肠腔等可能存在的积液或者血凝块。

（四）深静脉扫查

行静脉扫查时如果从头到脚进行全面的检查，耗费时间多，可根据病史指引扫查部位，比如右腿疼痛或者肿胀，提示扫查从右侧股静脉开始，右侧股静脉置管同样也提示扫查从右侧股静脉开始。

（五）综合分析，进一步重点检查

如果快速扫查并不能为临床提供什么有价值的信息，则需要根据实际情况进一步扩展所观察的内容。

三、应用价值

BLUE 程序能早期诊断危重患者的肺水肿，并且不会漏诊隐匿性低血容量的患者[2, 13, 17, 18]。针对心脏、静脉和肺部超声的简化检查方法（如 FALLS 程序）可以获得直接的诊断依据，并针对血流动力学作出治疗选择[16]。SESAME 步骤对于严重休克的患者可作出休克类型的判断，指导临床医师作出更进一步的决策。实践证明，SESAME 步骤具有很高的实用价值（图 8.3.2）。

（一）心源性休克

如有持续存在的 B 条款和左心室收缩功能降低，则可以作出心源性休克的诊断。当然，简易急诊心脏超声无法检测心脏瓣膜病变、结构异常或者心肌病变，这就有待于全面的超声心动图进一步评估。需要注意的是血流动力学肺水肿和 ARDS 的鉴别。血流动力学肺水肿不会出现 B' 条款、A/B 条款和 C 条款[21]。

（二）低血容量性休克

典型的声像图是 A 优势条款、心室收缩增加和腔静脉扁平。SESAME 步骤发现身体某处存在积液，则支持诊断低血容量性休克（如有大出血、多处液体渗出或消化道内大量积液等）。

（三）梗阻性休克

常见的有心包压塞、肺栓塞和张力性气胸。发生心包压塞时可以见到心脏被大量积液包绕，实时观察可见一个或者多个心腔舒张期向内运动的异常现象（称为塌陷征），尤其是右心室塌陷征是提示心脏压塞最有用的超声征像之一，同时可以在超声定位或者实时引导下安全地进行心包穿刺引流。正常的肺超声表现、右心力衰竭征象合并深静脉血栓应高度怀疑肺栓塞。如果超声检查发现肺动脉增宽和肺动脉高压，则更支持肺栓塞的诊断，发现肺动脉内血栓即可作为诊断的直接证据。气胸表现为肺滑动征消失和肺点存在，B 线消失，A 线取而代之[17, 21]。

（四）分配失调性休克

分配失调性休克虽然首先表现为低前负荷状态，但与低血容量性休克具有明显不同的特征。低血容量性休克以血管内容量明显减少为特点，而分配失调性休克引起的循环容量减少是相对的，血管收缩和舒张异常所导致的血流分布异常是导致分配失调性休克早期低血容量状态的根本原因。单纯的容量补充能够纠正低血容量性休克，而无法纠正分配失调性休克。感染性休克是分布性休克最常见的病因。根据病程及病因，肺部表现多样，从正常、B 条款、B' 条款、C 条款、A/B 条款到 PLAPS 均可出现[18, 19, 20]。过敏性休克表现包括肺部 A 条款、左室过度收缩及静脉过度充盈等。

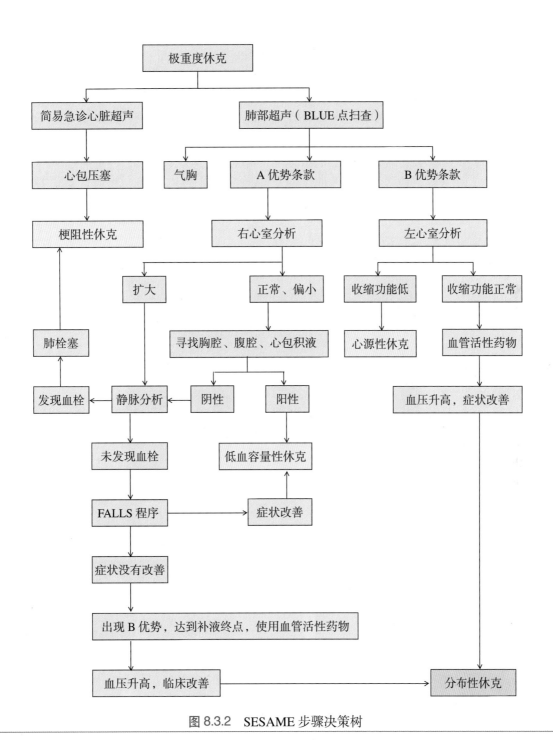

图 8.3.2　SESAME 步骤决策树

四、病例分析

SESAME 步骤临床应用效果良好，举例如下：

病例 1

患者钟某，男，52 岁，以"胸痛、气喘 8 天"为主诉入院。急诊拟"胸痛、气喘待查"收入院。既往史：无特殊。查体：体温 37.0℃，脉搏 144 次 / 分，呼吸 34 次 / 分，血压 84/52 mmHg，末梢血氧饱和度 83%。患者神志清楚，急性面容，呼吸急促，口唇发绀，呼吸音清，双下肺闻及干、湿啰音。心律齐，心音正常，各瓣膜听诊区未闻及病理性杂音。触诊腹肌软，无压痛和反跳痛，左下肢肿胀。

神经系统检查：四肢肌力及肌张力正常，病理征未引出。入院急诊床旁超声检查：肺部表现为 A 条款，左上 BLUE 区出现 A 线征（图 8.3.3），心脏超声提示右心房及右心室增大及肺动脉增宽（图 8.3.4、图 8.3.5）；血管超声提示左下肢静脉血栓形成（累及股总静脉、股浅静脉、腘静脉及大隐静脉）（图 8.3.6），综合分析考虑"肺栓塞"可能。急诊 CT 检查发现左、右肺动脉干远段，右上、中、下肺动脉及分支，以及左上、下肺动脉及分支多发栓塞（图 8.3.7）。

病例 2

患者王某，女，79 岁，以"摔伤后右髋部疼痛伴活动受限 3 h"为主诉入院。入院查体：

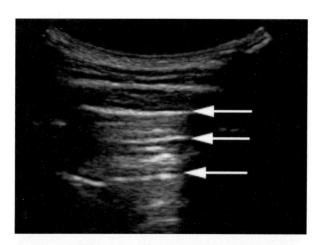

图 8.3.3　A 线征。左上 BLUE 区探及 A 线征（箭头），无明显 B 线征，为 A 优势条款

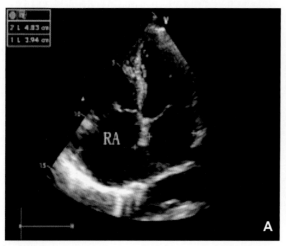

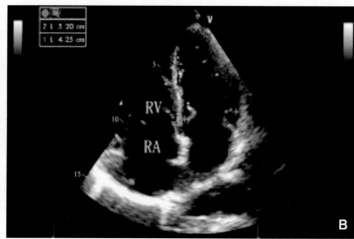

图 8.3.4　右心增大。A. 胸骨旁四腔心观，收缩期测得右心房增大；B. 胸骨旁四腔心观，舒张期测得右心室增大。RA：右心房；RV：右心室

BP 160/72mmHg。入院诊断：①右股骨颈骨折。②高血压。③2 型糖尿病，糖尿病视网膜病变。入院后第 3 天出现寒战、心慌及气短。查体：体温 38.0 ℃，脉搏 139 次 / 分，呼吸 24 次 / 分，血压 117/75 mmHg，面罩吸氧血氧在 75%~80%。双侧肺部湿啰音。心电图：窦性心动过速。凝血功能：凝血酶原时间（prothrombin time，PT）19.7 s，活化部分凝血活酶（activated partial thromboplastin time，APTT）54.4 s，PLT 41×10⁹/L。给予抗感染、补液和输血浆等治疗。入院第 14 天行右侧人工股骨头置换术。术后：麻醉未醒，给予气管插管机械通气。查体：体温 38.5℃，心率 87 次 / 分，动脉血压 217/95 mmHg。双肺大量湿啰音及哮鸣音，心律齐，

双下肢肿胀。血气：pH 7.406，PCO_2 29.8mmHg，PO_2 55.4 mmHg，乳酸 3.7 mmol/L。血常规：WBC 16 g/L，N 90.7%，HGB 109g/L，PLT 89×10⁹/L。凝血功能：APTT 62 s。心电图示窦性心律，可见室性期前收缩。予适当镇静，术后 3h 出现血压下降，最低收缩压 90~100 mmHg，心率 100 次 / 分左右。近 3 h 无尿。停镇静剂后血压升高不明显。

床旁肺超声检查：前胸壁可见火箭征伴肺滑动征，除外气胸，考虑血流动力学肺水肿（图 8.3.8）。床旁心脏超声检查：心包无明显积液，排除心包压塞；下腔静脉不宽，右心室不大，排除急性肺动脉高压。中心静脉压 17 mmHg，下腔静脉内径 2.12 cm，舒张期乳头肌短轴面积 > 6 cm²。缩短分

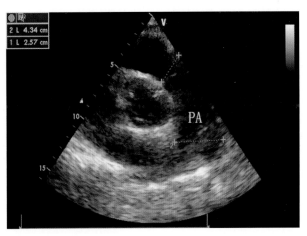

图 8.3.5 肺动脉增宽。胸骨旁大动脉短轴观，肺动脉主干及左右支均明显增宽。PA：肺动脉

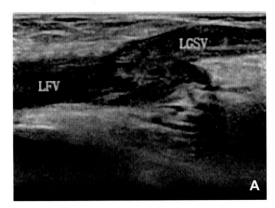
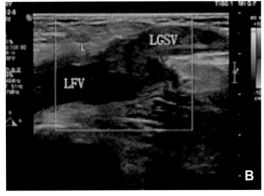

图 8.3.6 左下肢静脉血栓。A. 二维超声显示左下肢股总静脉及大隐静脉内充满实性低回声；B. 彩色多普勒显示左下肢股部总静脉及大隐静脉内未见血流信号。LFV：左股总静脉；LGSV：左大隐静脉

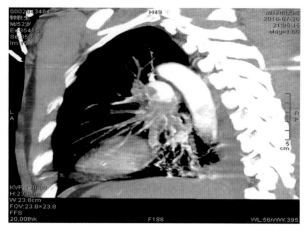

图 8.3.7　肺动脉 CTA。左、右肺动脉干远段，右上、中、下肺动脉及分支以及左上下肺动脉及分支多发栓塞

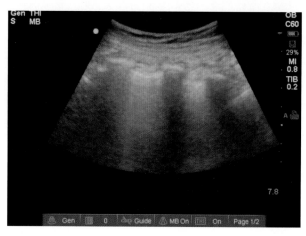

图 8.3.8　肺火箭征。右上 BLUE 区可见肺火箭征伴肺滑动征，可排除气胸

数（fractional shortening，FS）＞ 50%，射血分数（ejection fraction，EF）＞ 60%，心肌收缩功能良好；E/E'=14，左房压 =18.8 mmHg，结合 E/A=1，E'＜ A' 对应心脏舒张功能减低 II 级（图 8.3.9，图 8.3.10），综合以上信息提示：心源性休克、低血容量休克可能性小。中心静脉压明显升高考虑与肺部支气管痉挛及机械通气胸腔内压升高等有关。补液

500 ml 及应用糖皮质激素后双肺仍可闻及湿啰音，哮鸣音消失，肺部超声仍显示 B 线征阳性，进一步提示非低血容量休克，考虑分布性休克的可能性大。给予去甲肾上腺素 0.22 μg/（kg·min），0.5 h 后动脉血压 130～150 mmHg，6 h 后监测乳酸 1.9 mmol/L，尿量 40～50 ml/h，第 2 天顺利脱机拔管。

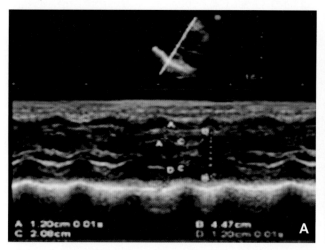
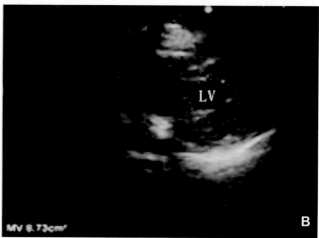

图 8.3.9　左心室收缩功能测定。A. 左心室 M 型超声测得 EF ＞ 60%，FS=33%，SV=106 ml；B. 二维超声左心室短轴观测的左心室乳头肌水平短轴面积为 8.73 cm²。LV：左心室

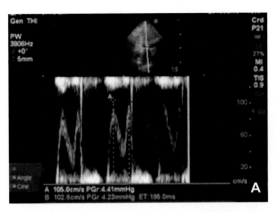
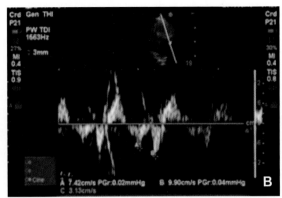

图 8.3.10　左心室舒张功能测定。A. 二尖瓣口血流频谱多普勒示 E/A=1.02；B. 二尖瓣环组织多普勒测得 E'/A'=0.75，E/E'=14，LAP=18.8 mmHg

（徐锦洋　吕国荣　杨舒萍）

参考文献

[1] Bourcier JE, Paquet J, Seinger M, et al. Performance comparison of lung ultrasound and chest X-ray for the diagnosis of pneumonia in the ED. Ame J Emerg Med, 2014, 32(2): 115-118.

[2] Lichtenstein DA. Lung ultrasound in the critically ill. Ann Intens Care, 2014, 4(1): 1-12.

[3] Lichtenstein DA. Fluid administration limited by lung sonography: the place of lung ultrasound in assessment of acute circulatory failure(the FALLS-protocol). Exp Rev of Respir Med, 2012, 6(2): 155-162.

[4] Lichtenstein DA. BLUE-protocol and FALLS-protocol: two applications of lung ultrasound in the critically ill. Chest, 2015, 147(6): 1659-1670.

[5] Lichtenstein DA. How can the use of lung ultrasound in cardiac arrest make ultrasound a holistic discipline. The example of the SESAME-protocol. Med Ultrasono, 2014, 16(3): 252-255.

[6] Vestbo J, Hurd SS, Agustí A G, et al. Global strategy for the diagnosis, management, and prevention of chronic obstructive pulmonary disease: GOLD executive summary. Am J Respir Crit Care Med, 2013, 187(4): 347-365.

[7] Meyer KC, Raghu G, Baughman RP, et al. An official American Thoracic Society clinical practice guideline: the clinical utility of bronchoalveolar lavage cellular analysis in interstitial lung disease. Am J Respir and Criti Care Med, 2012, 185(9): 1004-1014.

[8] Naeije R, Vachiery J L, Yerly P, et al. The transpulmonary pressure gradient for the diagnosis of pulmonary vascular disease. Eu Respi J, 2013, 41(1): 217-223.

[9] Villar J, Sulemanji D, Kacmarek RM. The acute respiratory distress syndrome: incidence and mortality, has it changed? Cur Opin in Criti Care, 2014, 20(1): 3-9.

[10] Volpicelli G. Lung sonography. JUM, 2013, 32(1): 165-171.

[11] Lichtenstein DA. The BLUE-Points: three points allowing standardization of a BLUE-Protocol// Lung ultrasound in the critically ill. New York:

Springer International Publishing, 2016: 51-58.

[12] Schenck EJ, Rajwani K. Ultrasound in the diagnosis and management of pneumonia. Curr Opin Infecti Dis, 2016, 29(2): 223-228.

[13] Chavez MA, Shams N, Ellington LE, et al. Lung ultrasound for the diagnosis of pneumonia in adults: a systematic review and meta-analysis. Respir Res, 2014, 15(1): 50-58.

[14] Shekar K, Mullany DV, Thomson B, et al. Extracorporeal life support devices and strategies for management of acute cardiorespiratory failure in adult patients: a comprehensive review. Criti Care, 2014, 18(2): 219-228.

[15] Vincent J L, De Backer D. Circulatory shock. NEJ Med, 2013, 369(18): 1726-1734.

[16] Lichtenstein DA. FALLS-protocol: lung ultrasound in hemodynamic assessment of shock. Heart, Lung and Vessels, 2013, 5(3): 142-147.

[17] Lichtenstein DA. The A-Profile (Normal Lung Surface): 2) Lung Sliding//Lung ultrasound in the critically ill. New York: Springer International Publishing, 2016: 67-78.

[18] Chavez MA, Shams N, Ellington LE, et al. Lung ultrasound for the diagnosis of pneumonia in adults: a systematic review and meta-analysis. Respir Rese, 2014, 20(2): 19-25.

[19] Unluer E, Karagoz A, Senturk G, et al. Bedside lung ultrasonography for diagnosis of pneumonia. Am J Emerg Med, 2013, 20(2): 98-105.

[20] Hu QJ, Shen YC, Jia LQ, et al. Diagnostic performance of lung ultrasound in the diagnosis of pneumonia: a bivariate meta-analysis. Int J Clin Exp Med 2014, 7(1): 115-121.

[21] Lichtenstein D, Mezie`re G. The BLUE-points: three standardized points used in the BLUE-protocol for ultrasound assessment of the lung in acute respiratory failure. Crit Ultrasound J, 2011, (3): 109-110.

第九章

肺部疾病与膈肌功能超声

肺部疾病可能影响膈肌功能，膈肌功能亦可影响呼吸功能。膈肌功能在呼吸系统疾病的诊疗作用近年来备受关注，在危重症患者采用超声评价膈肌功能已成为非常重要的手段。本章主要介绍肺部疾病、重症监护与膈肌功能的超声检查。

第一节　慢性阻塞性肺疾病与膈肌功能超声

一、概述

慢性阻塞性肺疾病（COPD）简称慢阻肺，是以不完全可逆性气流受限并呈进行性发展为特征的一种可以预防和治疗的慢性呼吸系统疾病。本病病因不明，可能与肺部对香烟烟雾等有害气体或有害颗粒的异常炎症反应有关[1]。

气短或呼吸困难是 COPD 的标志性症状，早期在劳力时出现，后逐渐加重，以致在日常活动甚至休息时也感到气短。除此之外，慢性咳嗽、咳痰、喘息和胸闷也为 COPD 患者的常见症状。COPD 患者早期可无异常体征，晚期可有肺气肿体征，如桶状胸、呼吸变浅变快以及呼气延长等。目前临床上主要根据吸烟等高危因素史、临床症状、体征、胸部 X 线检查、血气分析及肺功能检查等，并排除可以引起类似症状和肺功能改变的其他疾病来综合分析诊断 COPD。肺功能检查为首选检查[2]。进行肺功能检查时吸入支气管舒张剂后第一秒用力呼气量（forced expiratory volume in first second，FEV_1）/ 用力肺活量（forced vital capacity，FVC）＜0.7 是 COPD 诊断的必备条件，可再根据 FEV_1 下降程度对 COPD 进行严重程度分级。肺功能 $FEV_1/$

FVC＜0.7、FEV_1 占预计值百分比 ≥80% 者为轻度 COPD；FEV_1/FVC＜0.7、50% ≤ FEV_1 占预计值百分比＜80% 者为中度 COPD；FEV_1/FVC＜0.7、30% ≤ FEV_1 占预计值百分比＜50% 者为重度 COPD；FEV_1/FVC＜0.7、FEV_1 占预计值百分比＜30% 者为极重度 COPD。有吸烟或暴露于污染物中，有咳嗽、咳痰和呼吸困难，有呼吸系统疾病家族史且肺功能正常（FEV_1/FVC ≥0.7，FEV_1 占预计值百分比 ≥80%）者为 COPD 高危患者。

COPD 的特征性病理生理变化是持续气流受限导致肺通气功能障碍。随着病情的发展，肺组织弹性日益减退，肺泡持续扩大，回缩障碍，残气量（residual volume，RV）及残气量占肺总量（total lung capacity，TLC）的百分比增加。肺气肿导致大量肺泡周围的毛细血管受膨胀肺泡挤压而退化，致使毛细血管大量减少，肺通气 / 血流比例失调。同时，肺泡及毛细血管大量丧失，弥散面积减小。通气 / 血流比例失调与弥散障碍共同作用，导致换气功能发生障碍。通气和换气功能障碍引起缺氧和 CO_2 潴留，发生不同程度的低氧血症和高碳酸血症，最终出现呼吸衰竭。

COPD 虽然是气道疾病，但对全身系统的影响

不容忽视 [3,4]。其中膈肌作为最主要的呼吸肌，在 COPD 发展的过程中其组织结构发生改变并出现功能障碍。COPD 患者体内容易发生缺氧、酸中毒和氧化物堆积。这些因素可导致机体发生氧化应激反应，使膈肌肌纤维蛋白的降解与合成不平衡，膈肌细胞增殖与凋亡不平衡，从而造成膈肌内部病理改变，最终导致膈肌组织结构发生变化。在 COPD 病程中，由于气道阻力增加和肺过度充气，呼吸肌做功明显增加，能量物质消耗，肌肉蛋白分解供能，导致膈肌萎缩，膈肌收缩力下降，并随着疾病严重程度而加重。

在解剖学上膈肌是一种肌腱，是由胸腔底部周边的几组肌肉和筋膜构成的，呈穹隆状向胸腔突起，整体上可分为三部分，即前部、两侧部及后部。前部及两侧部包括胸骨下部、剑突、低位的 6 个肋骨及肋软骨。膈肌分隔了胸腔与腹腔，与肋间肌和腹肌等构成了人的呼吸肌。当其收缩时，膈顶下降和胸腔扩张，聚集足够的胸腔负压以便空气进入肺内。膈肌在吸气过程中所起的作用很重要，占呼吸肌总做功的 60%~80%[5]。

目前临床上对膈肌形态及功能的检测方法有多种，包括肌电图、跨膈压力检测、X 线透视和磁共振等 [6]，但这些方法具有有创性和电离辐射性，价格较贵，或不适宜床旁检测等缺点。随着超声医学日新月异的发展，采用超声技术评价膈肌的形态及功能越发普遍 [7,8]。膈肌活动能够被超声显示，并且在危重疾病时超声是唯一的选择（很少需要 X 线透视检查）。目前临床上确诊 COPD 主要是根据肺功能情况。大量临床研究表明，膈肌移动度和厚度等超声指标与相关肺功能指标（如 RV、FEV_1 和 FVC 等）之间具有良好的相关性 [9]。例如，COPD 患者膈肌移动度与肺功能参数之间呈强相关（RV：$r = 0.60$，$P < 0.001$；RV/TLC：$r = 0.76$，$P < 0.001$；FEV_1：$r = 0.55$，$P < 0.001$；FVC：$r = -0.61$，$P < 0.001$）[10]。膈肌厚度在 4 mm 和 5 mm 时各项肺功能指标均优于膈肌厚度小于 3 mm 和大于 6 mm 的 COPD 患者，5 mm 时肺功能达到最佳，大于 6 mm 最差 [11]。可以通过观察这些膈肌超声指标来评估肺功能情况。随着 COPD 疾病的发展，膈肌在超声上可有不同的表现。临床研究已经证实，通过观察膈肌在不同呼吸时相的移动度、厚度、灰阶值、弹性值以及与胸壁对合角度等超声指标，可以用来诊断 COPD 及评估其严重程度 [12, 13]。目前的研究还表明，可以通过观察膈肌位置的上抬来辅助诊断其他相关肺部疾病。

采用超声扫查膈肌通常有两种方式：

1. 在患者右肋缘下的右腋前线与右锁骨中线的中点置放腹部常规的超声探头。扫查时斜向头侧，膈肌表现为一个宽大的强回声带，曲线下凹，覆盖肝的顶部。可通过这种扫查方式测量膈肌移动度。

2. 使用高频线阵探头直接经肋部扫查膈肌是临床上另一种非常重要的观察途径。得出二维冠状面的右侧膈肌图像，将局部放大后，由于胸筋膜与腹筋膜覆盖膈肌，在声像上显示为两条高回声的平行线筋膜和中间为中等回声肌层。可通过这种扫查方式测量膈肌厚度、灰阶值、弹性值以及与胸壁对合角度等。

二、超声表现

（一）膈肌移动度

由于膈肌不同部位的运动幅度不一样，检测时要尽量先用 B 型超声选择运动幅度最大的膈肌后再转为 M 型超声测量。用 M 型超声记录随呼吸活动的膈肌运动幅度，即为波谷至波峰间垂直距离（图 9.1.1）[14]。

COPD 患者的膈肌移动度与正常人对比，表现为：①平静呼吸时膈肌移动度（Δm）随病情严重程度的增加而逐渐增加，以重度和极重度组移动度增加最多。②用力呼吸时膈肌移动度（ΔM）随病情严重程度而变小。③膈肌在平静呼吸与用力呼吸两时相的移动度差值（$\Delta M - \Delta m$）随 COPD 病情严重程度而变小。正常人和 COPD 患者膈肌移动度变化见表 9.1.1。

（二）膈肌厚度

膈肌图像经局部放大后，在声像上显示为两条高回声的平行线筋膜和中间为中等回声肌层，测量膈肌厚度时应该从一端高回声内侧到另一端的高回声内侧（图 9.1.2）[15]。

将 COPD 患者的膈肌厚度与正常人对比，表现为：①在平静吸气末、平静呼气末、用力吸气末和用力呼气末各时相内，膈肌厚度有随着病情加重而逐渐增厚的总趋势，以 COPD 中度组、重度组及极重度组增厚明显。②平静呼气末与吸气末时膈肌厚

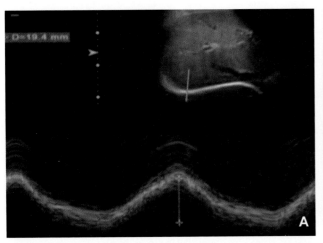
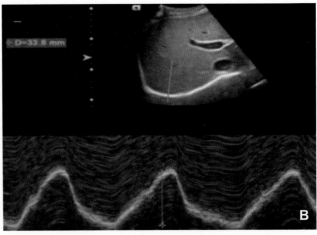

图 9.1.1　COPD 患者膈肌移动度测量。A. 正常人平静呼吸时膈肌移动度为 19.4 mm；B. COPD 患者平静呼吸时膈肌移动度为 33.8 mm

表 9.1.1　正常人和 COPD 患者膈肌移动度变化（$\overline{X}\pm s$）（单位：mm）

组别		例数	△m	△M	△M−△m
正常对照组		30	16.67 ± 1.73	62.97 ± 5.75	45.69 ± 7.76
COPD	高危组	30	17.21 ± 2.27	60.76 ± 5.68	43.56 ± 8.78
	轻度组	30	17.98 ± 1.80	59.23 ± 5.83 [*]	40.43 ± 10.47
	中度组	30	18.73 ± 1.95 [*]	50.28 ± 6.95 [*#&]	35.71 ± 8.69 [*#]
	重度以上组	30	19.87 ± 2.67 [*#&]	45.14 ± 6.83 [*#&]	28.82 ± 9.64 [*#&]
F 值			8.45	33.42	12.52
P 值			＜0.01	＜0.01	＜0.01

注：与正常对照组比较，P＜0.05 用 [*] 表示；与 COPD 高危组比较，P＜0.05 用 [#] 表示；与 COPD 轻度组比较，P＜0.05 用 [&] 表示

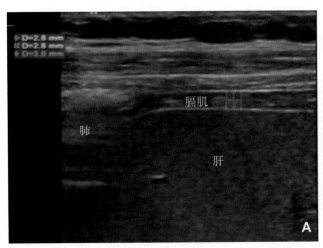
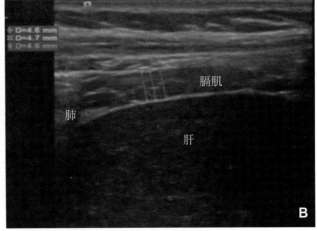

图 9.1.2　COPD 患者膈肌厚度测量。A . 正常人平静吸气末膈肌厚度平均值为 2.9mm；B. COPD 患者平静吸气末膈肌厚度平均值为 4.7mm

度差值（Δd）以及用力呼气末与吸气末时膈肌厚度差值（ΔD）则随着病情加重而呈逐渐减小的趋势，以 COPD 中度组、重度及极重度减少更明显。正常人和 COPD 患者的膈肌厚度在不同的呼吸时相的变化见表 9.1.2。

（三）膈肌弹性值

用常规二维模式扫查患者的膈肌，在图像稳定后，进入声触诊组织成像与定量（virtual touch tissue imaging quantification，VTIQ）模式。VTIQ 模式分为质量模式、时间模式、位移模式和速度模式。重点观察 VTIQ 质量及速度模式图。VTIQ 质量模式可直观地显示所获得图像的剪切波弹性分布质量，色彩均匀分布且呈现为绿色的区域表示质量良好，在质量良好区域嘱患者屏住呼吸测量膈肌弹性值，即

剪切波速度（shear wave velocity，SWV）[16]，如图 9.1.3。SWV 值越大，代表膈肌硬度越大，收缩性越差。

COPD 患者膈肌 SWV 值与正常人相比，表现为：①随着病情的发展，平静吸气末及用力吸气末膈肌 SWV 值逐渐变大，以 COPD 中度组、重度组和极重度组膈肌 SWV 值增大明显。②平静吸气末与用力吸气末膈肌 SWV 差值（ΔS）随着病情的加重无明显差异。正常人和 COPD 患者膈肌 SWV 值变化见表 9.1.3。

（四）膈肌与胸壁对合角度

应用高频线阵探头测量膈肌与胸壁对合形成角度，超声显像体位采用仰卧位，在腋前线附近区域，先找好胸壁与膈的对合处显像。待患者平稳呼吸几

表 9.1.2　正常人和 COPD 患者膈肌厚度变化（$\overline{X}\pm s$）（单位：mm）

组别		例数	平静吸气末	平静呼气末	用力吸气末	用力呼气末	Δd	ΔD
正常对照组		30	3.12 ± 0.54	2.16 ± 0.41	5.23 ± 0.41	1.98 ± 0.46	1.10 ± 0.36	3.62 ± 0.54
COPD	高危组	30	3.08 ± 0.53	2.22 ± 0.42	5.33 ± 0.46	2.12 ± 0.54	1.13 ± 0.41	3.54 ± 0.47
	轻度组	30	3.50 ± 0.66*	2.28 ± 0.50	5.42 ± 0.64	2.31 ± 0.65	1.01 ± 0.52	3.38 ± 0.45
	中度组	30	3.92 ± 0.61*#&	2.55 ± 0.58*	5.81 ± 0.58*#&	2.78 ± 0.44*#&	0.81 ± 0.44*	3.04 ± 0.38*#
	重度以上组	30	4.31 ± 0.62*#&Δ	2.76 ± 0.56*#&	6.07 ± 0.47*#&	3.16 ± 0.59*#&Δ	0.77 ± 0.34*	2.87 ± 0.44*#&
F 值			17.50	5.83	10.71	18.72	3.53	9.62
P 值			< 0.01	< 0.01	< 0.01	< 0.01	< 0.05	< 0.01

注：与正常对照组比较，$P < 0.05$ 用 * 表示；与 COPD 高危组比较，$P < 0.05$ 用 # 表示；与 COPD 轻度组比较，$P < 0.05$ 用 & 表示；COPD 重度组与中度组比较，$P < 0.05$ 用 Δ 表示

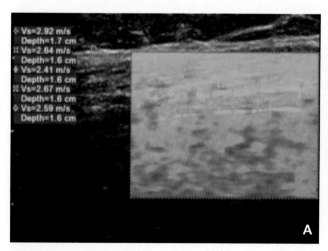 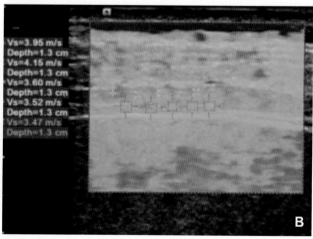

图 9.1.3　COPD 患者膈肌 SWV 值测量。A . 正常人平静吸气末膈肌 SWV 值为 2.64m/s；B.COPD 患者平静吸气末膈肌 SWV 值为 3.74m/s

疗手段。鉴于其对膈肌功能的不利影响，对膈肌功能监测是合理且必要的。如果超声监测膈肌提示膈肌的运动位移减小，膈肌厚度变薄，则提示膈肌功能急速受损，那么应尽快去除不良影响因素，包括调节呼吸机辅助条件的设置、调节人-机协调性等。在重症疾病的早期阶段，采用超声监测膈肌功能可使机械通气的负面影响最小化。

（三）有助于指导有效的治疗方案

在对 ICU 危重症患者的诊疗过程中，疾病本身及治疗手段（如机械通气和药物等）可造成膈肌功能障碍，因此，在疾病治疗的过程中对膈肌功能进行监测是非常重要的。当超声监测发现膈肌运动位移减小甚至膈肌发生矛盾运动或膈肌变薄时，则表明发生膈肌功能障碍。尽快停止过度的呼吸机辅助、停用能损伤膈肌功能的药物等以及改变治疗方案，有助于改善危重症患者的预后。因此，在对 ICU 患者的诊疗过程中，应用超声监测膈肌功能有助于为危重症患者提供更为有效的治疗方案。

（四）指导膈肌刺激电针的作用

膈肌刺激电针肌电图（electromyogram，

EMG）可用于撤机失败、不明原因的呼吸困难以及鉴别肌肉、神经和神经肌肉接头疾病诊断信息。传统电针 EMG 无影像引导，因而有发生气胸、穿透腹腔脏器和出血（特别是有出血倾向的患者）的风险。由于存在这些风险，电针检查并不是首选，而且电针可能无法真正地进入膈肌，特别是在有难度的病例，如肥胖患者、解剖结构改变或晚期 COPD 患者。COPD 患者的肺过度膨胀，膈肌的位置可能更低，从而增加了穿刺的难度和风险。此外，严重失神经或肌萎缩患者因几乎没有可以穿刺的肌肉和（或）缺乏常有的反馈（运动单位发放），因而很难进行电针刺激。超声引导能增加膈肌电针检测的安全性和准确性，即使在相对简单的病例，也应注意确认进针的最佳肋间隙位置（膈肌最厚且吸气时几乎不损伤肺）以及膈肌的深度。在更难操作的患者，穿刺过程中超声直接显示电针可以将风险最小化并最大限度地提高电针进入膈肌的机会。

（施惠青　吕国荣　王霞丽）

<h1 align="center">参考文献</h1>

[1] Wu W, Patel KB, Booth JL, et al. Cigarette smoke extract suppresses the RIG-I initiated innate immune response to influenza virus in human lung. Am J Physiol Lung Cell Mol Physiol, 2011, 300(6): 821-830.

[2] 中华医学会呼吸病学分会慢性阻塞性肺疾病学组 . 慢性阻塞性肺疾病诊治指南 (2013 年修订版). 中华结核和呼吸杂志 , 2013, 36(4): 255-264.

[3] Zhong N, Wang C, Yao W, et al. Prevalence of chronic obstructive pulmonary disease: a large, population-based survey. Am J Respir Crit Care Med, 2007, 176(8): 753-760.

[4] Decramer M, Rennard S, Troosters T, et al. COPD as a lung disease with systemic consequences-clinical impact, mechanisms, and potential for early intervention. COPD, 2008, 5(4): 235-256.

[5] Wilson TA, Legrand A. Respiratory effects of the external and internal intercostal muscles in humans. J Physiol, 2001, 15(2): 319.

[6] 杨嘉雯 , 方年新 , 陈正贤等 . 膈肌功能检测方法的研究进展 . 临床肺科杂志 , 2010, 15(9): 1289-1290.

[7] Boussuges A, Gole Y, Blanc P. Diaphragmatic motion studied by M-mode ultrasonography: methods, reproducibility, and normal values. Chest, 2009, 135(2): 391-400.

[8] Samantha T, Grams L, Rossana S, et al. Assessment of the reproducibility of the indirect ultrasound method of measuring diaphragm

mobility. Clin Physiol Funct Imaging, 2014, 34(1): 18-25.

[9] Boon AJ, Harper CJ, Ghahfarokhi LS, et al. Two-dimensional ultrasound imaging of the diaphragm: quantitative values in normal subjects. Muscle Nerve, 2013, 47(6): 884-889.

[10] Yamaguti WP, Paulin E, Shibao S, et al. Air trapping: The major factor limiting diaphragm mobility in chronic obstructive pulmonary disease patients. Respirology, 2008, 13(1): 138-144.

[11] 张强华, 周钢, 杨秀娟, 等. 全麻开胸术中彩超检测膈肌厚度对呼吸动力学的评价. 局解手术学杂志, 2013, 22(5): 488-489.

[12] 陈重泽, 连细华, 杨如容, 等. 超声研究膈肌移动度与对合角度对 COPD 病情初步判定. 中国超声医学杂志, 2016, 01(32): 34-36.

[13] 陈重泽. 应用超声技术研究 COPD 患者膈肌变化. 福建医科大学学报, 2015.

[14] Boussuges A, Gole Y, Blanc P. Diaphragmatic motion studied by M-mode ultrasonography: methods, reproducibility, and normal values. Chest, 2009, 135(2): 391-400.

[15] Stephanie JE, Unnithan VB, Heward C, et al. Effect of high-intensity inspiratory muscle training on lung volumes, diaphragm thickness, and exercise capacity in subjects who are healthy. Phys Ther, 2006, 86(3): 345-354.

[16] Mitsuhiro T, Masahiro S, John B, et al. Shear wave velocity measurements for differential diagnosis of solid breast masses: a comparison between virtual touch quantification and virtual touch IQ. Ultrasound in Med & Biol, 2013, 39(12): 2233-2245.

[17] Sehweickert WD, Hall J. ICU-acquired weakness. Chest, 2007, 131(5): 1541-1549.

[18] Callahan LA. Invited editorial on "acquired respiratory muscle weakness in critically ill patients: what is the role of mechanical ventilation-induced diaphragm dysfunction?". J Appl Physiol, 2009, 106(2): 360-361.

[19] De Jonghe B, Lmcherade JC, Sharshar T, et al. Intensive care unit-acquired weakness: risk factors and prevention. Crit Care Med, 2009, 37(10): 309-315.

[20] Demoule A, Jung B, Pmdanovic H, et al. Diaphragm dysfunction on admission to the intensive care unit. Prevalence, risk factors, and prognostic impact : a prospective study. Am J Respir Crit Care Med, 2013, 188(2): 213-219.

[21] Vassilakopoulos T, Petrof BJ. Ventilator-induced diaphragmatic dysfunction. Am J Respir Crit Care Med, 2004, 169(3): 336-341.

[22] Song Y, Demmer DL, Pinniger GJ, et al. Effect of maternal steroid on developing diaphragm integrity. PLos One, 2014, 9(3): e93224.

[23] Sassoon CS, Zhu E, Pham HT, et al. Acute effects of high-dose methylprednisolone on diaphragm muscle function. Muscle Nerve, 2008, 38(3): 1161-1172.

[24] Cooper LM, Linde-Zwirble WT. Medicare intensive care unit use: analysis of incidence, cost, and payment. Crit Care Med, 2004, 32(11): 2247-2253.

[25] Hudson MB, Smuder AJ, Nelson WB, et al. Both high level pressure support ventilation and controlled mechanical ventilation induce diaphragm dysfunction and atrophy. Crit Care Med, 2012, 40(4):1254-1260.

[26] Martin AD, Smith BK, Davenport PD, et al. Inspiratory muscle strength training improves weaning outcome in failure to wean patients: a randomized trial. Crit Care, 2011, 15(2): R84.

[27] Maes K, Testelmans D, Powers S, et al. Leupeptin inhibits ventilator-induced diaphragm dysfunction in rats. Am J Respir Crit Care Med, 2007, 175(11): 1134-1138.

[28] Lloyd T, Tang YM, Benson MD, et al. Diaphragmatic paralysis: the use of M mode ultrasound for diagnosis in adults. Spinal Cord, 2006, 44(8): 505-508.

[29] Gerscovich EO, Cronan M, McGahan JP, et al. Ultrasonographic evaluation of diaphragmatic motion. J Ultrasound Med, 2001, 20(6): 597-604.

第十章

新生儿肺部疾病与急重症超声

超声在新生儿疾病的检测中所发挥的作用日益显著，是目前较为成熟的检查方法，也是急重症超声的主要内容，相当一部分超声检查可以替代CT及X线检查，用于急危重症患儿的诊断与治疗的评估[1]。

新生儿急重症肺部疾病的声像图表现有一定的相似之处，诊断时应注意掌握以下几个要点：

1. 需结合病史，如新生儿呼吸窘迫综合征常发生于早产儿及母体糖尿病等情况，新生儿暂时性呼吸增快症常好发于择期剖宫产的新生儿，新生儿胎粪吸入综合征常见于过期产儿和羊水胎粪污染，新生儿肺不张好发于早产儿。Owens报道[2]早产儿肺不张的发生率高达82%。

2. 根据主要的影像学特征，如肺炎患儿的肺实变伴动态支气管征，新生儿暂时性呼吸增快症患儿的双肺点征，新生儿胎粪吸入综合征患儿的肺不张与肺气肿并存的声像图特点，肺不张患儿的规则性

肺实变伴平行排列的静态支气管征，气胸患儿的肺滑动征消失、胸膜线截断、A线征存在及肺点的四联征象。以上这些都是急重症患儿超声诊断的主要依据。

3. 综合分析，有些新生儿肺部重症疾病X线和CT检查有助于确诊和评估病情，应结合分析，如呼吸窘迫综合征病情严重程度分级，吸入性肺炎和感染性肺炎的诊断等。此外，诊断急重症肺部疾病时还应根据血气分析和脑缺氧的损害等综合评估病情。因此，本章第一节主要介绍了各种新生儿肺部急重症疾病的临床特点、声像图表现和临床应用价值。

新生儿肺部急重症疾病往往累及心脏和肺部血管，如肺部感染引起的持续性肺动脉高压，呼吸窘迫综合征引发的心功能受损，且新生儿心血管的超声评价又有别于成人。故本章第二节主要介绍新生儿肺部急重症疾病与心脏评估的内容。

第一节　新生儿常见肺部重症疾病的超声诊断

新生儿常见的肺部急重症疾病包括呼吸窘迫综合征、胎粪吸入综合征、感染性肺炎、肺不张和气胸。现对这些疾病的超声表现阐述如下。

一、新生儿呼吸窘迫综合征

（一）概述

新生儿呼吸窘迫综合征（neonatal respiratory

distress syndrome, NRDS）是指各种原因引起的原发性或继发性缺乏肺泡表面活性物质，导致肺泡壁至终末细支气管壁嗜伊红透明膜形成和肺不张，新生儿出生后不久即出现进行性呼吸困难、青紫和呼吸衰竭等临床表现的严重肺部疾病，因此该病也称为透明膜病（hyaline membrane disease, HMD），是新生儿最常见的急重症及致死率较高的主要危险因素之一。该病常见于早产儿，但由于近年来产前皮质

激素试验、肺表面活性物质（pulmonary surfactant, PS）预防的常规应用，造成早产儿发生 NRDS 越来越少，因此在 NRDS 患儿中足月儿的报道越来越多。

NRDS 患儿出生时情况尚好，出生后不久出现进行性呼吸困难，12~72 h 病情达到高峰。表现为呼吸急促、青紫、三凹征和鼻翼扇动等，伴呼气性呻吟，之后可有呼吸不规则暂停。

NRDS 患儿肺部听诊表现为呼吸音低下、出现细小湿啰音，早期心音尚有力，随着病程进展出现心音减弱和心率下降，随后出现胸骨左缘或心底的 2~3 级收缩期杂音。

超声诊断 NRDS 时可结合泡沫试验、X 线检查以及血生化检查，以提高 NRDS 诊断的准确性及对病情判断的全面性。泡沫试验的方法为在患儿分娩后 30min 内，抽 1ml 胃液并置于试管内，加入 95% 乙醇 1ml，震荡 15s 之后静置 15min，观察泡沫的多少。其原理是 PS 可以促进泡沫的形成和稳定，而乙醇则起到相反的作用。因此泡沫的多少与 NRDS 呈负性相关：如无泡沫则支持 NRDS，如试管周边液面仅有少许泡沫者为可疑 NRDS，如有两层以上泡沫则可排除 NRDS。NRDS 患儿的肺部 X 线表现也是诊断 NRDS 的重要辅助手段之一，一般在生后 1 天左右即可出现较特征性的影像学表现，如两侧肺野透亮度降低；局限于一侧或一叶的肺泡形成颗粒或小结节影，肺泡管和终末支气管扩张形成网状阴影；出现支气管充气征；胸廓扩张未见明显异常等。另外，NRDS 患儿的血生化检查可出现一系列非特异指标，如血钠下降，血钾早期正常，晚期升高，血钙 3 天后明显降低，血糖降低，以及低氧血症和高碳酸血症等。

（二）超声表现

1.肺实变及支气管充气征　肺实变伴支气管充气征征象是 NRDS 最主要的超声影像学特点（图10.1.1）。但根据病变程度的不同，实变的程度及范围也呈现出不一样的影像学表现。轻度 NRDS 患儿的肺部超声显示肺实变呈小范围、局灶性表现，可能仅仅在胸膜下发现，支气管征不明显，胸部 X 线片显示为 Ⅱ 级改变；重度 NRDS 肺部实变的范围明显扩大，从胸膜下至肺部深面均可出现，支气管充气征明显表现出来，胸部 X 线片显示为 Ⅲ ~ Ⅳ 级改变。NRDS 肺实变有两个主要的特点[3]：①所有

NRDS 的肺病变都起源于胸膜下。②彩色或能量多普勒超声检查时在实变区域可以观察到彩色血流信号。

2.肺间质综合征　严重的肺间质综合征或"双侧白肺"是 NRDS 最常见的超声影像学表现（图10.1.2）。其诊断 NRDS 的特异性较低，但敏感性可高达 100%。这个征象提示存在肺水肿，肺水肿越严重，征象就越明显，甚者出现胸腔积液[4]。传统观念认为，NRDS 在胸部 X 线上仅出现双肺均匀一致的白肺，很少合并胸腔积液或肺不张等改变[5]。但是肺部超声的检查彻底改变了这一传统观念。NRDS 不仅可以有肺不张，也可以有不同程度

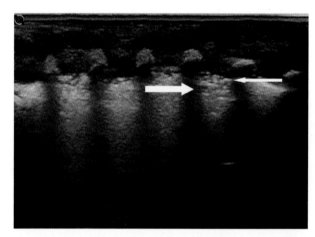

图 10.1.1　NRDS 患儿超声的声像图表现。在右侧胸部 PLAPS 点探及小片状实变区（粗箭头），其内可见支气管充气征（细箭头）

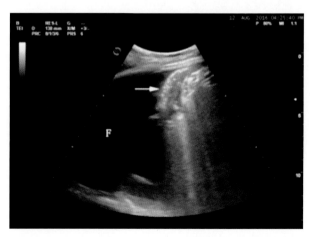

图 10.1.2　NRDS 患儿出现右侧肺实变（箭头）和右侧胸腔积液（F），提示出现肺间质综合征

的胸腔积液。因此，肺部超声提供了其他传统检查无法提供的临床及医学影像信息，有助于对 NRDS 的治疗。需要特别提出的是，仅有肺间质综合征的超声征象时不能诊断 NRDS，还必须在某些部位发现肺实变。

3.胸膜线异常　正常胸膜线形态规则、光滑，宽度不超过 0.5 mm。胸膜线表现异常包括胸膜线粗糙、模糊、不规则、消失或增粗，厚度 > 0.5 mm，可伴胸膜下实变等。该征象在 NRDS 时发现率很高，其敏感性为 100%，但特异性不高，在其他疾病如肺炎、肺不张、肺出血和暂时性呼吸增快症等也可以出现。因此，胸膜线异常不作为 NRDS 的特异性改变，需要结合其他影像学改变进行综合判断。

4.A 线消失　NRDS 患儿肺部超声显示 A 线消失。发生率为 100%，但其他疾病也可出现此征象。因此不应将其作为 NRDS 的特异性改变。

5.肺滑动征消失和肺搏动　肺滑动征消失和肺搏动是 NRDS 另一个伴随的影像学征象。重度 NRDS 患儿常伴随出现肺滑动征消失及不同程度的肺搏动。

（三）应用价值

采用肺部超声诊断 NRDS 准确可靠，敏感性及特异性均较高，并且具有简便、无放射性、无创和实时动态观察等优点，更具有可以在床边开展检查等优势。AA. Hasan[4] 在 NRDS 的动物模型中还发现，NRDS 的肺部超声改变早于动脉血气分析，因此，超声的早期诊断价值高于临床生化指标。

当肺部超声显示同时出现肺实变、胸膜线异常、弥漫性白肺或 A 线消失时，则对诊断 NRDS 的敏感性及特异性均高达 95% 以上，其中肺实变是诊断 NRDS 的必备超声表现。如果肺部超声检查不存在肺实变，则不能诊断为 NRDS。该病出现的实变区与周围组织易于分辨，支气管充气征出现得较为密集。但肺实变也可出现于其他肺部疾病，如肺不张和肺炎。另外，肺部超声显示 NRDS 患儿双侧肺部的超声表现程度与性质可以不一致，如可以出现一侧肺实变，而另一侧无实变以水肿和积液为主要表现。这一点彻底改变了以往人们认为的双肺表现出一致的 X 线改变，因此，超声医师在行肺超声检查时，需要仔细检查双侧肺部，以便准确地作出综合影像学改变的评判。

二、新生儿湿肺

（一）概述

新生儿湿肺（wet lung of newborn，WLN）是新生儿最常见的呼吸系统疾病之一，是因肺内液体聚集并清除延迟引发的一类疾病。

新生儿湿肺又称新生儿暂时性呼吸增快症，为自限性疾病，预后好。正常胎儿在出生之前肺泡内含有一定的防止肺泡粘着的液体，还含有一定的肺表面活性物质，出生后使肺泡扩张容易。自然分娩的新生儿由于产道挤压，近 2/3 的液体从口鼻排出，剩余的部分液体数分钟或数小时内被自身的淋巴管和静脉吸收转运。在剖宫产或分娩异常的新生儿，因呼吸道排出不畅，肺泡内液体潴留过多，或出现吸收转运障碍，肺泡液聚集，便容易形成新生儿湿肺。多数情况下无须特殊干预，但 WLN 可引起严重的呼吸困难、低氧血症及气胸等，是新生儿最常见的造成呼吸困难的原因。在早期易被误诊为 NRDS 或吸入性肺炎而过度治疗。吸入性肺炎的新生儿在病史上有宫内窘迫或窒息史，常发生于出生后 24h，临床上多表现为气促、发绀和鼻翼扇动，一般情况较差，拒奶，反应差，呼吸音粗，有干、湿啰音，血白细胞下降或升高。X 线检查表现为两侧肺野内斑片状阴影，出现肺气肿。NRDS 多见于早产儿，临床上表现为不同程度的呼吸困难、呼气性呻吟、三凹征、发绀及呼吸音低下。X 线检查提示肺野广泛颗粒状影。随着病程进展，颗粒影融合扩大，形成大片状影，肺透亮度下降。而 WLN 的病程短，患儿的一般情况良好，哭声响，体温正常，血象白细胞正常，X 线检查的改变程度轻。随着症状的改善，肺气肿及肺野内斑片状影可在 2~3 天内吸收。

临床上 WLN 患儿出生时大多数正常，数小时后出现呼吸困难，主要表现为呼吸增快和发绀等缺氧表现，重者可出现严重的呼吸窘迫，吐沫，反应差，肺部听诊可有呼吸音减低，闻及粗湿啰音。动脉血气分析多正常，特别严重者可出现高碳酸血症、低氧血症和代谢性酸中毒。

（二）超声表现

1.双肺点　双肺点是 WLN 较为特异的声像图（图 10.1.3），但并非 WLN 所特有，在 NRDS、肺

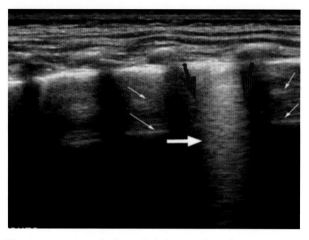

图 10.1.3　WLN 患儿双肺点征象。在左侧上 BLUE 点一局限性区域可探及火箭征（白色粗箭头），其上下方可见正常 A 线（白色细箭头），此为"双肺点征"（红色箭头）

炎及胎粪吸入综合征等疾病中也可出现[5]。而重度 WLN 在急性期可不出现双肺点，在恢复期部分患儿才出现双肺点，因此，双肺点的特异性及敏感性并不像传统超声认为的是 100%。同时，双肺点征象可随着 WLN 病情的恢复逐渐消失。这在健康人、新生儿及其他肺部疾病，如 RDS、肺不张、气胸、肺炎和肺出血中均较少发现。

2. 胸腔积液　湿肺是造成新生儿胸腔积液的常见原因之一，超声检查很容易发现这一病理改变，但特异性较低。因此，超声下发现胸腔积液对 WLN 的进一步确诊有一定的参考意义。

3. 胸膜线异常，A 线消失　胸膜线异常可见于 2/3 的 WLN，可表现为胸膜线增粗、模糊或消失等，与肺水肿有关系。有时可伴 A 线消失。根据其发生机制，A 线是胸膜线回声产生的伪像，因此，不难理解胸膜线异常后必然伴随 A 线的消失。但 A 线的变化受肺部组织本身含水量的影响，因此，WLN 的 A 线消失或减少较胸膜线异常更常见。同样，胸膜线异常与 A 线消失也可见于其他肺部疾病。因此，胸膜线异常与 A 线消失不是 WLN 的特异性征象。

（三）应用价值

在 WLN，不但两肺的超声表现可以不同，即便是同一侧肺部，不同肺野的超声征象也可以不一致，也正因如此，才产生了双肺点的超声征象。这种征象的出现提示在 WLN 时不同区域肺组织的含水量不同。因此，肺部超声有助于对 WLN 等肺部疾病的进一步评价。

WLN 在临床上很常见，而且常被误诊为 NRDS 或其他疾病。据统计，在临床上诊断 NRDS 的患儿中有 77% 实际上是 WLN[2]。超声检查有助于 WLN 与 NRDS、吸入性肺炎的鉴别诊断。WLN 患儿在超声下均未见肺实变及支气管充气征，而 NRDS、胎粪吸入综合征、肺炎与肺不张患儿均存在肺实变及支气管充气征，因此，肺实变与支气管充气征可作为 WLN 与其他疾病的主要鉴别诊断要点。对发生在早产儿的严重 WLN 与 NRDS，通过临床表现和 X 线检查鉴别很困难，但通过肺部超声检查则可以依据肺水肿、肺实变伴支气管充气征为主要表现，把 WLN 与 NRDS 区别开[6]。

虽然胸腔积液是各种肺部疾病的常见并发症或病理改变之一，特异性不高，但在肺部超声开展之前，WLN 患儿的胸腔积液通过胸部 X 线检查难以被发现，说明对胸腔积液超声比传统 X 线检查更有意义。

三、新生儿胎粪吸入综合征

（一）概述

胎粪吸入综合征（meconium aspiration syndrome，MAS）是胎儿在宫内窘迫或生产过程中吸入被胎粪污染过的羊水，导致出生后出现以呼吸窘迫为主要临床表现的综合征。MAS 是一类严重的肺部疾病，死亡率为 5%~10%。

MAS 多见于过期产儿，也可发生于足月儿，偶发于早产儿，胎粪污染羊水是诊断 MAS 的前提，出生后 Apgar 评分多小于 6 分。分娩时羊水中混有胎粪，患儿的皮肤、指甲、脐带和口鼻中可见胎粪或胎粪污染的液体。MAS 症状的轻重与吸入羊水的性质及量的多少有关。吸入量少、胎粪污染稀少的羊水者，可无症状或症状较轻；如吸入大量黏稠胎粪，可出现死胎或出生后不久死亡。MAS 新生儿一般在出生后数小时内出现呼吸急促、困难、鼻翼扇动、三凹征和发绀。出生后 12~24 h，随着胎粪颗粒进一步被吸入远端气道，所有症状加重而更加明显。在窒息缺氧的基础上，胎粪吸入所致的各种损伤和继发性肺表面活性物质缺乏进一步加重了肺萎缩、肺通气不足及低氧血症，使得胎儿肺血管压力升高，最终出现持续性肺动脉高压（persistent pulmonary hypertension of newborn，PPHN）。出现 PPHN 的患儿以严重发绀为主要表现，其临床特点是吸入高浓度氧后发绀不能缓解，并于哭闹、喂养及躁动时加重。发绀的程度与肺部体征不平行，并引起心脏扩大和肝大等心功能不全的表现。严重的 MAS 可并发肺出血、缺氧缺血性脑病、多脏器功能障碍、颅内压增高和惊厥等。

　　MAS 患儿的实验室检查表现为低氧血症和高碳酸血症，可有严重的混合型酸中毒。胸部 X 线检查对诊断 MAS 有重要意义。一般在吸入胎粪 4h 胎粪到达肺泡后才出现特殊的表现。根据 X 线检查，将 MAS 分为三个程度：①轻度 MAS。肺纹理增粗，轻度肺气肿，膈肌稍微下降，心影正常，说明吸入较稀的胎粪。②中度 MAS。肺野有密度增加的粗颗粒或片状、团块状或云絮状阴影，或有节段性肺不张，伴轻度透亮的囊状气肿，心影常偏小。③重度 MAS。除了上述表现外，还有间质气肿、纵隔积气或气胸等。

　　MAS 需与 NRDS、心源性肺水肿等疾病相鉴别。MAS 和 NRDS 两者的发病时间接近，X 线改变相似，但 NRDS 多发生于早产儿，肺水肿出现晚且轻，肺不张出现早且广泛。而 MAS 多见于过期生产的新生儿，肺水肿出现早且重，肺不张出现的晚且轻，更容易出现继发性感染性肺炎。心源性肺水肿的新生儿多由宫内感染引起急性心肌炎，之后发生心源性肺水肿，症状与 MAS 相似，都表现为呼吸急促、发绀以及肺部有湿啰音。X 线检查也都可出现心脏扩大，但 MAS 患儿有羊水被胎粪污染的病史。

（二）超声表现

　　1. 肺不张和肺气肿并存是 MAS 的重要声像图特点　声像图表现为胸膜下实性局限性病变，一般不伴支气管充气征。病变处可出现典型明显的 A 线。合并肺部感染时才可在实性病变内出现支气管充气征。

　　2. 气胸和纵隔气肿的表现　胎粪阻塞可引起过度肺泡气肿。若出现气肿破裂，可导致气胸或纵隔气肿。这是本病的主要影像学特点，但相当罕见。

　　3. 病变区胸膜线模糊或消失（图 10.1.4）　病变程度较轻、范围较少时，胸膜线不会完全消失，主

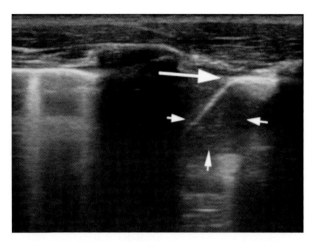

图 10.1.4　MAS 患儿肺的超声表现。在患儿右上 BLUE 点探查，可见胸膜下出现局灶性肺实变（短箭头），病变区域胸膜线模糊（长箭头）

要表现为胸膜线增粗、模糊。

　　4. 肺间质综合征　这是 MAS 较为严重的晚期表现。

　　5. 双侧肺或同一侧肺的不同肺野可有多种表现，源于 MAS 肺部病理改变的不均一性。

（三）应用价值

　　在 MAS 患儿的并发症中，持续性肺动脉高压、缺血缺氧性脑病及气胸都是加快 MAS 死亡的危险因素。超声检查为无创检查，简便易行，是一项必备的检测手段[7]。除了可以对 MAS 患儿进行肺部超声检查外，还能对患儿进行心脏及颅脑彩超检查，能更早地发现 MAS 合并新生儿持续性肺动脉高压、缺血缺氧性脑病及气胸的可能性，并及时使用血管活性药物等减轻或预防新生儿持续性肺动脉高压。

四、新生儿感染性肺炎

（一）概述

　　感染性肺炎（infectious pneumonia。IPN）是新生儿感染性疾病中最常见的一类。由于新生儿的免疫力低、机体屏障功能差以及内环境平衡未建立，感染性肺炎也是导致新生儿死亡的重要原因之一。感染可发生在宫内、分娩过程中或出生后。产前感染是指病原体经血行通过胎盘和羊膜腔感染胎儿，或胎膜早破时病原菌从阴道上行感染胎儿。产时感

染是胎儿在分娩过程中吸入产道内被污染的羊水或母亲子宫颈分泌物所致。产后感染主要是通过婴儿呼吸道、血行和医源性途径。常见病原体为大肠埃希菌、葡萄球菌、病毒和克雷伯菌等。

如感染发生在宫内，患儿发病较早，一般于出生后 3 天内发病，表现为出生时不哭，复苏后出现呼吸困难，有三凹征、青紫和口吐泡沫等。肺部听诊无明显异常，与临床症状表现分离。严重者可发生呼吸衰竭、心力衰竭、抽搐、昏迷、弥散性血管内凝血、休克和持续性肺动脉高压等。

感染如发生在分娩过程中的患儿，发病时间一般较晚，需要经过一定的潜伏期后才发病，并且感染的菌种不一样，表现也不一样。沙眼衣原体感染常在 1~2 周出现化脓性结膜炎，在结膜上皮细胞刮片和鼻咽部等处可分离出病原体，2 周后才出现阵发性咳嗽，伴或不伴低热，肺部闻及湿啰音，胸部 X 线出现弥漫性或局限性间质性肺炎。单纯疱疹病毒感染在出生时头部皮肤有疱疹，常在出生后 1 周左右发病。除了呼吸道症状外，常出现败血症。严重者为爆发性，病死率较高。

如感染发生在出生后，此类患儿的呼吸道症状明显，如呼吸困难、鼻翼扇动、三凹征、口吐白沫、青紫和点头呼吸等，不同病原体引起的肺炎可有不同的肺部 X 线表现。病毒感染可表现为间质性肺炎，细菌感染以支气管肺炎为主，金黄色葡萄球菌感染容易并发脓胸和脓气胸。鼻咽部分泌物细菌培养、病毒分离和荧光抗体检测以及血清特异性抗体检测等有助于病原学诊断。

对于感染性肺炎，除了采用肺超声检查外，胸部 X 线检查也是不可缺少的手段之一。宫内感染的新生儿在生后第 1 天，X 线检查可无异常发现，24h 后便可观察到间质性肺炎，双侧肺部布满小片状或线状模糊阴影，从肺门向周围呈扇形扩散；支气管壁出现增厚；出生后感染的新生儿，肺野内布满点状和片状浸润影，同时可见肺气肿和肺不张；偶见大叶性实变伴脓胸、脓气胸、肺脓肿和肺大泡等；双肺弥漫性模糊阴影，阴影密度深浅不一，以细菌性肺炎多见；双肺门内见条索状阴影，可伴有肺浸润和肺气肿。

感染性肺炎患儿常并发其他系统疾病，如充血性心力衰竭、脑水肿、中毒性脑病、中毒性肠麻痹、肾功能损伤、弥散性血管内凝血和休克等。

（二）超声表现

1. 肺实变伴动态支气管充气征是新生儿感染性肺炎的主要影像学表现（图 10.1.5）。其主要的影像学特点为：

（1）大小及形态不同的低回声区，即为肺部不规则的实变区，实变范围一般较大。

（2）不均匀的低回声区且其边界常不规则，呈现出锯齿状的边缘。

（3）实变区内可有树枝状的支气管充气征。

（4）在实时超声下，可以观察到气体强回声在支气管内运动，这就是所谓的动态支气管充气征。

（5）实变可位于肺野的任何部位，实变区周围包绕充气的肺组织。

（6）彩色多普勒或能量多普勒在实变区域内可观察到肺血流信号，提示肺组织的实变区域内存在血流。这是肺部疾病能够恢复或痊愈的基础。肺实变也是诊断肺不张和 NRDS 的必要超声征象。但在肺不张时实变区域比较清晰、规则，通常在一侧肺野只有一处实变，常见平行排列的静态支气管充气征，而肺炎可有多处实变，常见动态支气管充气征。NRDS 的实变起始于胸膜下，范围与病变程度有关，实变区内支气管充气征常呈点状或短线状。了解这些肺实变特点有助于鉴别 IPN 与 NRDS、肺不张。

2. 胸膜线异常、A 线消失及火箭征是新生儿感染性肺炎常见而非特异性的超声改变。这些超声表现均与炎症反应及炎症渗出的程度相关。由于 A 线

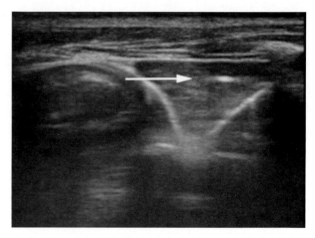

图 10.1.5　IPN 患儿肺的超声表现。于患儿右侧胸部 PLAPS 点探及小片状肺实变区伴支气管充气征（箭头）

是胸膜线的反射线，因此，胸膜线异常与 A 线异常是相伴出现的。但上述征象也见于肺部其他疾病，如 NRDS、MAS 和 WLN 等，因此，它们的特异性较低。

3.少量胸腔积液。严重的感染性肺炎可伴有少量胸腔积液，甚至脓胸。

4.肺滑动征消失与肺搏动是新生儿感染性肺炎的非特异性表现。大部分感染性肺炎患儿在实时超声下可见不同程度的肺搏动及肺滑动征消失。肺搏动还见于程度较重的 NRDS 及肺不张，提示肺搏动存在与否及其程度与肺实变或肺不张的形成和程度相关。

（三）临床应用价值

新生儿 IPN 的诊断缺乏统一的标准[8]。对 IPN 的诊断主要依赖于胸部 X 线及 CT 检查。X 线检查虽然在感染性肺炎中具有重要的临床意义，但是床旁胸部 X 线检查受新生儿体位限制等因素，常常不能得到满意的检查结果，严重影响到 X 线检查在新生儿肺部疾病诊断及随访中的应用。超声检查可作为诊断 IPN 的重要补充手段[9]。近几年来，随着人们对于电离辐射风险的持续关注，多项研究均显示暴露于电离辐射的新生儿受到的致癌作用更加敏感，癌变率升高[10]。因此，相对于成人来说，新生儿肺超声还具有以下几个优点：①重症新生儿不易搬动，床旁超声仪易于携带，可重复检查，可作为监测病情动态变化的工具。②在急诊条件下，相对于 X 线检查而言，超声对某些肺部疾病的检查有更高的敏感性。③新生儿的脂肪薄，胸廓小，易于超声探头的扫查。④床旁肺部超声更能减少新生儿及医务工作者暴露于射线之下，避免辐射损害。

但是肺部超声诊断 IPN 也具有一定的局限性。如对操作人员具有依赖性；新生儿肺炎的超声声像图特异性低，依靠超声难以进行鉴别；肺是含气的组织，在肺炎前期，由于受到气体的干扰，超声难以显示肺炎位置未达到胸膜的病变，因此，难以对肺炎进行早期诊断；对于锁骨上窝、腋窝和肩胛骨保护的区域，超声难以显示肺炎病变，某些病变受含气组织的包围，则易出现假阴性的超声表现。

五、新生儿肺不张

（一）概述

在出生前，胎儿的肺是不张的，出生后逐渐扩张，最后达到肺部完全扩张需要数天的时间。某种原因（如先天性肺实质受压、气管阻塞及肺泡表面活性物质缺乏等）导致出生后肺不能扩张而失去正常功能，则成为肺不张（pulmonary atelectasis，PA）。

根据肺不张出现的部位，其临床症状及影像学也出现不一样的征象：

（1）当肺不张出现在一侧或大面积肺不张时，临床上表现为呼吸困难和发绀，症状可进行性加重，常在患儿哭闹或腹压升高后加重；进行体格检查时可见患侧胸廓缩小，呼吸运动减弱，吸气时可见胸骨上窝凹陷；听诊时肺部呼吸音减弱甚至消失；深吸气时可闻及粗湿啰音；因肺容积缩小而使膈肌抬高；胸部 X 线检查显示肋间隙变小，胸腔缩小，不张的部位呈均匀的致密阴影，肺纹理消失。当肺不张出现在上肺时，气管移向患侧，心脏位置不变；当肺不张出现在下肺时，气管位置不变而心脏移位患侧；当肺不张出现在中叶时气管及心脏移动不明显。

（2）如肺不张出现在肺段，临床症状轻，难以发现，其中以左上段肺叶最少见。仅在先天性心脏病患儿中出现，因左肺动脉扩张，压迫左上叶支气管时可引起肺不张。

如果肺不张没有得到及时的治疗，可使病情进一步加重，感染得不到有效的治疗，造成支气管炎症分泌物潴留，最终出现支气管扩张或肺气肿。

（二）超声表现

1.局灶性肺不张　肺部超声检查可发现肺野内有较大范围的实性病变。局灶性肺不张引起的肺实变超声表现具有一定的特点：

（1）病变部位的大面积实变伴支气管充气征（图 10.1.6），严重者呈平行排列的线状高回声，支气管充气征一般为静态而非动态。

（2）出现支气管充液征，呈树枝状分布的线状低回声。

（3）实变区的边缘较为规则清晰。

（4）病灶周围呈肺间质综合征的表现。

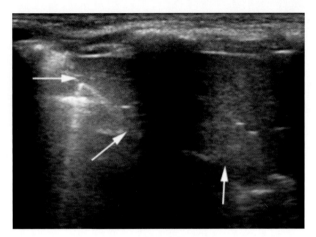

图 10.1.6　RDS 患儿的肺部超声表现。患儿于左侧下 BLUE 点探及大面积肺实变（箭头），A 线消失

（5）胸膜线异常及 A 线消失。

（6）实变区可见肺血流信号。

　　肺实变与支气管充气征同样是 NRDS 与肺不张的主要超声改变，但两者的特点有所不同：①肺不张的肺实变征象见于原发肺疾病的恢复期，而 NRDS 不是。②支气管充气征在肺不张时常呈线状平行排列，而 NRDS 常呈点状排列且无一定的规律。③NRDS 可见胸腔积液及"白肺"等改变，而肺不张常无这些表现。④NRDS 的肺实变区的边界不规则，同一肺的不同肺野可存在大小和范围不同的实变区，支气管充气征呈动态性，而肺不张的实变较规则，支气管征一般为静态的。

　　2. 隐匿性肺不张　隐匿性肺不张的超声表现有：①局限性肺实变伴点状支气管充气征。由于范围局限，实变区的边缘可不规则，可局限于 1~2 个肋间的范围。②病变部位胸膜线与 A 线在病灶内可消失，但非病变区肺超声征象仍可正常。③实时超声下肺搏动不明显，肺滑动征可存在也可消失。

（三）临床应用价值

　　肺不张并不是一种独立存在的疾病，而是多种疾病的常见并发症，或是导致新生儿病情拖延及撤机困难最常见的原因之一。以往临床上主要采用胸部 X 线片、CT 或者纤维支气管镜等检查手段来确诊该病。其中纤维支气管镜是诊断肺不张的金标

准，但是该检查有一定的创伤性，风险较大，而且对技术的要求较高，短期内难以在基层医院广泛开展。胸部 X 线片和 CT 检查也具有一定的缺点。射线造成的损害较大，床边开展困难，对于重症患儿难以及时诊断，而且对于一些特殊的病变部位或小范围病变，由于患儿体位和新生儿难以配合等客观原因，常难以发现隐匿性肺不张。因此，肺部超声能够很大程度地弥补上述检查的不足 [11]，给临床提供更加客观的依据，指导临床给予合理的治疗，缓解病情的进展，改善患儿的预后。

六、新生儿气胸

（一）概述

　　胸膜腔是由壁胸膜和脏胸膜构成的不含气的密闭、潜在性的腔隙。任何病因促使胸膜破裂，空气进入胸膜腔形成胸腔内积气，即称为气胸（pneumothorax）。

　　气胸通常分为闭合性气胸、开放性气胸和张力性气胸三类：

　　（1）闭合性气胸，也称为单纯性气胸。胸膜腔内积气压迫脏胸膜的破裂口，使之成为封闭的空间，空气不再继续漏入胸膜腔。

　　（2）开放性气胸，亦称为交通性气胸，胸壁外伤使胸膜腔与外界空气可随呼吸自由进出胸膜腔。

　　（3）张力性气胸，又称高压性气胸，常见原因为肺大泡破裂伤或支气管破裂。胸膜破裂后形成活瓣样阻塞，吸气时活瓣开启，空气从裂口进入腔内，呼气时活瓣关闭，积气无法排出，结果导致胸膜腔内的气体越来越多，压力不断升高，使胸膜腔形成高压，造成患侧肺部受压塌陷，纵隔向健侧移位，挤压健侧肺部，导致呼吸和循环功能的严重障碍。对这类气胸需要尽快排气，以缓解症状。若抽气至负压后，不久又恢复正压，应安装胸膜腔排气装置。

　　气胸量少者，肺萎缩不严重，对呼吸和循环功能的影响较小，大部分没有明显的临床症状；气胸量大者，临床上患儿呼吸困难和青紫加重，精神萎靡，听诊呼吸音减弱甚至消失，气管偏向健侧，心率变慢，心音遥远，血压下降，严重者可出现休克症状。胸部 X 线表现为患侧肺组织萎陷明显，胸腔积液，气胸线外无肺纹理，可见气管和心脏向健侧移位。

（二）超声表现

1.存在肺点　肺点是诊断气胸特异性较高的征象，但多见于少量气胸。此时少量气体聚集于不同体位的胸腔上部，在上部异常及下部正常的肺过渡的区域出现了肺点。肺点吸气相可见，呼气相消失。而对于中等量及大量气胸，出现肺点的可能性则较小。

2.肺滑动征及彗星尾征消失　存在气胸时，胸腔内的气体造成超声波无法抵达胸膜 - 肺表面，因此出现肺滑动征及彗星尾征消失这一特征性的改变。它是诊断气胸的可靠指标（图 10.1.7）。如果肺滑动征及彗星尾征存在，即可排除气胸。

3.B 线消失或 A 线存在。

4.肺搏动消失　采用肺超声检查气胸时，首先观察肺滑动征是否存在，如果存在就可排除气胸；如果未发现肺滑动征，则观察是否存在彗星尾征，如果存在也可排除气胸；如果肺滑动征和彗星尾征都未发现，则需考虑有可能存在气胸，需要进一步观察是否存在肺点，如出现肺点，则确诊气胸；若三个征象均不存在，则气胸诊断不成立（图 10.1.8）。

（三）临床应用价值

新生儿气胸在临床上较为常见，其诊断依据是呼吸音减弱，胸部 X 线片上肺野透亮度升高。其中

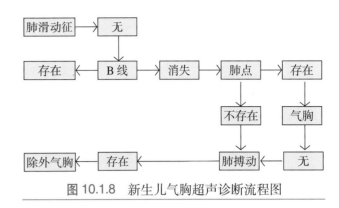

图 10.1.8　新生儿气胸超声诊断流程图

通过听诊及胸透诊断气胸的准确性低，而胸部 X 线片的准确性相对较高。超声是一种方便、快速、可靠、没有辐射且检查时间短的诊断方法，因此，可以很好地用于新生儿气胸的临床诊断。有经验的医师能够使检查时间明显缩短，避免诊断及治疗的拖延。没有辐射是肺部超声在气胸诊断中能够广泛推广的主要优势。

当然，超声诊断气胸也存在一定的局限性，例如，检查结果受检查医师水平的影响较大，医师对于影像结果的判断直接影响结果的准确性。另外，气胸不严重者超声表现不敏感。超声诊断气胸也受到皮下气肿、肺大泡和胸膜粘连等各种因素的干扰，因此，气胸的超声检查需要结合病史、临床症状及体格检查等综合考虑。

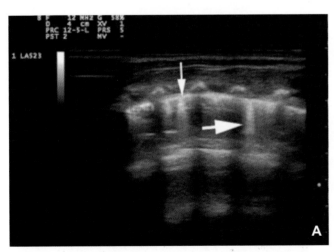
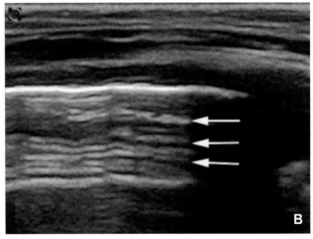

图 10.1.7　正常新生儿肺和气胸患儿超声声像图表现。A. 正常新生儿，可见胸膜线（细箭头）和彗星尾征（粗箭头）；B. 气胸患儿，A 线征阳性（箭头），肺滑动及彗星尾征消失

（江文婷　吕国荣　杨舒萍）

第二节　新生儿肺部重症疾病与心功能

一、概述

　　肺是双重供血的人体重要器官，包括肺循环和支气管循环。肺循环是由右心室泵出的静脉血经肺动脉进入肺部进行氧合后，经肺静脉回流至左心房的过程，其主要功能是气体交换和血液氧合。支气管循环是体循环的一部分，由发自主动脉胸段的支气管动脉逐级分布，形成毛细血管，为肺组织提供营养支持，而后回流入体静脉。肺循环和体循环构成人体的血液循环，而心脏是血液循环的动力装置，为血液流动提供动力，因此，心脏与肺有千丝万缕、密不可分的关系。心脏疾病能影响肺的呼吸功能，肺疾病也可对心脏功能造成影响[12-14]。

　　肺部重症疾病主要表现为呼吸困难和呼吸衰竭，其中血流动力学性肺水肿、肺动脉栓塞和缺氧等与心脏功能明显相关。对于呼吸困难及呼吸衰竭的患者，特别是新生儿患者进行床旁急诊肺部超声检查探查病因并评价心脏功能显得很有必要[15-17]。

　　床旁急诊心脏超声检查旨在简单、快速、有效地获取心脏诊断信息，及时为临床诊断及治疗提供依据。超声是一种可视化及实时、动态的医学影像技术，在搏动的心脏中表现得更为突出，通过简单观察就可获取有用的诊断信息。当然，进行全面、详细的超声心动图检查有时是有必要的。

二、超声表现

(一)心脏超声探查窗口

　　心脏常用的探查窗口有胸骨旁、心尖部、剑突下及胸骨上窝。胸骨旁窗口位于胸骨左旁，心尖部位于心尖搏动处，剑突下及胸骨上窝检查窗口位于相应的解剖位置。对不同的探查窗口从不同角度来探查心脏及大血管，观察的侧重点不同，以获得不同部位的诊断信息。患儿哭闹、烦躁或机械通气时，会给各窗口带来不同程度的探查困难。新生儿时期，胸骨后尚有未完全退化的胸腺组织，剑突下有位置较低的肝组织，两者为心脏超声探查提供了较为有利的透声窗。

(二)心脏超声基本切面

　　1. 胸骨旁左室长轴切面　将探头置于胸骨左旁第3、4肋间，声束与左心长轴平行。重点观察左、右心室腔的前后径大小、室壁厚度及运动、室间隔厚度及运动、主动脉瓣及二尖瓣启闭功能以及心包腔有无积液等情况（图10.2.1）。此切面与M型超声结合可较方便地获取心室舒张末期内径（end-diastolic diameter，EDD）及舒张末期容积（end-diastolic volume，EDV）、收缩末期内径（end-systolic diameter，ESD）及收缩末期容积（end-systolic volume，ESV）、每搏量（stroke volume，SV）、心排血量（cardiac output，CO）、射血分数（ejection factor，EF）、室壁运动幅度及增厚率等参数来评价左室收缩功能。

　　2. 胸骨旁主动脉短轴切面　将探头置于胸骨左旁第2、3肋间，在左心室长轴切面的基础上，顺

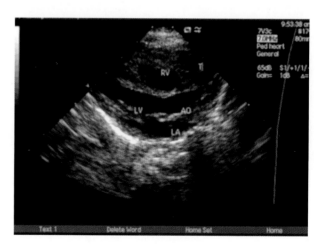

图10.2.1　胸骨旁左室长轴切面。LV，左心室；LA，左心房；AO，主动脉；RV，右心室；T，胸腺

时针旋转 90°，与左心室长轴相垂直。此切面重点观察右心室前壁、右心室流出道、肺动脉干及分支和房间隔等情况（图 10.2.2）。

3.胸骨旁二尖瓣水平至心尖部系列左心室短轴切面　在心脏短轴方向上进行系列扫查，包括二尖瓣口水平、乳头肌水平（图 10.2.3）及心尖水平的左心室短轴切面。此切面重点观察左心室腔、二尖瓣腱索、乳头肌及左心室前壁、侧壁、后壁和下壁的运动情况。

4.心尖四腔心切面　将探头置于心尖搏动最强处，声束中心指向右侧胸锁关节处。此切面重点观察：①房室腔的大小、形态和结构的完整性。②房、室间隔的连续性。③房室瓣结构、启闭情

况和腱索、乳头肌情况。④左、右心房及其与肺静脉和上腔静脉的连接关系。⑤冠状静脉窦（图 10.2.4）。通过此切面可获取二尖瓣 E、A 峰值流速及比值、E 峰减速时间、肺静脉 Ar 波、等容舒张时间（isovolumic relaxation time，IVRT）及组织多普勒 Ea、Aa 波、心室 Tei 指数等参数来评价心脏的舒张功能。

5.心尖二腔心切面　将探头置于心尖搏动最强处，在心尖四腔心切面的基础上逆时针旋转 90°，显示左侧两腔心切面。此切面重点观察左心室前壁、下壁厚度和节段性室壁运动情况（图 10.2.5）。

6.下腔静脉长轴切面　将探头置于剑突下，声束指向后背部，扫查方向与下腔静脉平行。此切面

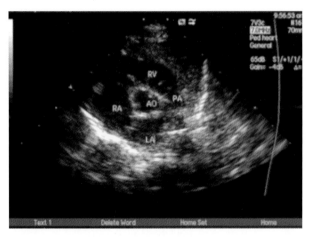

图 10.2.2　胸骨旁主动脉短轴切面。RA，右心房；LA，左心房；AO，主动脉；RV，右心室；PA，肺动脉

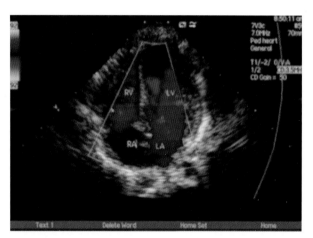

图 10.2.4　心尖四腔心切面。LV，左心室；LA，左心房；RA，右心房；RV，右心室

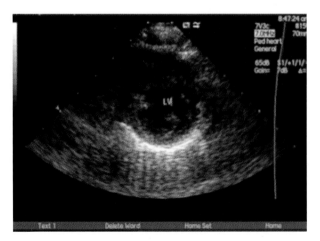

图 10.2.3　乳头肌水平左心室短轴切面。LV，左心室

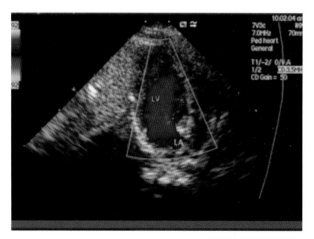

图 10.2.5　心尖二腔心切面。LV，左心室；LA，左心房

重点观察下腔静脉并应用 M 型超声测量下腔静脉肝后段的内径（图 10.2.6）。

7. 其他切面有心尖五腔心切面、剑突下双房切面、剑突下四腔心切面、胸骨上窝主动脉弓长轴切面（图 10.2.7）及胸骨上窝主动脉弓短轴切面等。

（三）心脏功能超声参数

心脏是连接动、静脉的枢纽和心血管系统的动力泵。通过超声心动图检查可以检测血流动力学指标，能有效地评价心脏功能，特别是左心室功能。心室功能可分为收缩及舒张、整体和局部功能。有多种方法用于评估心功能，如常规的 M 型超声、二维超声、多普勒技术（脉冲、连续），还有负荷超声、经食管超声、声学造影及近年发展起来的组织多普勒和三维超声等。反映心室整体收缩功能的血流动力学指标主要有：舒张末期内径及容积、收缩末期内径及容积、每搏量、心排血量、心排指数和射血分数。反映心室局部收缩功能的主要指标有局部室壁运动幅度及增厚率。反映心室整体及局部舒张功能的主要指标有二尖瓣 E、A 峰值流速及比值、E 峰减速时间、肺静脉 Ar 波、等容舒张时间及组织多普勒 Ea、Aa 波等。应变及应变率可反映收缩功能，也可反映舒张功能，Tei 指数则反映整体功能。在床旁急诊超声心动图检查不能全面测量上述指标，因时间宝贵，也不宜进行如此详尽的测量，多数侧重于观察与临床相关的阳性征象、心室腔径及射血分数。在新生儿时期，侧重于观察有无

先天性心脏病、心室腔内径及射血分数[18]。足月新生儿部分参考值如下：

1. 左室舒张末期内径（left ventricular end-diastolic diameter，LVEDD）为 19.0±2.0mm，右室舒张末期内径（right ventricular end-diastolic diameter，RVEDD）为 9.3±1.6mm，左房前后径（left atrial anterior and posterior diameter，LAAPD）为 9.7±1.0mm，室间隔厚度（IVSd）为 1.8±0.3mm，左室后壁厚度（LVPWd）为 1.6±0.4mm。

2. 射血分数（EF）为 70.6%±6.0%。

3. 左室 Tei 指数为 0.39±0.10，右室 Tei 指数为 0.32±0.03。

（四）新生儿肺部重症疾病与心功能

1. 持续性肺动脉高压　肺动脉高压是影响新生儿心肺疾病预后的重要指标，必须认真检查和研究[13]。新生儿时期常见的肺部疾病有呼吸窘迫综合征（又称肺透明膜病）、新生儿湿肺、胎粪吸入综合征、感染性肺炎、肺不张及气胸等，其肺部超声表现不尽相同，但它们均可引起呼吸困难及肺功能异常[19, 20]。呼吸困难及肺功能异常在临床上有呼吸急促、青紫、三凹征和呼吸暂停等多种表现，也可表现为肺功能指标异常，如呼吸频率（RR）、潮气量（VT）、肺活量（VC）、每分通气量（MVV）和肺泡通气量（VA）等异常。新生儿呼吸频率为 40~50 次 / 分。新生儿肺部重症疾病对心脏影响最主要、最基本的机制是肺部通气和（或）换气功能

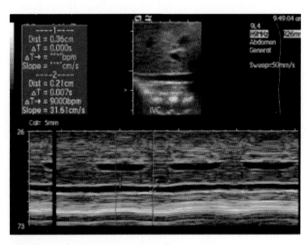

图 10.2.6　下腔静脉长轴切面。应用 M 型超声测量下腔静脉内径随呼吸产生的变化

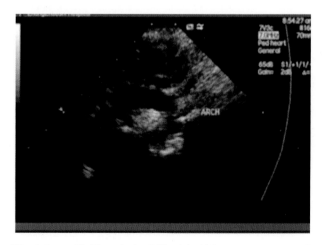

图 10.2.7　胸骨上窝主动脉弓长轴切面。ARCH，主动脉弓

障碍所引起的缺氧。缺氧可引起肺血管收缩，肺动脉压升高，导致右心室阻力负荷升高，同时动脉导管和（或）卵圆孔开放，最终导致右向左分流，产生新生儿持续肺动脉高压（persistent pulmonary hypertension of newborn，PPHN），即持续胎儿循环（persistent fetal circulation，PFC）（图 10.2.8）。PPHN 在新生儿肺部疾病较常见于呼吸窘迫综合征、胎粪吸入综合征及感染性肺炎。PPHN 在超声心动图上主要表现为动脉导管开放并右向左分流，可同时存在卵圆孔右向左分流和三尖瓣反流，部分可伴有右室增大及肺动脉瓣反流。超声心动图能排除先天性心脏病的存在并有效评估肺动脉压。肺动脉高压分为轻、中、重度三型，由肺动脉收缩压（pulmonary artery systolic pressure，PASP）进行分型。轻度为 30.0 mmHg ≤ PASP < 50.0 mmHg，中度为 50.0 mmHg ≤ PASP < 70.0 mmHg，重度为 PASP ≥ 70.0 mmHg。有以下几种评估肺动脉压力的主要方法：

（1）动脉导管分流法估测肺动脉收缩压和舒张压：用连续多普勒测量动脉导管分流的收缩期（Vs）及舒张期（Vd）最大分流流速，用简化柏努利方程（$\Delta P=4V^2$）计算导管两端的压差。再结合体循环压力，即可计算肺动脉收缩压和舒张压（图 10.2.9）。PASP = 体循环收缩压 − $4Vs^2$，肺动脉舒张压（pulmonary artery diastolic pressure，PADP）= 体循环舒张压 − $4Vd^2$。另外，动脉导管分流大部分为双向分流，部分为右向左分流，少部分为低速左向右分流。在对 PPHN 患儿的治疗中，监测动脉导管分流频谱变化比单纯监测肺动脉压更能敏感地反映体循环与肺循环之间的压力平衡状况。

（2）三尖瓣反流法估测肺动脉收缩压：在没有右心室流出道狭窄和肺动脉狭窄的情况下，PASP 约等于右心室收缩压，即肺动脉收缩压等于三尖瓣反流最大压差（ΔP）与右心房压（right atrial pressure，RAP）之和，PASP = ΔP+RAP。三尖瓣反流的最大压差可用连续多普勒测量三尖瓣反流流速，以简化柏努利方程（$\Delta P=4V^2$）计算（图 10.2.10）。新生儿右心房压通常按 5.0mmHg 计算。如果右心房增大，右心房压可按 10.0mmHg 计算。

（3）肺动脉反流法估测肺动脉舒张压和平均压：用连续多普勒测量肺动脉反流的舒张早期（V_p）及舒张末期（V_{ED}）最大反流流速，用简化柏努利方程（$\Delta P=4V^2$）计算肺动脉与右室间压差。在无三尖瓣狭窄时，右心室舒张压等于右心房压，可计算 PADP = RAP+ $4V_{ED}^2$，肺动脉平均压（PAmP）= RAP+ $4V_p^2$。

（4）右室收缩时间间期半定量估测肺动脉压：在没有心内分流及瓣膜反流的情况下，可利用脉冲多普勒技术测量右室收缩时间间期（systolic time intervals，STI），半定量估测肺动脉压力情况。常用参数有右室收缩前期（right ventricular pre-ejection period，RPEP）、右室射血时间（right ventricular

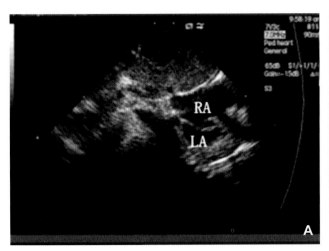
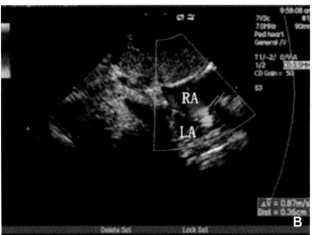

图 10.2.8　卵圆孔开放。A. 剑突下双房心切面显示卵圆孔瓣突向左心房；B. 彩色多普勒显示经卵圆孔的右向左分流。LA，左心房；RA，右心房

ejection time，RVET）、右室射血加速时间即肺动脉血流加速时间（AT）。RPEP/RVET 比值与肺动脉高压程度呈正相关，AT/RVET 比值与肺动脉高压程度呈负相关。若 RPEP/RVET 比值＞0.5（出生 12 h 内）或＞0.45（出生 12 h 后）（正常为 0.35 左右），AT/RVET 比值＜0.34（正常足月儿为 0.35~0.42，正常早产儿为 0.34~0.41）可提示肺动脉高压，但其影响因素较多，敏感性及特异性较差。

（5）其他可反映肺动脉高压的表现：心房水平经卵圆孔的右向左分流可直接反映肺动脉高压；肺动脉血流速减低和峰值时间后移等可间接反映肺动脉高压。

2. 心肌损害和心力衰竭　缺氧对机体损伤的另一个表现是心肌损害和心力衰竭。缺氧可使心肌细胞在能量转换中发生障碍。心肌细胞中线粒体氧化磷酸化发生异常，腺苷三磷酸（adenosine triphosphate，ATP）能量物质合成减少，心肌收缩

力减弱。除了缺氧因素外，细菌毒素、病毒、氧自由基、酸中毒及电解质紊乱等因素均可引起心肌收缩力减弱。在重症肺炎，细菌毒素可同时作用于外周血管，引起血管收缩，水、钠潴留，心脏前后负荷明显增加，易引起充血性心力衰竭（图 10.2.11），一般以左心衰竭为主，单纯右心衰竭少见，或左、右心衰竭同时存在。右心衰竭多由左心衰竭引起。充血性心力衰竭的超声心动图常表现为：①左心室增大。②室壁运动幅度降低，室壁增厚率减少。③左室射血分数减低。④左、右室 Tei 指数升高等。国内外许多研究表明新生儿肺部疾病会不同程度地影响患儿心功能[21]。例如，张华等[22]在组织多普勒对呼吸窘迫综合征早产儿心功能的评价中指出，早产儿合并新生儿呼吸窘迫综合征易伴有心肌损害，其血清的肌酸激酶同工酶（CK-MB）升高，超声心动图表现为左、右室 Tei 指数同时升高。

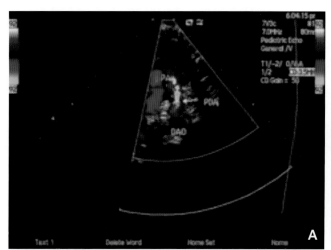
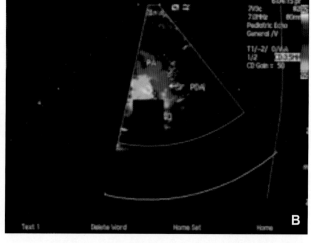
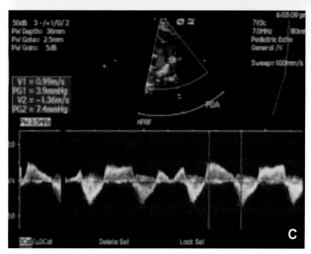

图 10.2.9　动脉导管分流。A. 大动脉短轴切面显示动脉导管左向右分流；B. 大动脉短轴切面显示动脉导管右向左分流；C. 频谱多普勒显示双向低速血流频谱。PA，肺动脉；DAO，降主动脉；PDA，动脉导管未闭

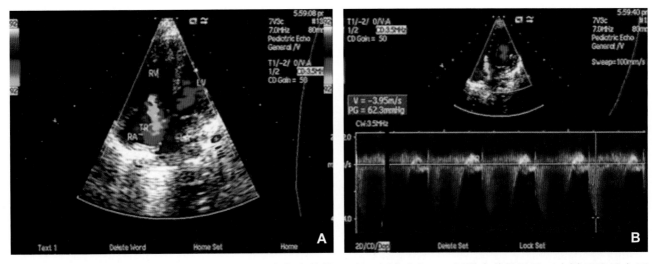

图 10.2.10　三尖瓣反流。A. 心尖四腔心切面彩色多普勒显示三尖瓣反流；B. 频谱多普勒显示三尖瓣反流最大压差（62mmHg）。LA，左心房；RA，右心房；LV，左心室；RV，右心室；TR，三尖瓣反流

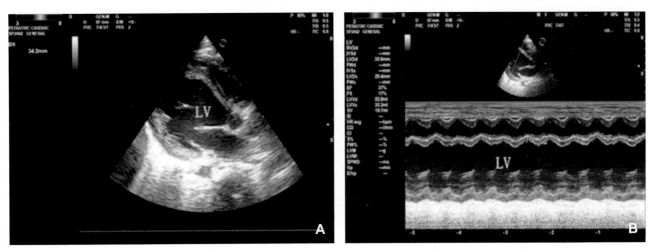

图 10.2.11　充血性心力衰竭。A. 左室长轴切面显示左室增大（34mm）；B. M 型超声测得左室收缩功能下降（EF 37%）。LV，左心室

（五）新生儿危重心脏病

1. 新生儿常见的危重心脏病　先天性心脏病在新生儿时期是最常见的病种，国际范围的调查结果显示，按发病率高低依次为室间隔缺损、动脉导管未闭、肺动脉狭窄、房间隔缺损、主动脉缩窄、主动脉狭窄、法洛四联症、大动脉转位、心内膜垫缺损及永存动脉干等。其中危重先天性心脏病约占新生儿的 3/1000，主要包括：①体循环依赖动脉导管供血的左心发育不良综合征、主动脉弓离断及主动脉瓣重度狭窄。②肺循环依赖动脉导管供血的肺动脉闭锁、肺动脉瓣重度狭窄、三尖瓣闭锁及三尖瓣下移畸形（Ebstein 畸形）。③完全性大动脉转位、极重型法洛四联症、完全性肺静脉异位引流及永存动脉干等。新生儿时期危重先天性心脏病以完全性大动脉转位及完全性肺静脉异位引流最为常见。严重的新生儿先天性心脏病临床上可表现为不同程度的发绀、心力衰竭或体循环灌注不足。低氧血症的先天性心脏病多为右向左分流畸形（图 10.2.12），肺血流量较少。当肺血流量增多而有肺水肿时，可误诊为肺炎。大量的左向右分流畸形（图 10.2.13）导致肺循环血流量增多，肺充血、水肿，肺顺应性

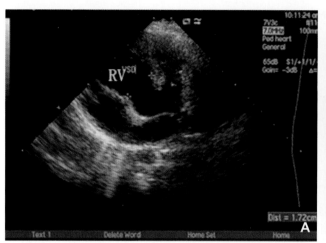
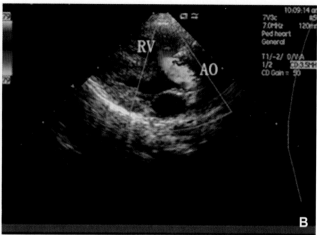

图 10.2.12　法洛四联症。A. 胸骨旁大动脉短轴切面显示室间隔回声中断；B. 左室长轴切面显示主动脉骑跨、室间隔缺损，并有明显的右向左分流。VSD，室间隔缺损；RV，右心室；AO，升主动脉

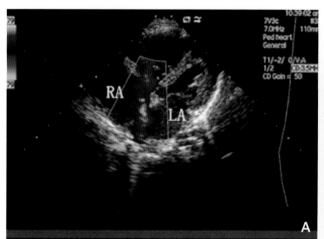
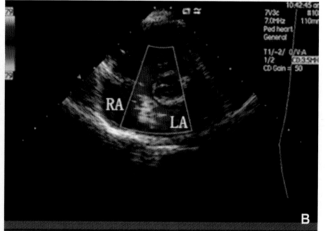

图 10.2.13　房间隔缺损。A. 心尖四腔心切面显示右心增大，心房水平左向右分流；B. 大动脉短轴切面显示心房水平左向右分流。LA，左心房；RA，右心房

差，呼吸困难；同时肺血管扩张，气道受压，呼吸阻力增加，容易继发感染，引起肺炎，加重呼吸困难。大量的左向右分流是小儿时期充血性心力衰竭最常见的病因。心力衰竭所致的肺水肿继发呼吸衰竭可为临床的主要表现，而肺部超声表现为双侧前胸部 B 线增多或火箭征、磨玻璃征并肺滑动征存在[23]。

2. 先天性肺动脉发育不全　肺动脉发育不全时，肺血管循环未能完全建立，肺动脉压力持续存在，产生新生儿持续性肺动脉高压（persistent pulmonary hypertension of newborn，PPHN）。PPHN 是新生儿预后不良的征象。PPHN 与低氧血症的先天性心脏病右向左分流表现类似。超声心动图表现为肺动脉高压、动脉导管及卵圆孔开放，即持续胎儿循环。但无其他心脏器质性病变。

3. 其他新生儿心脏病　心包大量积液、心包积气、心肌炎和心包炎等亦可引起急性心包压塞或心功能不全，而危及新生儿的生命。

呼吸困难和呼吸衰竭可对心脏产生不良影响，反之，新生儿重症心脏病可对肺部产生影响，血流动力性肺水肿是呼吸困难和呼吸衰竭的常见病因之一。许多研究表明新生儿心脏病会影响患儿的肺功

能。IS. Stone 等[24] 在先天性心脏病患者心功能与肺功能相互关系的临床研究中表明了心功能直接影响肺功能，两者呈正相关关系。

三、临床应用价值

（一）快速、有效地寻找病因

1.判断心源性缺氧或（和）肺源性缺氧　肺部超声检查能有效地发现呼吸困难患儿肺部疾病的超声征象，如胸膜线异常、A 线征、火箭征、肺滑动征、肺实变、胸腔积液、肺间质综合征、支气管充气征和肺点征等，可利用肺部超声征象来判断呼吸困难是心源性缺氧或（和）肺源性缺氧。BLUE 程序发现火箭征时，诊断血流动力学性肺水肿有很高的准确性，其准确率约为 90.5%，少数肺炎及慢性间质性疾病也可见火箭征阳性，但要注意正常新生儿 24h 内也可见到少量 B 线。如患儿经强心及利尿治疗后 B 线消失而 A 线出现，则提示心源性缺氧，结合心脏超声检查可快速、有效地寻找心力衰竭的证据。若为肺源性缺氧，患儿可表现为其他征象，如胸膜线异常及 B 线征、肺滑动征消失、肺实变伴支气管充气征和肺点征等。动力性肺水肿合并感染性肺炎时，则可表现为肺间质综合征和肺实变及动态支气管充气征等综合情况。

2.排除新生儿危重心脏病　BLUE 程序未包括急诊心脏超声检查，但对呼吸困难和缺氧患儿来说心脏超声检查是一个有效的补充，可排除新生儿危重心脏病，如完全性大动脉转位和完全性肺静脉异位引流等其他危重先天性心脏病。

3.评估新生儿重症肺病心脏功能的受损程度　新生儿重症肺病可对心肌及心功能造成不同程度的损害。通过心脏超声可观察及测量心室腔大小、室壁厚度及运动情况，用量化指标反映心室的收缩和舒张功能，有效地评估心脏功能的受损程度。

（二）为指导补液治疗开辟新的观察窗口，减少有创性检查

1.心脏是血流动力学间接观察窗口，通过测量心室大小，可间接反映血容量状态。以往血容量血流动力学监测常为有创检查，如连续心排血量监测（pulse indicator continuous cardic output，PICCO）及中心静脉压（central venous pressure，CVP）等。肺超声 FALLS 程序提出了 A 优势条款与 B 优势条款。这两个条款也考虑了左心室收缩功能，为补液治疗提供了良好的监测方法。具体详见 FALLS 相关章节。

2.当肺部超声检查提示 B 优势条款而没有心室功能异常时，不能用肺部超声 FALLS 原则指导补液。左肾静脉水平下腔静脉呼气相直径（inferior vena cana diameter，IVCD）与中心静脉压有较好的相关性。直径越小，则相关性越好。在补液治疗中，IVCD 变化与中心静脉压变化相平行。上腔静脉比下腔静脉更接近心脏，通过上腔静脉直径分析可评估血容量，对补液治疗也有一定的指导作用。

（余火标　吕国荣　沈浩霖）

参考文献

[1] Dexheimer FL, Dalcin PT, Teixeira C, et a1. Lung ultrasound in critically ill patients: a new diagnostic. J Bras Pneumol, 2012, 38(2): 246-256.

[2] Liu J. Lung ultrasonography for the diagnosis of neonatal lung disease. J Mate Fet Neon Med, 2014, 27(7/8): 856-861.

[3] Santuz P, Bonetti P, Serra A, et al. Ultrasound-guided lung recruitment in a young infant with ARDS.

Paediat Anaesth, 2010, 20(9): 895-896.

[4] Hasan AA, Makhlouf HA. B-lines: Transthoracic chest ultrasound signs useful in assessment of interstitial lung diseases. Ann Thorac Med, 2014, 9(2): 99-103.

[5] 刘敬，曹海英，陈水文，等．肺脏超声诊断新生儿暂时性呼吸增快症的价值．中华实用儿科临床杂志，2016, 4(2): 93~96.

[6] 刘敬，曹海英，李静雅，等 . 新生儿肺部疾病的超声诊断 . 中华围产医学杂志，2013, 16(1): 51-56.

[7] Lichtenstein DA, Meziere GA, Lagoueyte JF, et al. A-lines and B-lines: lung ultrasound as a bedside tool for predicting pulmonary artery occlusion pressure in the critically ill. Chest, 2009, 136(4): 1014-1020.

[8] 刘敬，王华伟，韩涛，等 . 肺脏超声诊断新生儿感染性肺炎 . 中华围产医学杂志，2014, 9(7): 468-472.

[9] Cortellaro F, Colombo S, Coen D, et al. Lung ultrasound is an accurate diagnostic tool for the diagnosis of pneumonia in the emergency department. Emerg Med J, 2012, 29(1): 19-23.

[10] Cattarossi L, Copetti R, Poskurica B, et al. Radiation exposure early in life can be reduced by lung ultrasound. Chest, 2011, 139(3): 730-731.

[11] Lichtenstein DA, Lascols N, Prin S, et al. The "lung pulse": an early ultrasound sign of complete atelectasis. Intens Care Med, 2003, 29(12): 2187-2192.

[12] Levy PT, Dioneda B, Holland MR, et al. Right ventricular function in preterm and term neonates: reference values for right ventricle areas and fractional area of change. J Am Soci of Echocardio, 2015, 28(5): 559-569.

[13] James AT, Corcoran JD, McNamara PJ, et al. The effect of milrinone on right and left ventricular function when used as a rescue therapy for term infants with pulmonary hypertension. Cardio Young, 2016, 26(01): 90-99.

[14] Mahoney L, Shah G, Crook D, et al. A literature review of the pharmacokinetics and pharmacodynamics of dobutamine in neonates. Pedia Card, 2016, 37(1): 14-23.

[15] Sehgal A, Malikiwi A, Paul E, et al. Right ventricular function in infants with bronchopulmonary dysplasia: association with respiratory sequelae. Neonatology, 2016, 109(4): 289-296.

[16] Wohlmuth C, Wertaschnigg D, Wieser I, et al. Tissue doppler imaging in fetuses with aortic stenosis and evolving hypoplastic left heart syndrome before and after fetal aortic valvuloplasty. Ultrasound in Obstetrics & Gynecology, 2016, 47(5): 608-615.

[17] Molloy EJ. The decline and fall of the cardiac biomarker: a good indicator of resolution of cardiac dysfunction following perinatal asphyxia. commentary on D.C. Vijlbrief et al. Cardiac biomarkers as indicators of hemodynamic adaptation during postasphyxial hypothermia treatment. Neonat, 2012, 102(4): 249-250.

[18] 杨思源，陈树宝 . 小儿心脏病学 . 4 版 . 北京：人民卫生出版社，2012: 629-634, 683-684.

[19] 杨柳，陈文娟 . 小儿重症肺炎并心衰的诊断研究进展 . 医学影像学杂志，2014, 24(8): 1383-1385.

[20] 梁红，周伟 . 脑钠肽在新生儿持续肺动脉高压诊断和治疗中的意义 . 实用儿科临床杂志，2011, 26(11): 874-876.

[21] 王庆慧，丁云川，尹帆，等 . 三维斑点追踪技术评价先天性心脏病左心室收缩功能 . 中国超声医学杂志，2013, 29(3): 228-231.

[22] 张华，梁伟翔，袁文琳，等 . 组织多普勒对呼吸窘迫综合征早产儿心功能的评价 . 医学影像学杂志，2014, 24(1): 47-50.

[23] 杨轶男，董湘玉，常欲晓，等 . 左向右分流型先天性心脏病患儿肺功能相关研究 . 临床儿科杂志，2012, 30(08): 724-726.

[24] Stone IS, Barnes NC, James WY, et al. Lung deflation and cardiovascular structure and function in chronic obstructive pulmonary disease. A randomized controlled trial. Am J Respir Crit Care Med, 2016, 193(7): 717-726.

第十一章

胎儿肺畸形与重症超声

第一节　正常胎儿肺和胸廓声像图与测量值

一、概述

在胚胎和胎儿时期，肺和胸廓的正常发育是新生儿适应外界环境和自主呼吸的重要基础。胎儿的胸廓主要由骨性胸廓以及胸廓内脏器构成。胎儿的骨性胸廓主要由胸椎、肋骨、胸骨、锁骨和肩胛骨构成，并借关节和软骨连结而组成一个上小下大、形如倒置漏斗的潜在腔隙。肺是胸廓内的重要脏器之一，主要有行使呼吸的重要功能。胸廓内还有其他诸如心脏、气管、支气管和胸腺等脏器[1]。

肺作为胸廓内的重要器官之一，众多学者利用二维超声来评价胎儿肺部发育，指标有肺面积、胸廓面积、胸腹部纵径比、肺头比（lung to head ratio，LHR）、胎儿肺部血管及其分支的血流变化等[2-5]，也有利用三维超声测量肺体积[6-9]。除此之外，还有学者利用 MRI 测量肺体积、肺－肝信号强度比值来评价肺部发育及成熟度等，并分析其在先天性膈疝（congenital diaphragmatic hernia，CDH）胎儿中的应用[10-13]。MRI 组织分辨率高，无创，无辐射，受各种因素影响较小，在诊断胎儿胸廓畸形中有重要的补充作用，可用于判断预后及制订合理的围生期处理方案[14]。综合比较各类检查方法可发现，二维超声可初步评价胎儿肺的大小，但由于肺的形态欠规则，因此，二维超声不能对其大小进行精确的评定。采用三维超声技术测量胎儿肺体积，可以更加精确地评估胎儿肺的发育情况，尤

其是三维超声 VOCAL 技术，它不仅能更好地评估肺的大小，还可以清晰地显示正常胎儿的肺部及胸廓结构，特别是先天性膈疝及有胸腔肿瘤的胎儿。而 MRI 的价格相对昂贵，易受胎动的影响，成像时间比较长，目前尚未能被孕妇普遍接受。因此，产前评价胎儿肺部发育情况时首选超声检查，而 MRI 则是重要的补充手段。

目前国内外对胎儿胸廓正常数据的建立及相关畸形的系统研究甚少。有学者利用 X 线和 CT 测量儿童及青少年的胸廓正常数据，包括胸廓高度、最大横内径、前后径、肺体积和胸廓体积等，从而评价不同年龄段胸廓的发育情况，并分析其在漏斗胸和气胸等疾病中的应用[15-19]。也有部分学者利用二维超声评价胸廓发育，如胸廓横面积和胸围。除此之外，也可利用多种方法测量胎儿胸廓体积，如：①利用左、右肺体积加上心脏体积获得胸廓体积。②利用三维多平面重建模式将每个平面的体积相加获得胸廓体积。③利用 Philips Qlab 软件，通过轮廓堆叠法三维重建功能，手动画出胎儿胸廓的轮廓，然后重建胸廓的三维模型，并获得胸廓体积。④利用三维超声 VOCAL 技术测量胸廓体积。

笔者利用二维超声技术和三维超声 VOCAL 技术同时测量了不同孕周正常胎儿的胸廓横径、前后径、面积、胸围、胸廓体积、肺体积、肺体积／胸廓体积比值的正常参考值，并探讨了各个指标在肺

畸形（如先天性膈疝、隔离肺及先天性肺囊腺瘤样畸形）和胸廓畸形（先天性骨骼发育不良）中的应用价值[20]。其中，通过二维指标可初步评价胎儿肺和胸廓的发育情况，并可初步诊断骨性胸廓畸形，但对肺畸形没有明显的临床意义；而利用三维超声VOCAL技术测量胎儿肺体积和胸廓体积可进一步对胸廓畸形和肺畸形进行诊断和鉴别诊断，尤其是肺体积/胸廓体积的比值。

二、胎儿肺和胸廓显示率及正常声像图

有研究统计，在446例产前超声检查正常的胎儿中，48例因为受到孕妇腹壁脂肪较厚、胎儿肋骨回声衰减、胎位及羊水等因素的影响而使肺和胸廓显示不满意，剩下的398例都可以显示清楚，显示成功率为89.24%。胎儿的胸廓主要由骨性胸廓以及胸廓内脏器构成。骨性胸廓在四腔心切面上呈类圆形。胸廓内脏器主要包含了心脏及大血管、肺、气管及胸腺等。在四腔心切面上主要显示心脏、肺和胸主动脉。心肌和肺呈中等回声，心腔呈无回声（图11.1.1A）。在三血管气管切面（three vessels and trachea view，3VT）上主要显示大血管、气管和胸腺。大血管管壁和气管壁呈高回声，管腔呈无回声，胸腺呈中低回声（图11.1.1B）。

三、胎儿肺和胸廓数据测量方法和正常值

（一）胎儿肺和胸廓数据的测量方法

1. 胸廓前后径　在胎儿心脏四腔心切面上，取脊柱前缘与胸骨后缘之间的垂直距离为胸廓前后径（图11.1.2A）。

2. 胸廓横径　在胎儿心脏四腔心切面上，在双侧侧胸部肋骨内缘距离最宽处，取一条与胸廓前后径垂直的直线，双侧侧胸部肋骨内缘的距离为胸廓横径（图11.1.2A）。

3. 胸廓面积　在胎儿心脏四腔心切面上，沿肋骨、胸骨和脊柱内缘手动描记一圈，所描记范围的面积为胸廓面积（图11.1.2B）。

4. 胸围　在胎儿心脏四腔心切面上，沿肋骨、胸骨和脊柱外缘手动描记一圈，所描记范围的周长为胸围（图11.1.2C）。

5. 胸廓体积　利用三维超声VOCAL技术，通过旋转测量法测量胎儿胸廓体积，选择横断面（A平面）为初始断面，旋转角度为15°，沿着肋骨、脊柱、胸骨内缘和膈肌上缘手动描记相应12个切面的胸廓轮廓，系统自动获得胎儿胸廓形态的三维重建及体积值（图11.1.2D）。

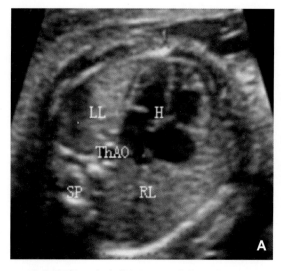
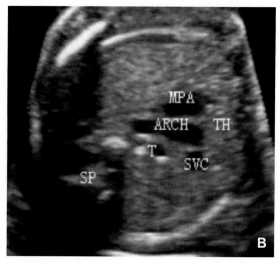

图11.1.1　胎儿胸廓正常声像图。A.胎儿四腔心切面的正常声像图，B.胎儿3VT的正常声像图。H，心脏；LL，左肺；RL，右肺；ThAO，胸主动脉；SP，脊柱；SVC，上腔静脉；MPA，主肺动脉；ARCH，主动脉弓；T，气管；TH，胸腺

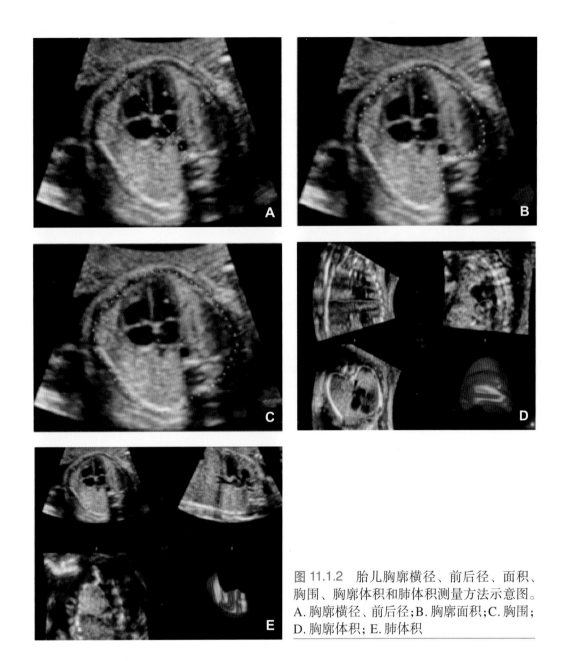

图 11.1.2　胎儿胸廓横径、前后径、面积、胸围、胸廓体积和肺体积测量方法示意图。
A. 胸廓横径、前后径；B. 胸廓面积；C. 胸围；D. 胸廓体积；E. 肺体积

6. 肺体积　利用三维超声 VOCAL 技术，通过旋转测量法测量胎儿肺体积，选择横断面（A 平面）为初始断面，旋转角度为 15°，沿着肺外缘手动描记相应 12 个切面的肺轮廓，系统自动获得胎儿肺形态的三维重建及体积值（图 11.1.2E）。

（二）胎儿肺和胸廓数据正常值

结果表明，正常胎儿胸廓横径、前后径、面积、胸围、胸廓体积、肺体积、肺体积 / 胸廓体积比值均随孕周的增加而增加，其中胎儿胸廓横径、前后径、面积和胸围的正常值范围见表 11.1.1，各孕周胎儿胸廓体积、肺体积及肺体积 / 胸廓体积比值的正常值范围见表 11.1.2。

表 11.1.1　不同孕周胎儿胸廓横径、前后径、面积和胸围（$\overline{X}\pm s$）

孕周（n=398）	胸廓横径（cm）	胸廓前后径（cm）	胸廓面积（cm^2）	胸围（cm）
16（n=6）	2.66±0.26	2.19±0.30	7.85±0.71	10.18±0.45
17（n=6）	2.88±0.09	2.25±0.03	8.97±0.10	11.01±0.14
18（n=8）	3.28±0.23	2.41±0.12	10.49±0.48	12.41±0.49
19（n=10）	3.50±0.14	2.69±0.06	13.56±0.32	13.52±0.34
20（n=16）	3.77±0.26	2.89±0.25	14.20±0.49	13.61±0.73
21（n=23）	4.08±0.14	2.94±0.09	16.19±0.52	14.26±0.42
22（n=35）	4.26±0.24	3.18±0.19	16.71±0.59	14.84±0.39
23（n=36）	4.36±0.22	3.30±0.15	18.24±0.52	15.54±0.47
24（n=37）	4.61±0.20	3.41±0.43	20.04±1.13	16.44±0.63
25（n=33）	4.76±0.21	3.58±0.12	22.99±1.46	17.60±0.66
26（n=27）	4.90±0.20	3.66±0.15	24.39±1.34	18.20±0.56
27（n=25）	5.11±0.16	4.15±0.10	26.10±1.00	18.94±0.51
28（n=23）	5.36±0.11	4.41±0.11	29.26±1.27	19.41±0.60
29（n=20）	5.63±0.17	4.60±0.10	31.47±1.15	20.44±0.52
30（n=18）	5.81±0.14	4.81±0.14	34.58±1.39	21.52±0.75
31（n=21）	6.00±0.14	5.06±0.14	36.94±0.99	22.33±0.77
32（n=15）	6.17±0.19	5.24±0.11	39.36±0.89	23.26±0.79
33（n=11）	6.31±0.16	5.44±0.23	43.86±1.83	24.36±0.52
34（n=10）	6.48±0.18	5.63±0.13	46.24±1.18	25.43±0.61
35（n=10）	6.62±0.14	5.79±0.29	51.56±2.50	26.26±0.84
36（n=8）	6.79±0.19	5.95±0.19	53.96±1.11	27.43±0.62

表 11.1.2　不同孕周胎儿胸廓体积、肺体积、肺体积／胸廓体积比值（$\overline{X}\pm s$）

孕周（n=398）	胸廓体积（cm^3）	肺体积（cm^3）	肺体积／胸廓体积比值
16（n=6）	8.69±0.62	4.01±0.29	0.462±0.005
17（n=6）	10.20±0.70	4.80±0.34	0.471±0.002
18（n=8）	14.45±1.02	6.97±0.49	0.482±0.005
19（n=10）	22.13±1.46	10.88±0.72	0.492±0.003
20（n=16）	23.39±2.40	11.74±1.23	0.502±0.006
21（n=23）	26.46±1.13	13.27±0.64	0.503±0.007
22（n=35）	28.80±1.90	14.64±1.01	0.508±0.007
23（n=36）	34.17±2.38	17.56±1.25	0.514±0.005
24（n=37）	39.55±2.91	20.54±1.54	0.519±0.005
25（n=33）	44.99±2.13	23.57±1.09	0.524±0.005
26（n=27）	53.76±2.46	28.57±1.41	0.531±0.005
27（n=25）	58.81±2.63	31.47±1.40	0.535±0.005
28（n=23）	66.22±2.41	35.86±1.33	0.541±0.005

孕周（n=398）	胸廓体积（cm³）	肺体积（cm³）	肺体积／胸廓体积比值
29（n=20）	70.60±3.11	38.60±1.84	0.547±0.006
30（n=18）	85.31±2.80	47.02±1.59	0.551±0.007
31（n=21）	98.35±5.34	53.90±3.09	0.555±0.007
32（n=15）	105.51±4.14	58.99±2.29	0.559±0.006
33（n=11）	114.66±8.19	64.49±4.27	0.563±0.005
34（n=10）	120.69±3.66	68.01±2.33	0.564±0.006
35（n=10）	139.68±4.50	79.03±2.86	0.567±0.006
36（n=8）	154.18±6.76	85.09 ± 3.92	0.571 ± 0.007

（三）评价胎儿肺发育不良和胸廓发育不良的指标

胎儿胸廓畸形和肺畸形病种多样，如先天性膈疝、先天性骨骼发育不良（skeletal dysplasia, SD）、肺隔离症（pulmonary sequestration，PS）、先天性肺囊腺瘤样畸形（congenital cystic adenomatoid malformation，CCAM）及胸腔积液等。这些畸形会导致各种各样的并发症，其中最严重的并发症会引起胎儿肺发育不良。胎儿肺发育不良指在胎儿肺发育过程中，出现肺发育不全或发育迟缓，可为单侧，也可为双侧，以肺细胞、气道和肺泡数目下降为主要表现，从而导致肺体积和重量的减少，影响胎儿肺部气体交换，这是导致新生儿死亡的一个主要因素。显而易见，如何在胎儿时期评价胎儿肺部发育情况至关重要。胎儿胸廓发育情况直接影响到胎儿肺的发育，先天性胸廓发育不良常常导致胎儿肺发育不良[21]。目前，有学者通过测量胸围、肺长度、肺头比和肺体积来诊断胎儿肺发育不良。笔者通过测量胎儿胸廓横径、前后径、面积、胸围、胸廓体积、肺体积、肺体积／胸廓体积比值并与病例组对比后发现，对于相同孕周的胎儿，若其各指标低于正常值的三个标准差，则发生先天性胸廓发育不良或胎儿肺发育不良的可能性大。因此，测量胎儿胸廓横径、前后径、面积、胸围、胸廓体积、肺体积、肺体积和肺体积／胸廓体积比值有助于对这两类疾病的诊断，并判断严重程度及预后，以此引导临床医生早期、适当地对其进行干预，降低畸形新生儿的出生率。

（连细华）

第二节　常见胎儿肺部畸形

常见的胎儿肺部畸形主要包括肺发育不良、先天性肺囊腺瘤样畸形、肺隔离症、先天性膈疝和胸廓发育不良综合征。本节主要介绍这些常见的胎儿肺部畸形的超声表现及其产前超声诊断价值。

一、肺发育不良

（一）概述

肺发育不良（pulmonary hypoplasia，PH）指胎儿肺在发育过程中出现肺发育不全或发育迟缓，表现为肺细胞、气道和肺泡数量的减少，导致各孕周胎儿肺体积及重量绝对减小。胎儿肺发育不良可发生于单侧或双侧肺，胎儿出生后即可出现呼吸功能不全，严重时可导致呼吸衰竭甚至新生儿死亡。

胎儿肺发育不良主要分为原发性和继发性。原发性胎儿肺发育不良极罕见，表现为单侧或双侧肺完全不发育或缺如。继发性胎儿肺发育不良多见，胎儿在肺发育过程中若出现影响肺容积或肺内外体液平衡的因素即可影响肺的正常发育，例如长期羊水过少、胸廓内占位性病变、胸腔积液、双肾缺如或发育不良、持续性胎膜早破和骨骼畸形等（表11.2.1）。

肺发育状况是围生儿能否存活的重要决定因素之一，肺发育不良的新生儿出生后死亡率较高，因此，产前准确评估胎儿肺部发育情况十分重要。

表 11.2.1　影响肺发育不良的原因

胸廓内占位性病变	先天性膈疝、肺囊腺瘤样畸形、支气管囊肿、肺隔离症、畸胎瘤和胸腔积液
骨骼畸形	成骨不全、致死性侏儒症和脊柱侧凸等
肾或泌尿系统异常所致羊水过少	双肾缺如或发育不良、泌尿系统流出道梗阻和多囊肾等
非肾性羊水过少	持续性胎膜早破
神经肌肉或中枢神经系统异常影响胎儿呼吸样运动	胎儿肌麻痹和无脑畸形等
心功能受损	左心或右心发育不全。肺动脉狭窄、心脏扩大和心肌肥厚等
胸、腹壁缺损	脐膨出和腹裂等
与肺发育不良相关的综合征	13、18、21- 三体综合征，Robert 综合征等

（二）超声表现

1. 二维测量指标低于正常值　胎儿胸腔有肺和心脏两大重要脏器。由于肺的体积大于心脏，绝大多数情况下，胸廓大小与肺大小呈正相关，因此，产前超声常常通过测量胸围及其相关比值等参数来评估胎儿肺部的发育情况。常用的指标有：胸围、胸围 / 腹围及（胸廓面积—心脏面积）/ 胸廓面积等。也可以直接测量肺的相关径线及面积，常用指标有肺高度、肺长径、宽径、双肺面积 / 胸廓面积比值、肺头比（ lung-to-head ratio，LHR ）（图 11.2.1 ），以及肺重比等。在胎儿肺发育不良时，上述这些参数多数低于正常值范围。

2. 肺体积缩小　肺发育不良胎儿的肺的体积及重量均减少。与胸围等间接参数相比，直接测量肺容积是预测胎儿肺发育不良更真实的指标。目前常用的是三维超声 VOCAL 技术测量肺体积，其操作简便，耗时短，通过 VOCAL 技术旋转获得切面，手动勾画胎儿肺边界，系统自动计算出胎儿肺容积，并模拟出大体的三维图像（图 11.2.2）。Ruano 等[22]研究表明，三维超声 VOCAL 技术测量胎儿肺体积与病理学测量值之间有良好的相关性。笔者采用三维 VOCAL 技术检测了 300 例健康胎儿，建立了各孕周正常胎儿肺体积的正常值范围（表 11.2.2）[9]。另外，有学者通过 MRI 测量胎儿肺体积和肺信号特征，认为这两个指标能更准确地评价胎儿肺发育不

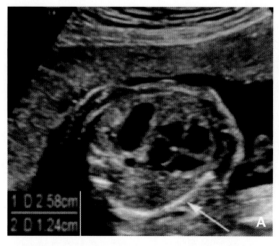
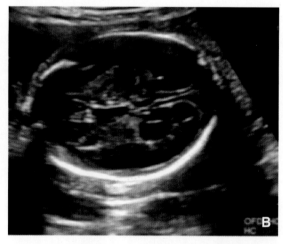

图 11.2.1　测量 23 周胎儿肺头比。A. 膈疝胸腔横切面，左侧膈疝，健侧肺组织的测量示意图，箭头示健侧肺组织；1. 健侧肺长径；2. 健侧肺宽径；B. 同一患者的头围测量示意图。LHR=（健侧肺长径 × 健侧肺宽径）/ 头围；HC，头围

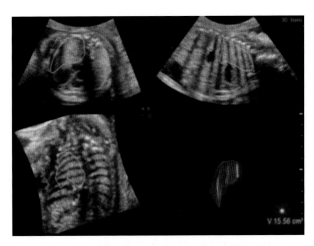

图 11.2.2　三维超声 VOCAL 技术测量胎儿肺体积

良的程度及肺成熟度[23]。

3.心脏旋转和移位　单侧肺发育不良包括完全性肺缺如和肺体积严重缩小。右肺发育不良时右肺体积缩小，心脏向右侧移位，但心轴不变，心尖仍然指向左前方；左肺发育不良时心脏改变不明显，仅表现为心脏旋转以及在冠状切面上更容易显示室间隔，左肺完全缺如时则可见心脏整体移位。

4.羊水过少　肾性及非肾性持续羊水过少可引起低羊水压。胎儿呼吸运动时，肺内与羊膜腔内的压力差增大，肺内液体大量流向羊膜腔，引发胎儿肺发育不良。

5.合并症　继发性胎儿肺发育不良多见，常见合并症为肺内肿块、宫内发育迟缓、先天性膈疝和骨骼畸形等。

6.肺动脉阻力升高　胎儿肺发育不良时肺血管床发育低下，血管壁肌化，肺动脉顺应性降低，因此，有学者通过检测胎儿肺动脉及其分支血流频谱来预测肺发育不良，肺发育不良胎儿肺动脉 RI 和 PI 值较相同孕周正常胎儿高[25]。R. Ruano 等[26] 研究表明胎儿动脉导管峰值流速降低与肺发育不良相关。也有学者通过能量多普勒血流显像发现严重胎儿肺发育不良的胎儿肺血管不显像。肺动脉频谱对诊断胎儿肺发育不良可能有所帮助，但尚未得到证实。

（三）临床应用价值

胎儿肺发育是产后胎儿是否存活的重要因素之一，因此，产前早期诊断并预测胎儿肺发育状况及预后十分重要。

在评价肺发育不良胎儿的预后时，以往常采用与胸围有关的指标来预测，但是这些参数尚存在一定的局限性，如胸围 / 腹围比值不适用于胸、腹腔病变引起的胸、腹围改变（如胸腔积液、脐疝和胸廓畸形等）；胎儿宫内发育迟缓、羊水过少及心脏明显扩大等也增加了对胎儿肺发育不良的诊断难度。因此，产前诊断只有对双侧肺发育不良程度较严重者才有优势，对于轻、中度发育不良或高度怀疑肺发育不良的病例，产前超声仅可提供一些参考。

目前的研究表明，采用与肺长度、面积、体积相关的指标可以更有效地评估肺发育不良胎儿肺发育情况及其预后。常用的有肺头比（LHR）、肺重比（fetal lung to body weight ratio, FLB，即胎儿肺质量与胎儿质量的比值）以及直接测量的肺体积。肺头比将在以下的疾病中具体阐述。现今国内外学者常通过测量胎儿 FLB 来评估 PH，其诊断标准即妊娠 28 周前 FLB < 0.015 或妊娠 28 周以后（包括 28 周）FLB < 0.012[26-27]。胎儿肺质量可以通过胎儿肺体积计算。因此，笔者对胎儿肺体积进行直接测量发现，若肺体积小于该孕周正常胎儿的 25%，也提示胎儿肺发育不良预后差[9]。

另外，羊水过少和发育迟缓等伴随征象也能够增加产前诊断肺发育不良的可疑程度。一般来说，出现羊水过少的孕周越早，持续时间越长，量越少，则胎儿肺发育不良越严重，围生期死亡率越高。有报道羊膜灌注生理盐水能够改善预后。总之，肺发育不良的预后多样，主要取决于致病原因及其肺的发育不良程度。

二、先天性囊性腺瘤样畸形

（一）概述

先天性囊性腺瘤样畸形（congenital cystic adenomatoid malformation of the lung，CCAM）现又称先天性肺气道畸形（congenital pulmonary airway malformation，CPAM）是一种并不少见的肺组织错构病变，其病理特征为末梢细支气管过度生长，损害肺泡，在肺实质内呈有明显界限的腺瘤样状。亦有报道认为其原发病灶为支气管闭锁。闭锁远端的

表 11.2.2　300 例 18~36 孕周正常胎儿肺体积正常值范围（cm^3，$\overline{X} \pm 2s$）

孕周	例数	左肺体积	右肺体积	肺总体积
18	8	2.39 ± 0.08	3.40 ± 0.08	5.80 ± 0.14
19	8	3.09 ± 0.12	4.59 ± 0.14	7.61 ± 0.44
20	12	4.19 ± 0.12	5.69 ± 0.14	9.59 ± 0.22
21	19	5.33 ± 0.20	7.32 ± 0.66	12.64 ± 0.74
22	24	6.52 ± 0.42	8.85 ± 0.48	15.36 ± 0.72
23	26	7.30 ± 0.48	9.97 ± 0.66	17.28 ± 1.02
24	31	8.80 ± 0.58	12.18 ± 0.84	20.95 ± 1.14
25	27	10.30 ± 0.60	13.74 ± 0.96	23.76 ± 1.18
26	25	11.20 ± 0.50	15.30 ± 0.50	26.52 ± 0.86
27	20	12.75 ± 1.12	17.28 ± 0.54	30.22 ± 2.20
28	19	14.42 ± 0.70	20.48 ± 0.78	35.00 ± 1.20
29	15	16.29 ± 0.50	22.54 ± 0.48	38.81 ± 0.92
30	13	17.52 ± 0.52	24.58 ± 0.78	42.17 ± 1.08
31	11	19.44 ± 0.52	27.97 ± 0.74	47.60 ± 0.90
32	10	20.68 ± 1.42	30.67 ± 1.10	51.35 ± 2.12
33	9	22.50 ± 1.38	31.95 ± 2.12	54.45 ± 3.00
34	8	25.44 ± 0.82	34.20 ± 1.08	59.77 ± 1.90
35	8	28.32 ± 1.24	37.24 ± 1.32	66.06 ± 2.72
36	7	30.32 ± 1.90	40.33 ± 1.64	70.65 ± 3.10

肺组织发育不良是一种继发性改变。大多数 CPAM 为单侧发病，常累及一侧肺或一叶肺，95% 以上局限于单一肺叶或肺段，偶尔累及双侧肺，但相当罕见。国内研究显示胎儿 CPAM 发生率为 0.17%，占胎儿先天性肺部畸形的 25%，一般在孕 18 周后可经产前超声检查发现 [28]。

参照 RC. Sanders[29] 的病理分型，CPAM 可分为以下三种类型：

Ⅰ型：大囊型，由单个或多个大囊肿构成，囊腔直径 2~10cm，囊肿壁厚而光滑，周围及囊肿间可见正常肺组织。

Ⅱ型：中囊型，由多个较小的囊肿构成，囊腔直径小于 2cm，囊壁薄，囊肿间有不规则的弱增强回声，高于正常肺组织回声。

Ⅲ型：微囊型，由大量细小囊肿构成，囊腔直径小于 0.5cm，无法测量囊腔大小，呈"实质性"改变。

（二）超声表现与鉴别

1. 超声表现

（1）肺部囊性或实性肿块：Ⅰ型和Ⅱ型表现为大小不等的囊泡样无回声或囊实混合的肺部包块（图 11.2.3）；Ⅲ型则表现为胸腔内实性高回声团块，边界清晰，内部回声均匀。肿块较大时，与其他胸腔内占位性病变相同，压迫肺组织，导致正常肺组织回声减少，从而引起肺发育不良及胎儿水肿。

（2）心脏及纵隔移位：CPAM 病变的体积可以很大，造成纵隔移位，心脏偏向健侧。

（3）胎儿水肿：肿块体积较大，压迫纵隔，导

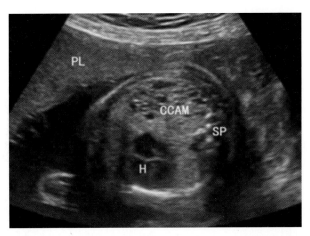

图 11.2.3　23 周胎儿肺囊腺瘤样畸形。胸部横切显示胸腔内巨大囊实性混合性肿块（CCAM）。SP，脊柱；H，心脏；PL，胎盘

致心脏移位及静脉回流障碍，引起胎儿胸腔积液和水肿等，此种情况下发生胎儿宫内死亡的概率较高。

（4）羊水过多：可能与病变组织压迫食管引起胎儿吞咽羊水受阻，或肿块产生过多的渗出液有关。

（5）CPAM 的血供来源于肺动脉分支。Ⅲ型易与肺隔离症相混淆，利用 CDFI 显像病变部位的血液供应来源可鉴别，肺隔离症的血供来源为胸 / 腹主动脉分支。

（6）合并其他畸形：CPAM 可合并膈疝、肾疾病及先天性心脏病等。当发现 CPAM 时，除了对肿块本身的观察外，还需注意对膈肌、肾和心脏等其他结构进行观察。

2. 鉴别诊断　应注意与先天性膈疝、肺隔离症、先天性支气管囊肿、神经源性肿块和食管重复畸形等相鉴别。在检查过程中注意观察病灶内有无蠕动、排空现象和腹腔内胃泡情况，据此可较好地与左侧膈疝鉴别。发生右侧膈疝，肝疝入胸腔时，与 CPAM Ⅲ 型相似，但肝回声稍低，鉴别主要依据肿块的血供来源。CPAM Ⅰ 型与支气管囊肿的超声表现相似。但支气管囊肿常单发，病灶邻近主气管，更靠近纵隔。神经源性肿块和食管重复畸形的肿块则主要位于后纵隔。

（三）临床应用价值

CPAM 的总体预后取决于肿块大小、纵隔移位程度、是否出现胎儿水肿及羊水过多等伴发表现。早期发现 CPAM 以及纵隔移位并不能

提示胎儿预后不良，但如胎儿出现水肿则预后差[30]。胎儿水肿常见于病灶较大的病例，通常导致纵隔移位和腔静脉阻塞。近年来研究表明测量先天性肺囊性腺瘤体积比（congenital cystic adenomatoid malformation volume ratio，CVR） 或直接测量肺体积有助于预测胎儿发生水肿的可能性[30]。CVR 较肺体积更常用，它是产前 CPAM 及肺隔离症胎儿预后的指标，但不是宫内治疗的指标。CVR=（肿块长度 × 宽度 × 高度 ×0.523）/ 头围。若 CVR ≥ 1.6，则胎儿出现水肿的概率较高，产后出现呼吸系统症状及死亡率也较高。若 CVR ＜ 1.6，则出现水肿的可能性较低，但仍需密切随访[31,32]。

很多 CPAM 病灶在妊娠期可消失，国内外很多学者均报道过胎儿 CPAM 体积可随妊娠进展而逐渐缩小或自然消退[28,33,34]，而且更多见于Ⅲ型 CPAM。自发性消退的机制尚不清楚，可能是由于正常肺组织发育使 CPAM 体积变小，也可能是由于气管或支气管的暂时性堵塞[33]。因此，有学者认为对部分 CPAM 胎儿可动态随访观察，明确疾病转归[35]。如果相隔数周复查超声，肿块未继续增大甚至逐渐缩小，肺无明显受压，纵隔和心脏无移位，且无其他合并症，则预后较好。目前尚无生化或超声指标用于判断 CPAM 病灶是否会消退，因而有必要对 CPAM 胎儿进行连续动态超声观察。

对于产前超声检查出 CPAM 的胎儿，在随访期间病灶消退或缩小，出生后也需要进行胸部 CT 或 MRI 检查，检测是否有残留 CPAM 组织。患儿如果出现反复发作的呼吸道感染及呼吸窘迫等临床症状，可行手术切除病灶，术后患儿的生长发育及活动量常与正常儿童无异，预后良好[36]。对于未消失且无症状的 CPAM 患儿，是否手术还存在争议。

三、肺隔离症

（一）概述

肺隔离症（pulmonary sequestration，PS）又称隔离肺，是以血管发育异常为基础的胚胎发育缺陷，其发生率仅占肺部畸形的 0.15%～6.40%。在胚胎发育过程中，部分肺芽组织与支气管树分离，由胚胎的前原肠、额外发育的气管和支气管肺芽接受体循环的血液供应而形成无功能的肺组织团块。其血流供应来自于体循环[37]。

肺隔离症可分为叶内型和叶外型。叶内型肺隔离症与正常肺有同一个脏胸膜，在胎儿时期与正常肺实质分界不清，且其病变多在产后才出现，产前诊断较难，因此胎儿期少见，主要见于成人。叶外型肺隔离症又称副肺，占胎儿隔离肺的绝大多数，有独立的胸膜包绕，与正常肺组织分离，与正常气管和支气管不相通，其中80%~90%发生在左肺基底部，位于左肺与膈之间，部分发生于纵隔、膈肌、膈下或心包内等，血供主要来自胸主动脉（73%）或腹主动脉（21%），其余依次为肋间动脉、锁骨下动脉、胸廓内动脉和心包膈动脉等[37]。叶外型肺隔离症主要通过奇静脉、半奇静脉和腔静脉等体循环回流，叶内型主要通过肺静脉回流。

（二）超声表现与鉴别

1. 超声表现

（1）典型超声表现：可见胎儿胸腔内或腹腔内的强回声团块，多位于左肺基底部或膈下，尖端指向纵隔，呈叶状或三角形，边界清晰，内部回声均匀（图11.2.4A）。较大者可引起纵隔移位及同侧胸腔积液，少数可出现胎儿水肿。

（2）CDFI表现：检出团块内滋养血管来自胸主动脉或腹主动脉等体循环系统的血供（图11.2.4B），据此可以帮助区分叶外型肺隔离症与其他肺部肿块（如CPAM和支气管闭锁等）。

（3）合并症：叶外型肺隔离症常合并先天性膈

疝、膈膨升、膈麻痹、食管胃畸形、支气管囊肿、心包缺陷、CPAM和脊柱异常等。

（4）动态观察：隔离肺的肺生长速度缓慢，部分病灶能够随孕周增加而萎缩或消退[38]。

2. 鉴别诊断

叶外型肺隔离症应与CPAMⅢ型、肾上腺神经母细胞瘤及先天性膈疝相鉴别。与CPAMⅢ型的主要鉴别依据是血供来源的不同。位于膈内或膈下的叶外型肺隔离症与神经母细胞瘤相似，但神经母细胞瘤多位于右侧，好发于晚孕期，超声表现为圆形或分叶状呈囊性、混合性及实性强回声，生长速度快，可发生胎儿内转移，根据这些特点可资鉴别。发生右侧膈疝时，疝入的右肝组织回声与肺隔离症相似，但仔细辨认胆管结构以及CDFI显示门静脉血流也可把两者鉴别开来。此外，叶外型肺隔离症还需注意与肾上腺血肿和支气管闭锁等相鉴别。

（三）临床应用价值

目前国内外许多研究显示肺隔离症的预后良好，尤其是发生于晚孕期的、病灶逐渐缩小的隔离肺，其预后更好，出生后可不出现任何呼吸道症状。研究表明，产前超声检查有助于肺隔离症预后的判断。有学者报道，隔离肺的预后与肺隔离症的病变范围以及是否合并胸腔积液密切相关，合并胸腔积液的肺隔离症可导致严重肺发育不良和胎儿水肿，甚至围生期死亡[39]。肺隔离症产前评估预后的指标同肺

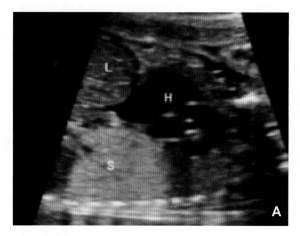
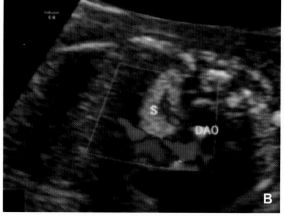

图11.2.4　23周胎儿肺隔离症。A.胸腔横切面；B.矢状切面。显示左下肺高回声团块，边界清晰，血供来源于降主动脉。H，心脏；L，肝；S，肺隔离症；DAO，降主动脉

囊腺瘤样病变。肺隔离症在胎儿期进展常较缓慢，对于逐渐消退且无合并水肿的叶外型肺隔离症胎儿，无须进行宫内治疗或干预，应定期复查和随访。

肺隔离症胎儿在出生之后的临床表现随其分型不同而出现差异。叶内型者，若其支气管与主支气管系统不相通，一般无临床症状。一旦相通，则会出现咳嗽、咳痰和发热等感染症状，常反复发作，迁延难愈，可于各年龄段发病，青少年多见。而叶外型的肺隔离症组织支气管与主支气管不相通，血液回流入奇静脉、半奇静脉和腔静脉等，感染者极少，一般无临床症状，多为体检时或因合并其他畸形而被发现。目前手术仍是本病首选的治疗方法，大多数病例在出生后采取手术切除。

四、先天性膈疝

（一）概述

先天性膈疝（congenital diaphragmatic hernia，CDH）是由于一侧或双侧膈肌发育不全或缺陷，导致腹腔内器官疝入胸腔，从而引起一系列症状的先天性疾病。其发生率为 1/4000~1/2500[40]。80% 的先天性膈疝发生在左侧，15%~20% 发生在右侧，双侧膈疝非常少见[40]。横膈于妊娠第 6~14 周逐渐形成，由中央横膈膜、后外侧胸膜和食管背侧的肠系膜融合而成。在发育过程中融合不全可导致膈肌缺损，腹腔脏器从缺损处突入胸腔形成先天性膈疝。根据缺损部位不同，可将膈疝分为胸腹裂孔疝（Bochdalek 疝）、胸骨后疝（Morgagni 疝）及食管裂孔疝（Hiatus 疝），其中以胸腹裂孔疝最为多见，占 70%[41]。左侧胸壁皱褶关闭较右侧晚，因而以左侧疝多见。

先天性膈疝常合并染色体异常和其他畸形或综合征。常见的染色体异常为 18- 三体、21- 三体和 12 号染色体短臂缺失（Pallister-Killian 综合征）。先天性膈疝常合并心脑畸形以及消化系统、泌尿系统及骨骼畸形等。综合征中最为常见的是 Fryns 综合征（为常染色体隐性遗传，包括颜面部畸形、囊性淋巴管瘤、多囊肾、指/趾异常、Dandy-Walker 畸形、胼胝体发育不良）、致死性翼状胬肉、Beckwith-Wiedemann 综合征及 Simpson Golabi-Behmel 综合征。

（二）超声表现与鉴别

1. 超声表现　超声可显示出胎儿膈肌的影像，表现为一层圆顶突向胸腔的较薄的低回声带。该回声带隔开胸腔和腹腔，紧贴肺和心脏的下方及肝上方。然而，超声检查难以将膈肌完整地显示出来，即使是较大的膈肌缺损，运用图像质量好的超声仪器，若没有腹腔脏器疝入胸腔，超声也很难诊断。故即使能显示出完整的膈肌图像，也不能完全除外膈疝的可能。先天性膈疝的主要超声表现如下。

（1）腹腔内脏器疝入胸腔：可有如下几种情况。①胸腹裂孔疝（Bochdalek 疝）：多发于左侧，常见胃泡和小肠疝入胸腔，其次为结肠和脾。在胸腔内心脏旁可见囊性结构，有时可观察到蠕动；腹腔内胃泡消失；心脏向右侧偏移（图 11.2.5），右肺受压改变不明显。发生于右侧的胸腹裂孔疝少见，其诊断难度大，诊断时间也比左侧更晚些。有时肝可疝入胸腔。由于肝与肺实质回声相近，可利用 CDFI 显示门静脉走行超过膈肌水平来确定胸腔内实质性回声为肝。有时结肠和小肠也可疝入。心脏向左偏移明显，于冠状面更容易显示室间隔。② Hiatus 疝：通常是胃部分或全部经食管裂孔由中线进入胸腔。③ Morgagni 疝：罕见（占 2%~3%）[41]，通常无疝囊，疝内容物位置靠前，常见的内容物为肝和结肠。这种疝能够引起心脏的压迫和旋转，肺压迫不明显。

（2）腹围减小，而胸围形态饱满。

（3）胎儿呼吸矛盾运动：胎儿吸气时患侧与健侧胸腔及腹腔内容物产生矛盾运动，即患侧疝入胸腔的内容物向上运动，而健侧腹腔的内容物向下运动。疝内容物可具有交通性，疝入胸腔的内容物可根据腹腔压力的不同而返纳到腹腔，表现为胸腔内肿块时大时小。

（4）其他征象：胎儿左、右肺环绕四腔心切面消失；肺、心脏及纵隔等脏器受压移位；左心房与降主动脉及脊柱分离；无完整的膈肌声像图表现。

（5）合并肺发育不良及羊水过多：先天性膈疝常因腹腔脏器持续压迫肺组织而导致肺实质受压和肺周围动脉严重肌化，进而引起肺发育不良及新生儿肺动脉高压[42]。晚期妊娠时，胎儿肺受压导致发育不良，从而影响羊水的循环，造成羊水过多。

2. 鉴别诊断　先天性膈疝应与先天性肺囊腺瘤

样畸形、肺隔离症、支气管囊肿及食管闭锁相鉴别。这些疾病除具有各自的声像图特点外（见前所述），不具备疝内容物的特点，故可通过观察疝入胸腔的胃及肠管的蠕动现象来鉴别。此外，先天性膈疝还需与膈膨升相鉴别。膈膨升时在胸部横切面也可同时显示心脏和胃泡，但其仅表现为膈肌抬高，膈肌带状低回声连续，表面光整，上抬的腹腔脏器随胎儿呼吸样运动向下运动，无向上运动，据此可与先天性膈疝相鉴别。

（三）临床应用价值

腹腔内容物未疝入胸腔时，很难通过超声诊断膈疝，这也是为何某些膈疝要到晚孕期甚至产后（产时腹压明显升高）才显现出来的缘故。先天性膈疝的预后并不乐观，围生儿死亡率约为80%[1]，主要是由于肺发育不良以及合并肺动脉高压等情况而导致死亡[1,43]。腹腔脏器疝入胸腔越早、越多，则纵隔推移越明显，患侧肺发育受损就越严重，产后呼吸衰竭的发生率就越高。因此，肺发育不良程度是影响预后的主要因素[44]。有学者应用肺头比（LHR）来衡量肺发育不良程度[45]。LHR=（健侧肺长径 × 健侧肺宽径）/ 头围（单位：mm）。它有助于衡量胎儿肺发育不良的程度及估测新生儿发生呼吸衰竭的危险度，并提出孕24~26周时，通常界值为1.0。若LHR＞1.4，提示存活率高；若LHR＜1.0，提示预后较差；LHR＜0.6者，则病死率为100%。

另外，产前超声的某些征象有助于判断先天性膈疝的预后。预后不良的指征包括：孕24周之前诊断的膈疝、合并染色体异常或其他畸形、存在肝膈疝、羊水过多、胎儿水肿及宫内发育迟缓。同时合并其他结构畸形和染色体异常者病死率为100%，合并其他结构畸形但不合并染色体异常者，围生期病死率为92%[46]。随访研究显示，肝疝入胸腔与肝未疝入胸腔先天性膈疝新生儿的病死率分别为65%与7%[47]。当怀疑膈疝时，应进行染色体核型分析。

先天性膈疝的患儿出生后应立即给予呼吸机辅助呼吸，并尽快将其转送至新生儿重症监护病房，以减轻呼吸困难，减少呼吸和循环并发症，为急诊手术争取时间，有利于提高存活率。

五、胸廓发育不良综合征

（一）概述

胸廓发育不良综合征（thoracic insufficiency syndrome，TIS）是因胸廓发育不良而不能支持正常呼吸运动和肺生长发育的病变。胸廓发育不良综合征指的是一类疾病，同时存在多系统畸形，多数为骨骼系统发育异常，包括致死性侏儒、软骨发育不全、成骨不全（Ⅱ型）、Jeunes 综合征、Ellis-van-Creveld 综合征以及 Jarcho-Levine 综合征等。这些疾病都有胸廓发育畸形。胸廓发育不良常常影响肺组织和气道的发育而导致胎儿出生后不能存活，即

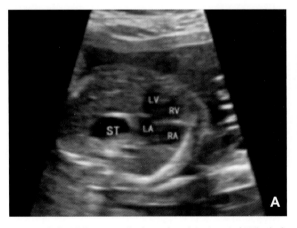
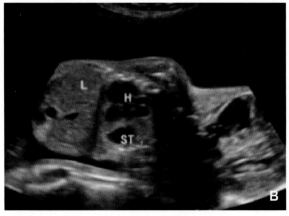

图 11.2.5　胎儿膈疝。A. 胸腔四腔心切面，左侧胸腔内可见胃泡，位于左心房侧，心脏明显向右前方移位；B. 胸腔矢状切面，显示胃泡位于胸腔内。H，心脏；L，肝；ST，胃泡；LA，左心房；RA，右心房；LV，左心室；RV，右心室

使存活也严重影响患儿的生存质量[48]。

Jeunes 综合征引起胸廓发育不良综合征[48]又称窒息性胸廓发育不良症、胸廓 - 骨盆 - 指（趾）骨发育不良，为罕见的常染色体隐性遗传，主要表现为肋骨短，胸廓狭小，呼吸困难，可伴有多指（趾）畸形。

Jarcho-Levine 综合征也可引起胸廓发育不良综合征，表现为胸廓高度的严重丢失[49]。本病为常染色体遗传，影像学上胸廓呈"风扇"状外观。

（二）超声表现

1. 胸廓超声评价　①肋骨缩短、骨折。②胸腔狭窄。胸围可通过四腔心切面测量肋骨外缘周径获得[50]。严重胸廓发育不良的主要指标有：胸围＜相应孕周的 10 个百分位数；心 / 胸比值＞60%（心脏畸形时除外）；胸围 / 腹围（TC/AC）比值＜0.77；胸围 / 头围比值＜0.56。

2. 肺体积缩小　由胸腔容积缩小所致。

3. 肋骨畸形　在某些病例可见肋骨短小。在成骨不全病例中可见肋骨外形异常或骨折后愈合的痕迹。

（三）临床应用价值

胸廓狭窄可使肺组织的正常生长显著受限，易引起肺发育不良，产前超声可以准确评价[51]。临床上，由于胸廓狭窄引起的呼吸困难和反复呼吸道感染，严重者出生后在数周内可因此发生呼吸衰竭而死亡。产前超声检查发现胎儿肢体短小时，应行胎儿染色体检查，以排除染色体异常。

儿童在 2 岁以前肺泡细胞的增殖速度最快，肺的生长速度也最快，之后逐渐减慢，持续到 8 岁结束。故认为，胸廓发育不良综合征患儿的年龄越小，则手术干预的效果越好，对肺的生长也越有利[52]。胸廓畸形常与先天性脊柱畸形同时存在，主要为先天性脊柱侧凸和侧后凸畸形，并且直接影响先天性脊柱畸形的手术效果。因而越来越多的矫形外科医生开始重视脊柱侧凸患儿肺功能的改善，采用纵向可撑开型人工钛肋技术（vertical expandable prosthetic titanium rib，VEPTR）行胸腔扩张术是治疗胸廓发育不良综合征的一种行之有效的方法[53]。

（李丽雅）

第三节　致命性胎儿肺部畸形的超声诊断

致命性胎儿肺部畸形包括胸廓异常的致死性骨发育不良、先天性高位呼吸道梗阻或闭锁以及先天性肺缺如。本节主要介绍这三种畸形的产前超声诊断。

一、胸廓异常的致死性骨发育不良

（一）概述

胎儿骨骼发育不良的发生率相对较高，为 1/1300～1/1350[54]。此类畸形由多种原因引起，表现形式多样，预后不尽相同。产前超声对先天性骨骼发育不良不能全部做出鉴别诊断。因此，产前超声应注意区分每一个具体病例是致死性的还是非致死性的。致死性骨发育不良的发生率为 1/5000～1/11 000，产前诊断并不困难。超声区分致死性或非致死性骨发育不

良，准确性可高达 92%～96%，故超声应为该病的首选检查方法。

（二）疾病种类与超声表现

现将胸廓异常的致死性骨发育不良的种类与超声表现分述如下。

1. 致死性侏儒　致死性侏儒是最常见的骨骼发育障碍性疾病，发生率为 1/6000～1/17 000，为常染色体显性遗传。成纤维细胞因子受体 3（FGFR3）基因第 7 外显子 742c → T（R248c）杂合突变，软骨内成骨发育障碍，病变累及所有的软骨内成骨，以四肢最为明显，多为散发，男女比例约为 2：1。由于窄胸导致肺明显发育不良，故常导致胎儿呼吸窘迫死亡，出生后亦不能成活，故应早检查、早发现及早处理，提高优生优育。由于缺乏对该病的认

识，易与软骨发育不良和成骨发育不全相混淆。

致死性侏儒的超声特征有：严重短肢、长骨弯曲、窄胸、肋骨短、腹膨隆、头大及前额突出等，70% 伴羊水过多。超声根据头颅形态将致死性侏儒分为两种亚型，两者在头颅形状和股骨形态上有所区别。Ⅰ型的特征表现是股骨弯曲，呈"听筒征"（图 11.3.1），大部分（约 85%）无三叶草形头颅；Ⅱ型的特征表现是三叶草形头颅及长骨短而直。三叶草形头颅由冠状缝和人字缝过早闭合造成，颅底发育缺陷，合并继发性颅缝早闭。两种亚型之间的鉴别诊断依赖于 X 线和组织学表现。

2. 短肋多指（趾）畸形　短肋多指（趾）畸形是一组以胸骨发育不良、短而水平肋骨和多指（趾）畸形，合并面部异常为特征的综合征。本病为常染色体隐性遗传疾病，是一种致死性骨发育不良。短肋多指（趾）畸形有四种亚型，除共同的表现为短肢侏儒、短肋并胸廓发育不良、多指（趾）外（图 11.3.2），可合并多种内脏畸形，各种亚型有各自的特征。

（1）Ⅰ型（Saldino-Noonan 型）：干骺端狭窄。

（2）Ⅱ型（Majewski 型）：面裂畸形和显著的胫骨缩短。

（3）Ⅲ型（Naumoff 型）：干骺端增宽伴骨刺。

（4）Ⅳ型（Beemer-Langer 型）：中部面裂、窄胸、腹部膨隆和脐膨出。男性生殖器可能不明显，髂骨翼小。

以上各型之间的临床表现和影像学表现可互相重叠。Nursel 认为不同类型的短肋多指（趾）畸形

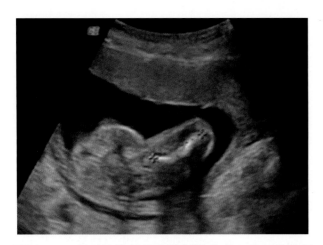

图 11.3.1　致死性侏儒超声特征性表现。致死性侏儒Ⅰ型，股骨弯曲，呈"听筒征"

的叠加现象是由于同一位点上基因突变的不同表达以及被子宫内外环境修饰的结果 [55]。通过产前超声明确短肋多指（趾）畸形的分型并不重要，不论哪一型均为致死性疾病，因此，一旦发现可建议终止妊娠。

3. 致死型成骨不全　致死型成骨不全是一种罕见的与常染色体遗传有关、由遗传性中胚层发育障碍而造成结缔组织异常有关的先天性骨骼发育障碍性疾病，进一步发展常会累及骨骼、韧带和巩膜而出现相应的病理改变。多发性骨折、蓝巩膜和进行性耳聋是本病的主要特点，故成骨不全又称为脆骨病或脆骨 - 蓝色巩膜 - 耳聋综合征。发病时间越早，则病情越重。胎儿型成骨不全的病情最重，大多数患儿可发展成死胎或者产后由于呼吸系统并发症短期夭折，临床上有四个主要的临床标准：①骨质疏松和骨的脆性增加。②蓝色巩膜。③牙质形成不全。④早期耳硬化。这些异常中有两项就能确诊。Sillence[56] 将本病分为四型：Ⅰ、Ⅱ、Ⅲ、Ⅳ 型。其中Ⅰ、Ⅲ 和Ⅳ 型为非致死型成骨不全。Ⅱ型为致死型成骨不全，超声检查最容易诊断的为Ⅱ型成骨不全。Ⅰ、Ⅲ 和Ⅳ 型因表现为轻微短肢，无骨折或骨折不明显，有的甚至在晚孕期才发现骨折，因此在宫内难以诊断。

致死型成骨不全典型的产前超声声像图特点有：①四肢严重短小，长骨粗短并弯曲，且有多处骨折声像，股骨长 / 足长 < 0.16。②颅骨薄，骨化差，近探头侧颅内结构清晰，探头加压可变形。③严重胸部发育不良：胸廓狭窄，呈钟形，心胸比例 > 0.60，胸围 / 腹围 < 0.89。④可伴羊水过多。⑤常合并其他畸形（图 11.3.3）。

致死型成骨不全是产前超声筛查中要求必须检出的畸形之一，其预后极差。产前超声对本病的检查具有明显的优越性，应尽早发现、尽早诊断。

4. 肢体屈曲症　肢体屈曲症是一种少见的骨骼发育障碍性畸形，因长骨异常弯曲而得名。本病与在胎儿睾丸和骨骼中表达的 SQX9 基因突变有关。该基因的突变除了可引起本病外，还可导致常染色体的性反转（仍有睾丸存在），即 46XY 的男核型，其表现型为女性（75%）[57-58]。该病特征如下：①肢体短小，轻者可以无明显缩短或轻度缩短。重者可为严重短肢畸形，长骨明显缩短。②胸腔狭窄，以胸腔上部狭窄更明显。③常合并足内翻畸形或其

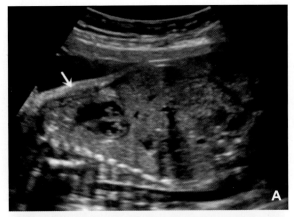

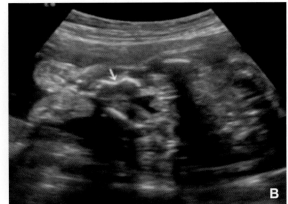

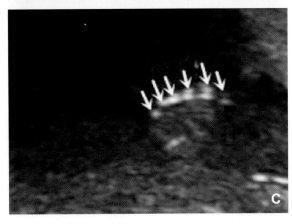

图11.3.2　短肋多指（趾）畸形的超声表现。A.短肋、窄胸；B.胫腓骨缩短；C.多趾

他器官畸形。本病预后较差，绝大多数因气管和支气管软骨缺失所致的管壁软化引起呼吸衰竭而死亡，极少数病例可存活至儿童期。

　　超声表现为长骨弯曲。这是本病特征性的声像图表现。下肢长骨出现弯曲较多见，以股骨和胫骨明显，股骨弯曲常出现在股骨近段，而胫骨弯曲常出现在胫骨远段。腓骨可发育不良或缺如，腓骨较胫骨明显短小。可出现胸腔狭窄、肩胛骨发育不良或缺如。

　　因肢体屈曲症属于少见的致死性骨骼发育不良，因此，一旦诊断成立，建议孕妇行引产术[59]。

二、先天性高位呼吸道梗阻或闭锁

（一）概述

　　先天性高位气道闭锁综合征（congenital high airway obstruction syndrome，CHAOS）是一种罕见的胎儿呼吸系统畸形[60]。高位气道闭锁是发生在胎儿咽、喉和气管部位罕见的先天畸形[61]。从人胚发育第4周始，脱离前肠的喉气管憩室的上端发育为喉，中段发育为气管，末端膨大形成两分支为肺芽。到第10周，喉软骨、气管及大支气管的软骨环已形成[62-63]。引起先天性高位气道闭锁综合征的原因有喉闭锁或缺失，或气管缺失或受阻，或者喉水平的囊性结构阻塞气道。造成喉闭锁与狭窄的病因尚不清楚，可能与第6对鳃弓异常持续融合有关。由于梗阻使胎儿肺产生的液体不能排出而导致一系列的临床表现。新生儿出生后不能建立呼吸功能，预后差，完全性先天性高位气道闭锁综合征可导致胎儿死亡。

　　超过50%的先天性高位气道闭锁综合征胎儿合并其他畸形，最常见的是肾和中枢神经系统畸形以

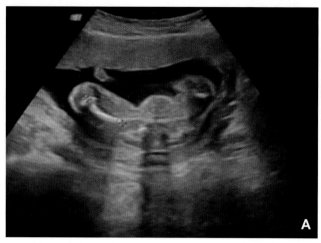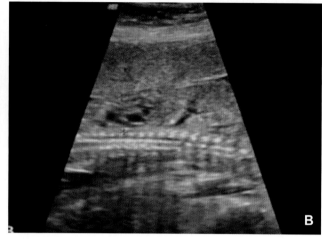

图 11.3.3　孕 25 周致死型成骨不全的超声表现。A. 四肢严重短小，长骨粗短并弯曲；B. 严重胸部发育不良：胸廓狭窄，呈钟形

及骨骼畸形。先天性高位气道闭锁综合征可合并染色体异常，也可为 Fraser 综合征，包括双侧隐眼畸形、眼距宽、并指（趾）、高位气道闭锁、异常生殖器、脐膨出、肛门闭锁和声音嘶哑等。

（二）超声表现与鉴别诊断

1. 超声表现　本病由于有较特殊的超声表现，产前诊断相对容易。中孕期超声检查，正常胎儿于心脏"三血管气管切面"，气管多能显示清晰，其内径关系应为：肺动脉 > 主动脉 > 上腔静脉 ≥ 气管。若气管内径宽于上腔静脉，甚至宽于主动脉，即为明显扩张。正常情况下，沿气管顺序探查，胎儿的气管、咽和喉部显示连续，无异常中断。胎儿先天性高位气道闭锁综合征的超声声像图特征明显。双肺对称性明显扩大。受其影响，膈肌变为扁平甚至反向，心脏受压且体积变小。远端气管及主支气管扩张，扩张的气管内充满液体而呈无回声结构。超声追踪显示左、右肺内管道样无回声结构于纵隔处合并为一个无回声结构，且延续至咽喉部中断，即为闭锁远端扩张的气管。部分病例可于扩张的气管上端（会厌部）见一强回声，考虑为闭锁部位。

2. 鉴别诊断　本病应与其他胎儿胸腔疾病相鉴别：①胎儿先天性肺囊腺瘤畸形：先天性肺囊腺瘤畸形是一种肺组织错构畸形，多为单侧异常，95% 仅限于一叶或一段肺，且病变部位多有大小不等的囊性结构（Ⅰ型和Ⅱ型）。Ⅲ型表现为病变部位体积增大，回声增强，心脏及膈肌可受压移位，但双侧

发生罕见，无气管及主支气管扩张征象。②肺隔离症：是以血管发育异常为基础的胚胎发育缺陷。叶内型肺隔离症罕见，多为叶外型。叶外型隔离肺表现为边界清晰的强回声包块，多位于左侧胸腔底部。约 80% 的叶外型肺隔离症供血动脉为单一血管，来自胸主动脉或腹主动脉。包块较大时可引起纵隔及心脏移位。同样，双侧发生罕见，无气管或腹主动脉及主支气管扩张征象。由此可见，产前超声诊断先天性高位气道闭锁综合征时，肺部特征性声像图改变、气管及主支气管扩张征象是诊断要点。对于仅肺部改变明显（双肺对称性明显扩大），没有明显气管扩张的病例，应仔细鉴别。检查时还应注意先天性高位气道闭锁综合征亚型或合并气管发育不良的可能。应谨慎诊断，密切随访，关注胎儿肺部、气管及心脏的超声改变。

有文献报道，超过 50% 的先天性高位呼吸道梗阻胎儿可合并其他畸形，最常见的是肾及神经系统异常。故一旦怀疑本病尤应仔细检查。先天性高位呼吸道梗阻也可以是 Fraser 综合征［隐眼畸形伴其他畸形，隐眼并指（趾）综合征］的一种表现。

（三）临床应用价值

国内有学者报道超声联合 MRI 产前诊断胎儿高位气道闭锁综合征，国外亦有学者认为 MRI 对于识别肺部气管及血管可提供更多的信息，但彩色多普勒超声检查可区分扩张的气管与大血管[64,65]。随着国内产前超声诊断的完善，对于超声怀疑先天性

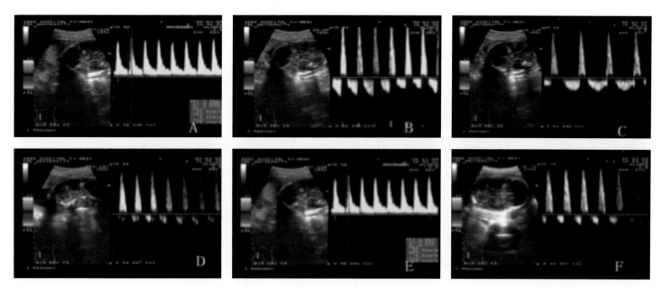

图 11.4.3　几种常见的 MCA-RDF 血流频谱。A. 正常胎儿；B. 加压；C. 心动过缓（A、B、C 属同例胎儿）；D. 胎儿呃逆（呼吸样运动）；E. 胎儿呃逆停止；F. 左室发育不良综合征

表 11.4.2　胎儿多普勒超声评分体系

	项目	2 分	1 分	0 分
脑循环	MCA-PI	无异常	低于相同孕周正常胎儿平均值的两个标准差	MCA-PI/UmA-PI ＜ 1
心脏循环	大小（CA/TA）	＞ 0.20，≤ 0.35	0.35~0.50	＞ 0.50 或 ＜ 0.20
	功能	二尖瓣和三尖瓣活动自如，呈双相舒张期充盈	三尖瓣全收缩期反流	二尖瓣全收缩期反流，单相舒张期充盈
胎盘循环	UmA-PI	无异常	高于相同孕周正常胎儿平均值的两个标准差	舒张期血流缺失或反向血流
肝循环	UV 或 DV	无异常	DV-PI 高于相同孕周正常胎儿平均值的两个标准差	UV 呈搏动性改变或 DV 出现反向血流频谱

1. DUPS 的依据和科学性　人的生命体征包括呼吸、脉搏、血压和体温，其实质集中体现了心、脑和肺的功能调节。Apgar 评分作为判定新生儿窒息严重程度的指标，已被广泛应用于产科临床并作为选择指导治疗和判断预后的依据，其 5 项构成也集中反映了心脏循环、中枢神经、肺功能和外周循环情况。胎儿生物物理评分法包括胎儿紧张性、运动、呼吸、羊水量和心率，同样也反映了中枢神经、肺功能、心功能和外周血流灌注情况。近年来许多研究表明 UmA-PI、MCA-PI、MCA-PI/UmA-PI、DV-PI、UV 搏动性、Tei 指数与 IUGR 和围生期结局不良有明显的相关性[86-96]。由于不同血管对缺氧和应激的反应不同，不同缺氧和应激程度对同一血管的作用方式也不同，因而多数作者主张采用联合多支血管的多普勒超声检测来评估胎儿宫内窒息及围生期结局不良。胎儿水肿是一种具有很高围生期死亡率（＞72%）的严重胎儿疾病，其发病的病因可以由遗传性、代谢性、炎症性或相关畸形所致。研究表明心血管评分体系对水肿胎儿的监护和评估具有重要的临床意义[97-101]。其评分的 5 项标准包括水肿程度、心脏增大程度、心功能改变、脐动脉和脐静脉及静脉导管超声多普勒频谱改变。我们提出新的多普勒超声评分体系是在心血管评分体系的基础上，结合 Apgar 评分进行了相应的修改，包括体现了脑循环、心脏循环、胎盘循环（相当于出生后肺循环）和肝循环（相当于出生后外周血管循环）4

项指标（表 11.4.2）。任何胎儿疾病，不论是先天性还是后天性，也不论是代谢性、炎症性还是特发性，其疾病恶化的最终共同通道都是反映在上述 4 个重要器官的功能上，都有可能通过上述循环表现出血流动力学的异常。这些异常亦可以通过多普勒超声得以检测。因此，新的 DUPS 可以用于对孕晚期胎儿全面、系统的评估。

2. DUPS 的应用价值及局限性　我们之前的研究结果表明，DUPS 在预测孕晚期胎儿的围生期结局不良（包括提早终止妊娠、宫内死胎或新生儿死亡等）具有重要的临床价值。DUPS ≤ 8 分时，其孕晚期胎儿具有相对危险性，应当在加强监测的同时适时终止妊娠；当 DUPS ≤ 6 分时，其发生宫内死胎或新生儿的死亡概率会增加，应及时终止妊娠。但 DUPS 仍应与二维超声及其他胎儿监护方法结合，以进一步提高其预测的准确性。

（二）动态分析方法

不同的血管对胎儿缺氧严重程度的反应不同[78]。一般说来，血流动力学改变累及的顺序为大脑中动脉→脐动脉→肾动脉→主肺动脉→静脉导管→下腔静脉→脐静脉，因此，分析这些胎儿血管的动力学改变时必须采用动态联合分析方法。此外，还应特别提醒的是，胎儿缺氧时其血流发生了三次重要转移：①颅脑内血流向大脑皮质转移，表现为 MCA M1 段 PI/MCA M2 段 PI ＜ 1，这是早期代偿的表现。②胎盘内血流向大脑转移，表现为 MCA-PI/UmA-PI ＜ 1，这是中期代偿的表现。③心输出量从右心向左心转移，右心输出量 / 左心输出量 ＜ 1，这是晚期代偿的表现。

（三）定量分析方法

D. Jugovic[99] 提出了新的多普勒超声预测脑损伤的缺氧指数（hypoxia index，HI），结果表明 HI 是预测胎儿脑损害的一个重要指标。HI ＝ [1 － （MCA － RI/UmA － RI）] × 100，将每天观察的 HI 进行累加即可获得观察周期内（一般为 2 周）的 HI （图 11.4.4）。研究表明，当 HI ＞ 74 时，发生胎儿脑损害的可能性很大。HI 的最大优点是针对性强（脑损伤），并考虑到了缺氧损伤的时间累积效应。但是，公式内 MCA-RI 是呈双相改变的（胎儿缺氧早期 MCA-RI 降低，而胎儿严重缺氧时 MCA-RI 可能

正常或升高）。同时，不论 UmA 血流缺失的严重程度如何，当 UmA 舒张末期血流为零或缺失或反向时 UmA-RI 均取值为 1。因此，HI 同样也忽视了不同程度缺氧水平的影响。研究显示，宫内缺氧不但影响大脑循环，也对胎盘循环和肝循环造成影响。因此，HI 指数也可用于评价宫内缺氧所致的胎盘循环和肝循环的变化，从而更全面地提示宫内缺氧程度。目前，已有通过胎盘循环的变化来预测胎儿宫内死亡危险的报道。EV. Kontopoulos 等[100] 通过检测脐动脉舒张末期血流缺失的比例（AEDV%=AEDV/心动周期 ×100%）来预测选择性胎盘异常吻合血管激光凝固术供血胎儿死亡的可能性。结果提示，若 AEDV% ≥ 30%，则供血胎儿宫内死亡危险性增加 4.3 倍，其敏感性和阴性预测值分别为 77% 和 81.3%。因此，我们提出了基于 HI 指数和 AEDV% 的计算方法，作为检测大脑循环、胎盘循环和肝循环的变化指标，建立评估胎儿缺氧严重程度的多普勒量化的评分体系（图 11.4.4 至图 11.4.6）。

HI 值是通过将观测期间每日 C/U 比率（MCA-RI/UmA-RI）与 1 的差值（以百分比表示）求和计算而成。以图 11.4.4 为例，在产前第 12 天，C/U 比率为 0.95，与 1 的差值表示为 5%；在第 11 天，差值为 10%，以此类推，产前 15 天的 HI 值就是 5 ＋ 10 ＋ 15 ＋ 20 ＋ 15 ＋ 10 ＋ 20 ＋ 30 ＋ 25 ＋ 20 ＋ 25 ＋ 30=225。

脑循环改变（相当于新生儿体温和肌张力）：MCA-RI/UmA-RI 降低但 ≥ 1，为脑保护效应前期，未得分，之后每降低 1% 得 1 分。

胎盘循环改变（相当于新生儿呼吸）：UmA-RI 或 PI 升高，但未出现舒张末期血流缺失，未得分，

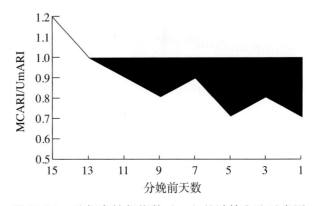

图 11.4.4　脑损害缺氧指数（HI）的计算方法示意图

之后 AEDV% 每升高 1% 得 1 分。

　　肝循环改变（相当于新生儿的心功能）：静脉导管（ductus venosus，DV）PI 升高或 a 波为零未得分，出现反向 a 波占整个心动周期的比例每增加 1% 得 1 分。我们可以每天监测分娩前 2 周以来胎儿脑循环、胎盘循环和肝循环多普勒量化分值情况，绘制脑循环、胎盘循环和肝循环多普勒量化分值变化曲线（类似护理病历的体温单所记录的体温、脉搏和呼吸曲线），这样可以非常直观地了解胎儿的缺氧程度（图 11.4.7）。

四、多普勒频谱分析时应注意的几个原则

　　产科多普勒超声检测对于评估宫内胎儿的安危，尤其是评估胎儿缺氧、贫血、水肿、感染（胎儿炎症反应综合征）、胎儿先天性心脏病和心力衰竭等严重情况具有重要的临床价值。但是在进行产科多普勒超声检查和评估胎儿宫内安危时应注意一些重要原则 [78,86,91,96]。

（一）注意局部与整体关系的原则

　　检测不同部位血管的血流动力学频谱只是反映该部位或器官的血流循环状况。多普勒超声检测子宫动脉血流动力学的变化只是反映母体侧妊娠子宫的胎盘循环功能的状况；检测脐动脉血流动力学的变化只是反映胎儿侧胎盘循环功能的状态；检测大脑中动脉血流动力学的变化只是反映局部脑血流循环的状况；检测中心静脉系统的血流动力学的变化如 IVC、DV 和 HV 只是反映心脏功能及中心静脉顺应性改变的状况。因此，在评估宫内胎儿安危时，必须将多条动脉的血流频谱综合起来进行分析，必须将动脉和静脉血流频谱联合起来进行分析，以综合判断宫内胎儿情况。一般说来，动脉多普勒频谱的改变要早于静脉多普勒频谱的改变；动脉或静脉多普勒频谱的异常越多，则胎儿的预后和新生儿结局越差。对出现静脉多普勒频谱异常的胎儿，其预后和新生儿结局较仅出现动脉频谱异常的胎儿明显更差。笔者曾采用 UmA-PI（＞2SD）、MCA-PI（＜2SD）、UmA-PI/ MCA-PI（＞2SD）以及 UmA-PI 联合 MCA-PI 来预测新生儿缺血缺氧性脑病（hypoxic-ischemic encephalopathy，HIE）[86,90,98]、

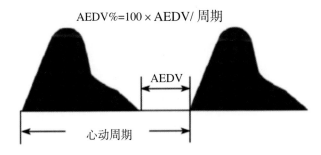

AEDV%=100×AEDV/ 周期

图 11.4.5　脐动脉舒张末期血流缺失示意图及计算公式。AEDV：舒张末期血流缺失

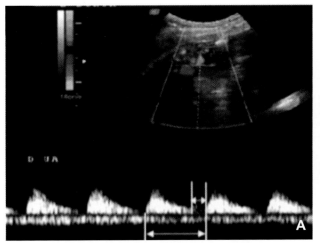
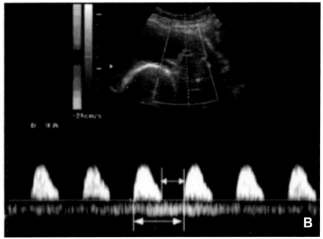

图 11.4.6　脐动脉舒张末期血流缺失频谱图。A. 脐动脉血流缺失（AEDV%＜30%）；B. 脐动脉血流明显缺失（AEDV%＞30 %）

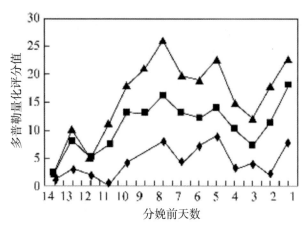

图 11.4.7　胎儿脑循环、胎盘循环和肝循环多普勒量化分值变化曲线。▲：肝循环多普勒分值；■：胎盘循环多普勒分值；◆：脑循环多普勒分值

结果显示，联合两条动脉来预测 HIE，其敏感性、特异性、总符合率及 Youden 指数更佳（表 11.4.3）。若联合 UmA-PI、MCA-PI 和 Tei 指数来预测新生儿窒息，其联合诊断的效果也明显更佳（表 11.4.4）。Baschat 等研究显示胎儿动脉和静脉血流频谱改变数目越多，则其新生儿裸核红细胞越多，围生期结局

（包括围生期死亡率、呼吸窘迫、支气管肺发育不良、脑室出血、坏死性小肠结肠炎、循环衰竭和酸中毒）越差。

（二）注意功能与结构改变关系的原则

　　一般说来，某条动脉血流动力学频谱异常改变越严重，其结构损害可能会更严重。但是，结构的损害还受多种因素的影响，尤其是时间因素。例如，脑/脐比值（即 MCA-PI/UmA-PI）＜1.08 提示胎儿脑保护效应，脑循环功能受损，并不意味着存在脑水肿或脑结构损害，但随着时间的延长，发生脑水肿或脑结构损害的可能性就越大。因此，对于多普勒检测或频谱分析应有动态的观念。简而言之，在中晚孕高危胎儿，若胎儿多支动、静脉血流动力学频谱无异常时，建议每 2~3 周进行一次多普勒超声检测；若胎儿动脉血流频谱有异常，建议每 2~3 天进行一次多普勒超声检测；若 MCA-PI/UmA-PI ＜1.08 或 DVPI 异常，则建议每天进行 1~2 次多普勒超声检测。

（三）注意具体问题具体分析的原则

　　如宫内胎儿缺氧，出现 DV a 波缺失或反向，

表 11.4.3　UmA-PI、MCA-PI、UmA-PI/MCA-PI 及 UmA-PI 联合 MCA-PI 的诊断 HIE 分析结果

	敏感性（%）	特异性（%）	误诊率（%）	漏诊率（%）	总符合率（%）	Yunden（指数）
UmA-PI	35.0	100.0	0.0	65.0	83.1	0.350
MCA-PI	30.0	100.0	0.0	70.0	81.8	0.300
UmA-PI/MCA-PI	45.0	91.2	8.8	55.0	79.2	0.362
UmA-PI 联合 MCA-PI	50.0	100.0	0.0	50.0	87.0	0.500

表 11.4.4　脐动脉 PI、大脑中动脉 PI、Tei 指数及其联合应用诊断新生儿窒息

指标	敏感性（%）	特异性（%）	误诊率（%）	漏诊率（%）	总符合率（%）	Yunden（指数）
UmA-PI	51.3	93.4	6.6	48.7	77.6	0.447
MCA-PI	59.1	91.8	8.2	10.6	79.6	0.512
左室 Tei 指数	67.6	83.6	16.1	32.4	77.6	0.512
右室 Tei 指数	75.7	86.9	13.1	24.3	82.7	0.626
UmA-PI 联合 MCA-PI	78.3	86.9	13.1	21.7	83.7	0.652
UmA-PI、MCA-PI 联合 Tei 指数	83.8	90.2	9.8	16.2	87.8	0.74

提示宫内胎儿处于危险状态。但是，若先天性心脏病右心室梗阻性病变或房室瓣畸形胎儿出现 DV a 波缺失或反向，并不完全提示宫内胎儿处于明显的危险状态，它可能是房室瓣功能不全的一种继发性频谱改变。先天性心脏病胎儿出现 MCA-PI/UmA-PI＜1.08，可能提示胎儿处于相对危险状态，但若是宫内缺氧胎儿尤其是伴有胎盘功能不全，出现 MCA-PI/UmA-PI＜1.08，提示脑保护效应，胎儿可能并未处于危险状况。因为胎盘功能不全时 UmA-PI 可能明显升高，MCA-PI/UmA-PI＜1.08 可能是 UmA-PI 明显升高所致的。因此，不同疾病频谱分析的侧重点不一样。产前多普勒超声检测和分析时必须注意具体问题具体分析。例如，对宫内胎儿贫血采用 MCA-PSV 来判断贫血的严重程度；对水肿胎儿或心力衰竭胎儿采用多普勒超声心血管评分体系（CVPS）来判定胎儿宫内安危；对双胎输血综合征采用 Quintero 分期方法来判定宫内胎儿安危的严重程度。

（四）注意结合临床或其他检查结果综合判断的原则

采用超声评估宫内胎儿安危主要有两种方法，即多支血管多普勒超声评估和生物物理学评分方法（biophysical profile scoring，BPS）。为了探索这两种方法评估 IUGR 的有效性和相互关系，AA. Baschat 等对 328 例 IUGR 胎儿进行危险程度分级并评估了两者之间的互相关系。结果表明，多支血管多普勒超声及 BPS 均可用于 IUGR 风险的分类，但是多普勒超声和 BPS 的结果并不显示出一致性关系，心血管多普勒超声的异常要先于 BPS。这

两种方法评估胎儿恶化程度似乎是互相独立的，因此，联合两种方法的效果要优于单一种方法。AA. Baschat 等对 121 例 IUGR 胎儿的围生期结局进行了研究，结果显示胎儿出现脑保护效应与新生儿窒息的发生有关；静脉血流频谱异常与新生儿酸中毒相关；围生期结局不良包括死亡率和发病率均与静脉频谱相关。此外，产科多普勒超声检查还必须结合孕龄情况进行综合判断。在预测胎儿生长受限（fetal growth restriction，FGR）围生期死亡方面，脐动脉（umbilical artery，UA）血流频谱具有较高的敏感性和阴性预测值，而 DV 的特异性和阳性预测值较高，两者各有优势，应对 UV 血流异常的 FGR 胎儿进行 DV 血流多普勒监测，以判断胎儿是否能从继续妊娠中受益。对 UA 出现舒张末期血流缺失或反向血管（absense or regurgitation of end-diastole，ARED）血流的病例临床处理上，应结合母儿情况及妊娠周综合分析判断。对妊娠周尚小者，可积极进行宫内治疗，促胎肺成熟，并定期复查胎儿动、静脉血流变化，结合胎心率监护、羊水指数、胎儿 BPS 及胎儿发育曲线等多项指标进行综合监护，可望延长胎龄及改善胎儿预后。在积极治疗与监护下，可能会出现血流 ARED 减轻甚至消失。但在多数病例，由于胎儿胎盘循环不良，经母体治疗往往效果不很理想。如在 UA 出现 ARED 血流的基础上同时出现 DV 血流 a 波缺失或反向，多项指标提示胎儿窘迫而经治疗不见缓解，且胎儿已初步具备体外生存能力者，应尽早行剖宫产，使胎儿摆脱不良的宫内环境，进行新生儿体外治疗。

（吕国荣）

参考文献

[1] 李胜利. 胎儿畸形产前超声诊断学. 北京: 人民军医出版社, 2014: 233-256, 338-351.

[2] Noriaki U, Hiroomi O, Toshio S, et al. Relationship between L/T ratio and LHR in the prenatal assessment of pulmonary hypoplasia in congenital diaphragmatic hernia. Pediatr Surg Int, 2007, 23(10): 971-976.

[3] 钟华, 马小燕, 张海春, 等. 二维超声对胎儿肺部发育规律的研究. 中华医学超声杂志 (电子版), 2015, 12(4): 312-318.

[4] 姜凡, 陈娜, 彭梅, 等. 正常胎儿胸腹纵径比、总肺面积和肺纵径与肺发育的相关性研究. 中华超声影像学杂志, 2011, 20(10): 864-866.

[5] 官勇, 李胜利. 产前肺动脉多普勒流速曲线在评估胎儿肺成熟度中的作用. 中华医学超声杂志 (电子版), 2013, 10(1): 23-16.

[6] Miric TD, Merz E, Wellek S, et al. Fetal lung volume measurements using 3D ultrasonography. Ultraschall Med, 2011, 32(4): 373-380.

[7] Barros CA, Rezende GC, Araujo JE, et al. Prediction of lethal pulmonary hypoplasia by means fetal lung volume in skeletal dysplasias: a three-dimensional ultrasound assessment. J Matern Fetal Neonatal Med, 2015: 1-6.

[8] Weaver KN, Johnson J, Kline-Fath B, et al. Predictive value offetal lung volume in prenatally diagnosed skeletal dysplasia. Prenat Diagn, 2014, 34(13): 1326-1331.

[9] 凌乐文, 吕国荣, 苏珊珊, 等. 三维超声测量胎儿肺体积及其在常见胎儿肺病变随访中的应用. 中国医学影像技术, 2012, 28(4): 739-742.

[10] Moshiri M, Mannelli L, Richardson ML, et al. Fetal lung maturity assessment with MRI fetal lung-to-liver signal-intensity ratio. Am J Roentgenol, 2013, 201(6): 1386-1390.

[11] 魏新红. 正常胎儿肺体积及发育的 MRI 评估. [硕士学位论文]. 山东济南: 山东大学, 2014.

[12] Coleman A, Phithakwatchara N, Shaaban A, et al. Fetal lung growth represented by longitudinal changes in MRI- derived fetal lung volume parameters predicts survival in isolated left-sided congenital diaphragmatic hernia. Prenat Diagn, 2015, 35(2): 160-166.

[13] 祝菁, 杨祖菁, 刘明, 等. MRI 测量胎儿肺体积在评估先天性膈疝预后中的价值. 中国产前诊断杂志 (电子版), 2012, 4(1): 8-11.

[14] Recio RM, Martinez VV, Cano AR. MR imaging of thoracic abnormalities in the fetus. Radiographics, 2012, 32(7): E305-321.

[15] St Peter SD, Juang D, Garey CL, et al. A novel measure for pectus excavatum: the correction index. J Pediatr Surg, 2011, 46(12): 2270-2273.

[16] 孙记航, 彭芸, 曾骐, 等. 测量3~13 岁儿童胸部 X 线片正常胸廓数据. 中国医学影像技术, 2012, 28(3): 389-392.

[17] 谢春艳. 基于 MSCT 三维成像测量中国 3~12 岁儿童胸廓正常值: [硕士学位论文]. 湖南长沙: 中南大学, 2013.

[18] 孙记航, 陈诚豪, 张娜, 等. CT 容积重建评估 Nuss 手术对漏斗胸患儿胸廓发育的保护作用. 中华胸心血管外科杂志, 2014, 30(6): 360-362.

[19] Tschopp JM, Rami-Porta R, Noppen M, et al. Management of spontaneous pneumothorax: state of the art. Eur Respir J, 2006, 28(3): 637-650.

[20] 连细华, 吕国荣, 郑丽萍, 等. 三维超声 VOCAL 技术评估胎儿胸廓发育及其应用. 中华超声影像学杂志, 2017, 26(5): 59-60.

[21] 李海峰, 阮狄克, 王鹏建. 胸廓功能不全综合征的研究进展. 中华骨科杂志, 2008, 28,(5): 417-419.

[22] Ruano R, Martinovic J, Dommergues M, et al. Accuracy of fetal lung volume assessed by three-dimensional sonography. U1trasound Obstet Gynecol, 2005, 26(7):725-730.

[23] Kasprian G, Balasay C, Brugger PC. MRI of normal and pathological fetal lung development. Eur J Radial, 2006, 57(2): 261-270.

[24] Rizzo G, Capponi A, Angelini E, et al. Blood flow velocity waveforms from fetal peripheral pulmonary arteries in pregnance with preterm premature rupture of the membranes: relationship with pulmonary hypoplasia. Ultrasound Obstet Gynecol, 2000, 15(2): 98-103.

[25] Ruano R, de Fatima Yukie Maeda M, Niigaki JI, et al. Pulmonary artery diameters in healthy fetuses from 19 to 40 weeks' gestation. J Ultrasound Med, 2007, 26(3): 309-316.

[26] Laudy JAM, Wladmiroff JW. The fetal lung 2: pulmonary hypoplasia. Ultrasound Obstet Gynecol, 2000, 16: 482-494.

[27] 陈骊珠，蔡爱露，手冰，等．胎儿肺发育不良的产前诊断．中国医学影像技术，2009, 25(7): 1310-1312.

[28] Gornall AS, Budd JL, Draper ES, et a1. Congenital cystic adenomatoid malformation: accuracy of prenatal diagnosis, prevalence and outcome in a general population. Prenat Diagn, 2003, 23(12): 997-1002.

[29] Sanders RC. Prenatal ultrasonic detection of anomalies with a lethal or disastrous outcome. Radiol Clin North Am, 1990, 28(1): 163-177.

[30] 李胜利，戴晴，李辉，等．胎儿产前诊断教程．北京：人民军医出版社．2009: 146-147.

[31] Wu D, Miller R, Simpson L. Congenital cystic adenomatoid malformation(CCAM)volume ratio: risk of fetal hydrops. Am J Obstet Gynecol, 2006, 195(6): 1045-1053.

[32] Crombleholme TM, Coleman B, Hedrick H, et al. Cystic adenomatoid malformation volume ratio predicts outcome in prenatally diagnosed cystic adenomatoid malformation of the lung. J Pediatr Surg, 2002, 37(3): 331-338.

[33] Lee HJ, Song MJ, Cho JY, et al. Echogenic fetal lung masses: comparison of prenatal sonographic and postnatal CT findings. J Clin Ultrasound, 2003, 31(8): 419-424.

[34] Cavoretto P, Molina F, Poggi S, et al. Prenatal diagnosis and outcome of echogenic fetal lung lesions. Ultrasound Obstet Gynecol, 2008, 32(6): 769-783.

[35] 常红梅，孙玲玲，邓学东，等．胎儿先天性肺囊腺瘤样囊肿的超声诊断与临床预后．中国医学影像技术，2010, 26(2): 313-315.

[36] 刘威，梁建华，汪凤华，等．婴儿先天性肺囊性畸形肺切除手术56例分析．中华小儿外科杂志，2014, 35(3): 191-194.

[37] Goldstein E, Savel RH, Ruggiero M, et al. Pulmonary sequestration: an aberrant systemic blood supply demonstrated by computed tomographic angiography with 3-dimensional reconstruction. Ann Thorac Surg, 2007, 84(4): 1402.

[38] Marwede D, Tillig ER, Hirsch W. Imaging findings and differential diagnosis of infradiaphragmatic pulmonary sequestration. Pediatr Int, 2008, 50(6): 821-823.

[39] Cavoretto P. Molina F. Poggi S. et al. Prenatal diagnosis and outcome of echogenic fetal lung lesions. Ultrasound Obstet Gynecol, 2008, 32(5): 769-783.

[40] Zamora IJ, Cass DL, Lee TC, et al. The presence of a hernia sac in congenital diaphragmatic hernia is associated with better fetal lung growth and outcomes. J Pediatr Surg, 2013, 48(6): 1165-1171.

[41] Van den Hout L, Sluiter I, Gischler S, et al. Can we improve outcome of congenital diaphragmatic hernia?. Pediatr Surg Int, 2009, 25(9): 733-743.

[42] Deprest J, De Coppi P. Antenatal management of isolated congenital diaphragmatic hernia today and tomorrow: ongoing collaborative research and development. J Pediatr Surg, 2012, 47(2): 282-290.

[43] Ruano R, Aubry MC, Barthe B, et al. Quantitative analysis of fetal pulmonary vasculature by 3-dimensional power doppler ultrasonography in isolated congenital diaphragmatic hernia. Am J Obstet Gynecol, 2006, 195(6): 1720-1728.

[44] Debus A, Hagelstein C, Kilian AK, et al. Fetal lung volume in congenital diaphragmatic hernia: association of prenatal MR imaging findings with

postnatal chronic lung disease. Radiology, 2013, 266(3):887-895.

[45] Jani JC, Peralta CF, Nicolaides KH. Lung-to-head ratio: a need to unify the technique. Ultrasound Obstet Gynecol, 2012, 39(1):2-6.

[46] Hedrick HL. Management of prenatally diagnosed congenital diaphragmatic hernia. Semin Pediatr Surg, 2015, 15(1):21-27.

[47] Mullassery D, Ba'ath ME, Jesudason EC, et al. Value of liver herniation in prediction of outcome in fetal congenital diaphragmatic hernia: a systematic review and meta-analysis. Ultrasound Obstet Gynecol, 2010, 35(5):609-614.

[48] de Vries J, Yntema JL, van Die CE, et al. Jeune syndrome: description of 13 cases and a proposal for follow-up protocol. Eur J Pediatr, 2010, 169(1):77-88.

[49] Kulkarni ML, Navaz SR, Vani HN. Jarcho-Levin Syndrome. Indian J Pediatr, 2006, 73(3): 245-247.

[50] 黄林环, 方群. 常见胎儿骨骼发育异常的产前诊断. 中华妇产科杂志, 2006, 41(11):779-782.

[51] 陈文俊, 邱勇. 胸廓发育不良综合征. 中国脊柱脊髓杂志, 2008, 18(8):635-638.

[52] Campbell RM Jr, Smith MD, Hell-Vocke AK. Expansion thoracoplasty: the surgical technique of opening-wedge thoracostomy. J Bone Joint Surg Am, 2004, 86-A(Suppl 1):51-64.

[53] Cunningham ME, Frelinghuysen PH, Roh JS. Fusionless scoliosis surgery. Curr Opin Pediatr, 2005, 17(1):48-53.

[54] 李胜利. 胎儿畸形产前超声诊断学. 北京: 人民军医出版社. 2004: 455-459.

[55] Sridhar S, Kishore R, Thomas N, et al. Short rib polydactyly syn-drome-type I. Indian J Pediatr, 2004, 71:359.

[56] 郭万学. 超声医学. 6 版. 北京: 人民军医出版社, 2013(7):1313-1314.

[57] Wilnai Yael, Seaver Laurie H, Enns Gregory MA. Typical amyoplasia congenita in an infant with Leigh syndrome:a mitochondrial cause of severe contractures. Am J Med Genet A, 2012, 158A(9):2353-2357.

[58] Chen M, Chan GSW, Lee CP, et al. Sonographic features of lethal multiple pterygium syndrome at 14 weeks. Prenat Diagn, 2005, 25(6):475-478.

[59] 李胜利. 胎儿肢体畸形诊断思维方法及超声诊断. 中华医学超声杂志, 2005, 12(2):324-325.

[60] Bui TH, Grunewald C, Frenckner B, et al. Successful EXIT procedure in a fetus diagnosed prenatally with congenital high-airway obstruction syndrome due to laryngeal atresia. Eur J Pediatr Surg, 2000, 10(5):328-333.

[61] Vidaeff AC, Szmuk P, Mastrobattista1 JM, et al. More or less CHAOS: case report and literature review suggesting the existence of a distinct subtype of congenital high airway obstruction syndrome. Ultrasound Obstet Gyneco 1, 2007, 30(1): 114-117.

[62] 邹仲之. 组织学与胚胎学. 7 版. 北京: 人民卫生出版社, 2008:237.

[63] Cochard LR. 著 高英茂译. 奈特人体胚胎学彩色图谱. 北京: 人民卫生出版, 2004:113-129.

[64] 陈佩文, 陈欣林, 杨小红, 等. 先天性高位气道阻塞综合征喉闭锁产前超声诊断分析. 中华医学超声杂志: 电子版, 2011, 8(9):1994-2000.

[65] Mong A, Johnson AM, Kramer SS, et al. Congenital high airway obstruction syndrome: MR/US findings, effect on management, and outcome. Pediatr Radiol, 2008, 38(11):1171-1179.

[66] Oepkes D, Teunissen AK, Van De Velde M, et al. Congenital high airway obstruction syndrome successfully managed with ex-utero intrapartum treatment. Ultrasound Obstet Gynecol, 2003, 22(4):437-439.

[67] Berg C, Geipel A, Germer U, et al. Prenatal detection of Fraser syndrome without cryptophthalmos: case report and review of the literature. Ultrasound Obstet Gynecol, 2001, 18(1):76-80.

[68] Aghabiklooei A, Goodarzi P, Kariminejad M H. Lung hypoplasia and its associated major congenital abnormalities in perinatal death: an autopsy study of 850 cases.Indian J Pediatr, 2009, 76(11):1137 -1140.

[69] 刘保民，穆世刚，高新茹．胎儿右肺缺如合并心脏复杂畸形超声表现 1 例．中国超声医学杂志，2009, 25(6): 624.

[70] Berrocal T, Madrid C, Novo S, et al. Congenital anomalies of the tracheobronchial tree, lung, and mediastinum: embryology, radiology, and pathology. Radiographics, 2004, 24(1): e17.

[71] 李美琼，蒙国照，陈秋月．新生儿先天性肺泡发育不全尸检 1 例．国际病理科学与临床杂志，2010, 30(6): 543-546.

[72] 邵杰．超声诊断胎儿右肺缺如 1 例．中国医学影像技术，2011, 27(7): 1404.

[73] Paladini D, Volpe P. Ultrasound of congenital fetal anomalies differential diagnosis and prognostic indicators. United Kingdom: Informa Healthcare, 2007: 183-205.

[74] 吴瑛，王慧芳，熊奕，等．胎儿心脏位置异常的超声诊断．中国医学影像技术，2005, 21(2): 202-203.

[75] Meller CH, Morris RK, Desai T, et al. Prenatal diagnosis or isolated right pulmonary agenesis using sonography alone case study and systematic literature review. J Ultrasound Med, 2012, 31(12): 2017-2023.

[76] 王静蕾，董素贞，朱铭，等．胎儿先天性肺发育异常 MRI 的诊断．医学影像学杂志，2011, 21(6): 842-845.

[77] 吕国荣，姜立新．胎儿超声心动图学．北京：北京大学医学出版社，2003: 40-101.

[78] 吕国荣．胎儿颅脑和心脏畸形超声诊断．北京：北京大学医学出版社，2010: 378-454.

[79] Wang Z, Huang Z, LU G, et al. Hypoxia during pregnancy in rats leads to early morphological changes of atherosclerosis in adult offspring. American Journal of Physiology, 2009, 296(5): H1321-328.

[80] 王振华，黄子扬，吕国荣，等．宫内慢性缺氧对子代大鼠血压的影响．中国动脉硬化杂志，2010, 18(8): 617-620.

[81] 王振华，黄子扬，吕国荣．宫内慢性缺氧对子代大鼠血管内皮功能的影响．中国动脉硬化杂志，2010, 18(9): 696-700.

[82] 王振华，黄子扬，吕国荣．宫内慢性缺氧对子代大鼠中老年期血管内皮功能及一氧化氮合酶表达的影响．中华高血压杂志，2011, 19(7): 678-682.

[83] 林惠通，吕国荣，王振华，等．慢性宫内缺氧对子代兔成年期血管内皮舒张功能及内膜病理改变的影响．中国动脉硬化杂志，2009, 17(2): 93-96.

[84] 林惠通，吕国荣，王振华，等．慢性宫内缺氧增强子代兔成年期腹主动脉 C 反应蛋白和单核细胞趋化因子 1 的表达．中华高血压杂志，2009, 17(4): 328-333.

[85] 苏瑞娟，吕国荣，王振华，等．宫内缺氧对子代大鼠脂肪肝发病的影响．世界华人消化杂志，2006, 14(1): 1048-1051.

[86] 吕国荣，王振华，苏瑞娟，等．多普勒超声检测脐动脉和大脑中动脉血流频谱预测新生儿缺血缺氧性脑病．中国医学影像技术，2005, 21(10): 1552-1555.

[87] 何韶铮，吕国荣，王振华，等．胎羊间断性脐带闭塞的血气及血流动力学变化分析．中华超声影像学杂志，2006, 15(11): 860-863.

[88] 何韶铮，吕国荣，王振华，等．间断脐带闭塞对胎儿 DVPI、Tei 指数、NSE、S100B 的影响及相关性分析．中华围产医学杂志，2007, 10(5): 331-335.

[89] Guorong L, Shaozheng H, Zhenhua W, et al. Tei index for prenatal diagnosis of acute fetal hypoxia due to intermittent Umbilical cord occlusion in an animal mode. Prena Diagn. 2007, 27(9): 817-823.

[90] 吕国荣，金鹏，李少辉，等．脐动脉和大脑中动脉搏动指数联合 Tei 指数预测新生儿窒息．中华超声影像学杂志，2007, 16(10): 914-915.

[91] 李丽雅，金鹏，吕国荣，等．定量组织速度成像与组织多普勒及脉冲多普勒检测胎儿左心室 Tei 指数的对比研究．中华超声影像学杂志，2008, 17(3): 267-268.

[92] Su YM, Lv GR, Chen XK, et al. Ultrasound probe presure but not maternal Valsalva maneuver alters Doppler parameters during fetal middle cerebral artery Doppler Ultrasonography. Prenat Diagn, 2010, 30(12-13): 1192-1197.

[93] 陈晓康, 吕国荣, 林惠通. 应用多普勒超声观察母体 Valsalva 干预对胎儿的影响. 中国超声医学杂志, 2010, 269(7): 651-653.

[94] 吕国荣, 赵艳春, 刘金蓉, 等. 产前超声检查顺序对胎儿大脑中动脉及脐动脉血流动力学的影响. 中国超声医学杂志, 2011, 7(27): 653-655.

[95] 吕国荣, 李少辉, 林惠通, 等. 中晚期妊娠胎儿大脑中动脉舒张期反向血流的临床意义. 中华超声影像学杂志, 2010, 19(2): 177-178.

[96] Guorong L, Shaohui L, Peng J, et al. Cerebrovascular blood flow dynamic changes in fetuses with congenital heart disease. Fetal Diagn Ther, 2009, 25(1): 167-172.

[97] Chen Y, Lv G, Li B, et al. Cerebral Vascular resistance and left ventricular myocardial performance in fetus with Ebsteins anomaly. Am J perinat, 2009, 26(4): 253-258.

[98] 吕国荣, 金鹏, 吴怀阳. 多普勒超声评分体系在晚孕胎儿监护中的应用及意义. 中国医学影像技术, 2007, 23(9): 1369-1372.

[99] Jugovic D, Tumbri J, Medic M, et al. New Doppler index for prediction of perinatal brain damage in growth-restricted and hypoxic fetuses. Ultrasound Obstet Gynecol, 2007, 30(3): 303-311.

[100] Kontopoilos EV, Quintero RA, Chmait RH, et al. Percent absent and diastolic velocity in the umbilical artery waveform as a predictor of intrauterine fetal demise of the donor twin after selective laser photocoagulation of communicating vessels in twin-twin transfusion syndrome. Ultrasound Obsetet Gynecol, 2007, 30(1): 35-39.

[101] 吕国荣, 何韶铮, 吴家祥. 多普勒超声检测胎儿缺氧. 中国产前诊断杂志, 2014, 6(3): 25-31.

第十二章

肺部介入性超声

急重症介入超声的内涵和引导技术已在总论中阐述。急重症超声中的超声引导血管穿刺技术将在第十四章有关外周静脉穿刺中心静脉置管的内容中阐述。超声引导胸腔穿刺术、腹腔穿刺术和心包穿刺术是急重症介入超声的基本技能，有关介入性超声的专业书籍多有描述，故在此不予赘述。本章主要介绍肺活检、肺部肿瘤间质性放疗和热消融治疗。此外，对气管内超声的临床应用也将进行介绍。急重症介入性超声是一把双刃剑，对于危重症患者来说，可能是一个救命的机会，会产生意想不到的效果。但若操作不当，出现并发症，则可能是致命的。在这里，还必须提醒大家注意以下几点：①胸部穿刺时必须确认所穿刺的靶标不是血管或与血管相关的病变，包括增大的心房。②腹部穿刺时杜绝穿过胸腔，以减少污染；胸腔穿刺时尽量避开肺，以免引起气胸。③应注意患者的凝血状态，危重患者的出、凝血功能通常是受损的，穿刺时很容易引起出血。④对急危重症患者进行介入性超声时必须严格掌握适应证。

第一节 肺 活 检

一、概述

许多肺部病变是威胁生命的重症疾病，能够及时、准确地诊断，对于疾病的转归至关重要。虽然现有许多先进的影像检查能够较为有效地诊断肺部疾病，但仍无法替代介入性超声。通过超声引导肺穿刺活检可以明确诊断，并为治疗提供依据，达到精准诊断和治疗。肺活检可在超声、CT 和 MRI 等影像技术的引导下进行，但超声引导具有实时性、操作简单、精准性高及无电离辐射等优势，已成为临床上首选的引导穿刺活检的方式。文献报道肺部穿刺活检成功率高，尤其是超声引导自动活检技术，成功率高达 88%~100%[1]，病理学诊断准确率为 80%~97%[2]。目前超声引导穿刺活检已成为临床获取肺部疾病病理诊断的主要方法。

二、活检方法

穿刺活检方法有细针抽吸细胞学活检（fine needle aspiration biopsy，FNAB）和粗针穿刺组织活检（core needle biopsy，CNB）。组织学活检方式有手动活检、半自动活检和自动活检，可根据病变和患者情况选择活检方式和方法。肺部活检多采用半自动活检和自动活检方式。自动组织学活检结合印片细胞学检查，可起到"一针两用"的目的，提高诊断水平。

（一）适应证

肺部穿刺活检的适应证如下，但并不仅限于此：①胸壁病变。②胸膜病变。③肺外周病变。④胸腔病变。⑤肺弥漫性病变。

（二）禁忌证

肺部穿刺活检没有绝对禁忌证，相对禁忌证有：①气体遮挡病灶不能显示。②有严重的出血倾向。③活检不能避开胸部大血管。④对麻醉药过敏。⑤因呼吸急促而不能配合操作。⑥高度怀疑胸腔包虫病。⑦穿刺部位严重感染。

（三）活检准备及步骤

1.活检前的准备

（1）术前检查：血常规，凝血功能，评估心、肺功能。

（2）体位：根据活检部位决定，可以为平卧位、侧卧位或俯卧位。应该考虑患者的病情选择合适的体位。

（3）观察病情：了解患者的一般情况，使用呼吸机的患者需要脱机后活检。

（4）物品准备：胸腔穿刺包、消毒用品、麻醉药、纱布、胶布和一次性活检针或活检枪配活检针（分半自动和自动2种）（图12.1.1）。

（5）超声仪器及探头：可以配备穿刺探头，穿刺探头需提前消毒备用，亦可以无菌消毒薄膜套包裹探头。

（6）活检部位标识：术前根据影像检查结果或超声检查定位，穿刺点用蘸甲紫（龙胆紫）的棉签或其他标记笔在皮肤上标记。

（7）活检操作可在介入室或床边进行。

2.术前谈话　术前需与患者或家属谈话，交代活检目的、大致过程、可能出现的并发症及其采取的预防措施和对策，取得患者和家属的理解和同意，并签署活检知情同意书。

3.患者管理　对于重症患者来说，术前评估是相当重要的工作，要严格掌握适应证，认真对患者的病情进行评估，并选择穿刺活检的合适时机。对于风险高患者，必要时请麻醉科医生配合，以确保操作安全。

4.活检步骤　穿刺活检有两种技术——超声引导徒手穿刺活检和辅助装置导向的穿刺活检。急重症患者一般采用超声引导徒手穿刺活检技术。

（1）辅助装置导向的针吸活检：选择适当的体位后，采用超声探查选取穿刺点，体表定位，常规消毒穿刺点及周边直径约30 cm范围的区域，消毒后铺洞巾，穿刺点用1%利多卡因局部麻醉。选用20G~22G细针，嘱患者屏气，将超声引导线对准靶标或病灶活性区（术前或术中进行超声造影确定病灶的活性区），在超声引导下按预设的角度将穿刺针刺入病灶，注意观察穿刺针的针尖是否位于病灶内或功能区内（图12.1.2）。进入靶病灶后接20 ml或50 ml注射器，在病灶内反复提插并抽吸。根据病灶大小监视进针深度及提插的幅度，反复抽吸5~10次后拔出穿刺针。将穿刺针管内的抽吸物涂片送细胞学检查，部分组织块可以送病理组织学检查。一般穿刺2~3次，取材满意后包扎穿刺伤口。有条件时可配备病理科医生或技师。对标本的质量进行控制，能够提高针吸活检的阳性率和诊断准确

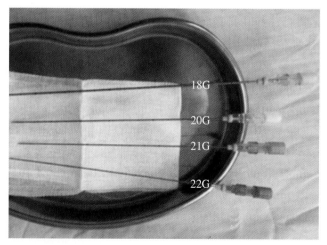
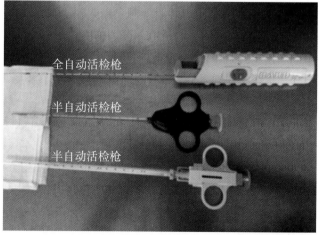

图 12.1.1　一次性活检针及活检枪。左图为各种型号的一次性活检针，右图为配备 18G 活检针的活检枪

率。

（2）辅助装置导向的切割活检：体位及穿刺点的选择、常规消毒、局部麻醉及超声引导下穿刺与细针抽吸活检相同。肺部活检多采用半自动和全自动组织学活检，根据病灶的性质及位置，活检针型号可选 18G 或 20G 活检针。根据病灶大小选择活检长度，如病灶＞2.0 cm，选择取材长度 2.0 cm 档位；如病灶＜2.0 cm，则选择取材长度 1.0 cm 档位。在超声引导下将活检针穿刺入病灶，注意观察穿刺针的针尖是否位于病灶内的活性区域或功能区内（图 12.1.3）。半自动活检针需要手动击发完成穿刺活检，自动活检只要击发开关便能完成活检。将活检组织装瓶送病理检查，也可将活检组织条在载玻片上印片，行细胞学检查，达到一针两用的目的。

一般穿刺活检 2~3 次，取材满意后包扎穿刺伤口。

（3）徒手穿刺活检：是以普通超声探头引导穿刺活检，分为探头中部式和探头侧边式两种活检形式，即平面外和平面内活检，以侧边式或平面内活检更为常用。常规消毒、铺巾，将消毒后的探头进行病灶定位。在探头侧边局麻，将穿刺针从侧边进行穿刺，根据病灶的位置和深度设计穿刺角度。如病灶位置深，穿刺针与探头垂直线的角度就小；反之，位置浅，则角度就大。

5. 活检操作注意事项　对于不能控制呼吸配合活检操作的患者，可观察病灶与呼吸的活动范围，估计病灶移动的位置并提前进针，将穿刺针刺入病灶内，这属于高难度操作。有部分活检病灶被肋骨遮挡，难于穿刺并易损伤肋骨，可以采用"非直线

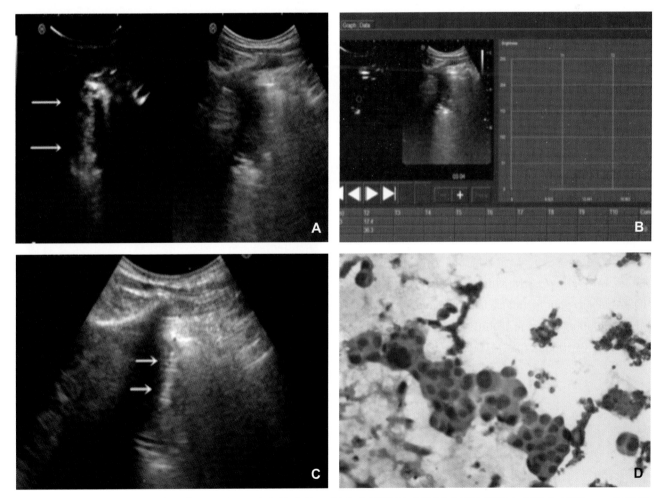

图 12.1.2　左上肺占位针吸活检。A. 左上肺实性占位，超声造影显示功能区（箭头所示）不均匀增强；B. 选择增强区（功能区）作为感兴趣区（红圈内）获得时间－强度曲线图。该区域呈快进快出的增强模式；C. 超声引导下 22G 穿刺针（箭头所示）进入肺部占位功能区内；D. 针吸物细胞学涂片见大片癌细胞，倾向腺癌

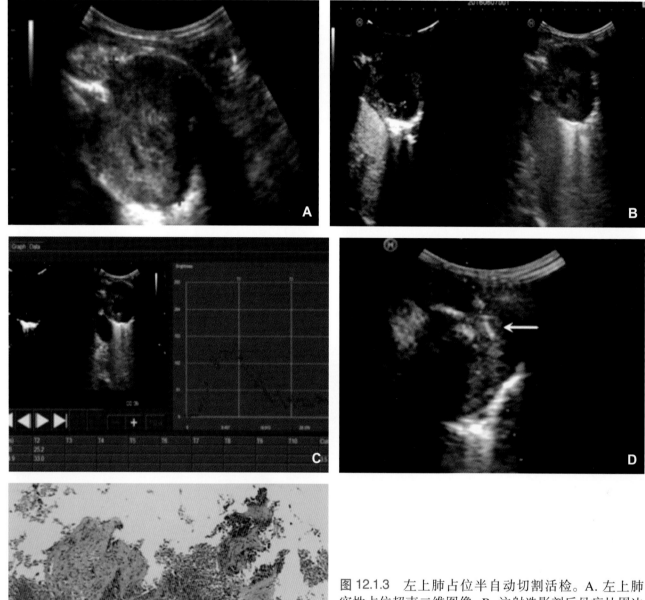

图 12.1.3　左上肺占位半自动切割活检。A. 左上肺实性占位超声二维图像；B. 注射造影剂后见病灶周边呈不均匀高增强（活性区），中央无增强区考虑坏死；C. 选择增强区（活性区）作为感兴趣区（红圈内）获得时间 – 强度曲线图，该区域呈快进快出的增强模式；D. 在超声引导下将 18G 穿刺针进入病灶进行半自动活检，可见强回声针尖位于病灶功能区内（箭头所示）；E. 活检病理示：非小细胞癌，倾向鳞状细胞癌

路径进针" 的方法 [3]，这样可极大地提高肺活检穿刺的成功率。对肺弥漫病变患者进行活检时容易发生损伤和气胸。可嘱患者屏气，迅速活检，以减少并发症的发生，尽量一针完成活检。

　　6. 并发症及预防　对患者进行活检后，应观察 10~30 min，按穿刺活检术后常规急危重症护理，注意观察患者的生命体征，同时超声随诊，排除气胸和胸腔出血。超声引导肺部活检的并发症少，少数出现胸部疼痛、气胸和咯血，一般无须特殊处理即可自行缓解，必要时给予止痛和止血处理，并请胸外科医生会诊。其他并发症尚有感染、胸膜反应或休克、空气栓塞和针道种植转移等 [4]，但这些并发症极少发生。

7.再次活检的问题　对于临床诊断与活检结果不相符者，或活检不能明确诊断者，根据病情需要可安排第二次活检。有研究分析造成活检失败的原因为：①操作者的经验不足，进针太浅，未取得有效组织。②患者的病情严重，无法配合活检。③取材量太少，通过病理检查无法明确诊断。④病灶内部回声低，不能分辨病灶活性部分，取出坏死组织太多，活性成分少，难以诊断。⑤肿块较小，且距胸壁较远，导致穿刺失败。

三、应用价值

超声引导肺穿刺活检可明确病因，为治疗提供可靠的依据，在重症肺部疾病中占有重要地位。

1.超声引导胸膜活检具有优势，可为胸膜病变明确诊断，指导和制订胸膜病变治疗方案。

2.对于炎症病变，通过细菌培养和病原学检查，指导抗菌药物的使用，尤其是对于非特异性细菌和耐药菌、真菌感染，通过穿刺活检可得到病源学证据，针对性地使用抗菌药物，以有效地治疗重症肺部感染。

3.对于肿瘤所致的重症肺病进行肿瘤分类，同时可进行基因检测，指导靶向药物的应用。如目前已成熟开展 EGFR 的检测，可对非小细胞肺癌进行基因诊断，同时针对性实施靶向药物治疗。

总之，超声引导下经皮肺穿刺活检术具有定位准确、操作简便、安全性好、无辐射及并发症少等优点，成为重症肺部病变明确诊断的首选方法。

（李伯义）

第二节　射频热消融治疗肺癌

一、概述

肺癌是我国常见的恶性肿瘤，其发病率和死亡率均占所有恶性肿瘤的首位，据《2012 年中国肿瘤年报》报道，我国肺癌年发病率为 57.63/10 万，死亡率为 48.87/10 万 [5]。手术切除是治疗肺癌的首选方法，但由于多数肺癌发现时已属于中晚期，并且受肺功能及其他并发症的影响，目前手术切除率低于 1/3，其他治疗方法有化疗、放射治疗、热消融治疗和冷冻治疗等。热消融治疗可以达到肿瘤完全灭活的效果，对于无法完全灭活的肿瘤，也可以作为一种姑息治疗的手段。常用的热消融治疗方法有射频、微波和激光等。这三种方法各有优劣（表12.2.1），均为在影像引导下将穿刺针送到肿瘤的内部或边缘，通过物理原理使局部温度升高，从而达到灭活肿瘤的目的。一般可以根据肿瘤的大小来选择消融方法，当然并不是绝对的，还要考虑到患者的耐受能力以及肿瘤是否靠近重要脏器等因素。同时，并不是所有的医院都会同时配备所有的消融设备，因此，也要考虑到医院的设备配置情况及医生对不同设备的操作熟练程度。目前使用最广泛的是射频消融。由于正常的肺组织含有气体，导热性差，有利于肿瘤局部温度迅速上升而不损伤周围的正常肺组织，因此，射频消融可以达到很好的治疗效果。相同的能量在肺肿瘤达到的消融范围要大于肝和肾等肿瘤。自 2000 年 DE. Dupuy 等 [6] 首次报道以来，在十余年中得到了迅速发展，现已成为治疗肺癌的一种常规方法。射频治疗最常在 CT 引导下进行 [7]，早期没有定位装置，完全凭医生的经验盲穿，穿刺准确性差，存在多次穿刺的现象，现在定位装置越来越成熟。有的医院甚至配备机器人定位系统，使穿刺的准确性大大提高，但仍然是盲穿，受患者的呼吸及医生的经验影响较大。超声引导具有实时性，整个穿刺过程都可以动态显示，并可实时观察整个消融过程；彩色多普勒血流影像（color Doppler flow image，CDFI）的应用可以避免穿过较大的血管，消融结束后随即行超声造影检查可以准确判断是否消融完全，即使很小的遗漏也可及时发现并追加消融。因此，超声引导是理想的选择。

表 12.2.1 三种热消融方法的比较

比较项目	由高到低顺序
功率	微波＞射频＞激光
单次消融范围	微波＞射频＞激光
穿刺针直径	微波＞射频＞激光
治疗时间	射频＞激光＞微波
局部损伤	微波＞射频＞激光

二、治疗方法

（一）适应证

射频治疗肺癌的适应证广泛，既可以达到根治的目的，也可以作为姑息治疗的手段；既可以单独治疗，也可以与其他治疗方法配合进行综合治疗；既可治疗原发性肿瘤，也可以治疗转移性肿瘤。其适应证包括以下几个方面[8]：①患者因心、肺功能差或高龄不能耐受手术切除。②患者拒绝行手术切除。③其他局部治疗复发后的再次治疗。④肿瘤较大，虽然不能完全消融，但可用于缓解症状。⑤与其他方法联合治疗。

（二）禁忌证

射频治疗肺癌没有绝对禁忌证。对以下情况需要进行相应的处理，待病情改善后再行射频消融治疗：①严重出血倾向，需要纠正到凝血酶原时间＜18 s，凝血酶原活动度＞40%，血小板＞50×10^9/L，使用抗凝治疗或抗血小板治疗的患者需停药 5~7 天后再治疗。②肝、肾、心、肺和脑功能严重不全者，严重贫血、脱水及营养代谢严重紊乱。③频繁咳嗽。④严重的全身感染或穿刺部位感染。

（三）治疗方法

1.术前准备 详细了解患者的病情和影像学资料，组织相关科室共同讨论，制订最合适的治疗方案。完善各项实验室检查及肝、肾、心及肺功能检查。最好获得病理学资料，对于原发肿瘤明确，肺部新出现的病灶，经临床及影像学检查确定为转移灶的可不需要病理学结果。术前应向患者详细说明治疗方案及可能出现的并发症，签署知情同意书，

获得患者的充分配合，必要时可使用镇静剂。局部麻醉前 4 h 禁食，全身麻醉前 12 h 禁食，前 4 h 禁水。要建立静脉通道。

2.操作方法 由于射频消融治疗相对安全，对于一般情况良好的患者可在门诊完成，情况不稳定的患者则需要住院治疗，根据病情选择局部麻醉或全身麻醉。按照介入操作常规局部消毒，使用无菌探头套及耦合剂。局部麻醉应充分，特别是胸膜部位。如果麻醉不充分，当电极刺到胸膜时可能因为剧烈疼痛而导致屏气失败，不但会影响穿刺准确度，还可能导致局部损伤。麻醉成功后用刀尖在穿刺部位切一小口，在超声引导下将射频电极迅速而准确地穿入治疗部位（图 12.2.1），根据肿瘤的大小设定消融时间。单电极射频针一次消融直径可达 3cm 左右，多电极射频针可以通过电极打开的大小控制消融的范围，最大可达直径 5cm 左右，启动射频后可见针尖部位出现云雾状强回声（图 12.2.2），范围逐渐扩大（图 12.2.3）。对于较大的肿块，可采用多点消融，从而达到完全灭活的目的。由于消融过程中会在病灶中产生短时间的强回声并伴后方声影，导致其深方结构显示不清，应采用先深方后浅方的顺序（图 12.2.4）。消融结束后行超声造影检查，了解是否残留活性病灶。如残留活性病灶，则需要针对活性病灶追加消融治疗，以达到完全消融的目的。

3.术后处理 术后立即检查有无气胸和胸腔积液。由于超声的实时性，因此随时可以通过"肺滑动征"判断有无气胸。正常情况下脏胸膜紧贴壁胸膜，超声显示的是肺泡内的气体强回声，动态观察可见其随呼吸而出现移动，此即"肺滑动征"。当出现气胸时，两层胸膜被气体隔开，超声显示的是胸膜腔内在气体，并不会随呼吸移动，"肺滑动征"消失，即可判断为气胸。检查肋膈角，以判断有无胸腔积液，检查病灶周围有无局限性积液。术后密切观察呼吸、心率、血压和血氧饱和度等生命体征。术后 24 h 复查胸部超声或 CT。

（四）并发症及处理方法

射频消融是一种较安全的治疗方法，严重并发症（需要住院及临床处理）的发生率非常低，文献报道治疗相关的死亡率为 0~2.6%。

1.气胸 为最常见的并发症，CT 引导射频消融气胸的发生率为 5%~50%，与肿瘤所在的部位、

穿刺次数以及经过肺组织的长度有关。超声引导者消融针不需要经过正常肺组织，并且几乎都能一次性穿刺成功，气胸的发生率远低于CT引导。大多数气胸不需要处理，可自行吸收，症状严重或有大量气胸时可行闭式引流。

2.胸腔积液　较常见，多数经保守治疗后可自行吸收。大量胸腔积液可行穿刺抽液或置管引流。

3.咯血　CT引导多见，为损伤肺组织或较大血管所致，可静脉输注止血药，多可自行消退。如出现大咯血，则需要介入栓塞治疗或剖胸探查。

4.疼痛　局部疼痛多较轻微，一般持续数小时即缓解，不需要特殊处理，疼痛剧烈时可使用止痛药。

5.发热　多为坏死组织吸收所致，一般为低热，可伴有恶心和呕吐等症状，一般持续不超过1周即可自行消退，不需要特殊处理。当发热持续超过1周时，则要考虑为继发感染所致，需要进一步明确诊断并行抗感染治疗。

6.胸膜反应　为消融过程中刺激了迷走神经所致，可出现心率减慢甚至心跳停止。出现这种情况时要暂停消融，要充分局部麻醉，并适当应用阿托品和镇静剂等药物。

7.感染　射频消融为微创手术，如严格按照无菌操作原则则感染的发生率极低，术前不需要预防性使用抗生素。术后感染多见于年老体弱或合并糖尿病等全身性疾病者，可行常规抗感染治疗，出现

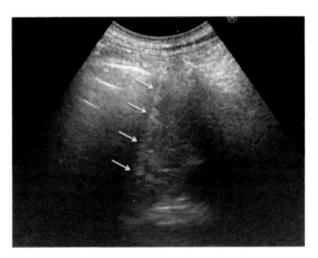

图12.2.1　将射频电极（箭头）穿入肿块深部

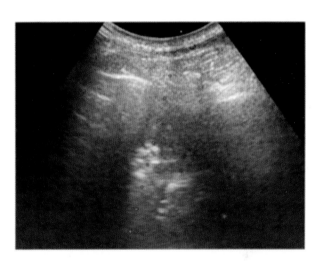

图12.2.3　射频消融中声像图。云雾状强回声逐渐扩大，针尖已经很难显示

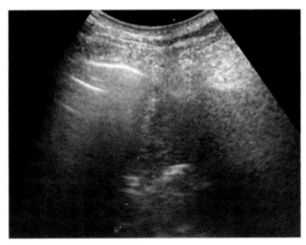

图12.2.2　射频消融开始时声像图。在针尖周围可见云雾状强回声

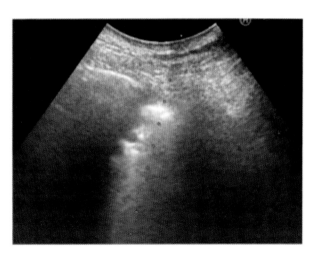

图12.2.4　多点消融声像图

脓肿者可在超声引导下抽脓或置管引流。

8.其他　针道种植偶有发生，肿瘤消融后行针道消融既可以减少局部出血，也可预防针道种植转移，出现时可行再次消融治疗。肋间血管神经损伤可因操作不当所致，严重者需要手术止血。其他如支气管胸膜瘘、肺栓塞和心包填塞等偶有报道。

三、应用价值

由于肺癌的手术率低，热消融治疗就有很大的应用空间。虽然其起步较晚，却发展迅速，其优势在于适应证广，副作用低，疗效确切。由于热消融的应用，使得一些患者重新获得治愈的希望。部分患者即使无法达到治愈的效果，也可以延长寿命以

及提高生活质量。有些肿瘤经过消融后缩小，患者的全身情况改善，可以重新获得手术的机会。射频消融的疗效受肿瘤的大小、数量、位置、分期及是否合并其他疾病等因素的影响，对于直径＜3 cm的肿瘤，完全灭活率可以达到90%，5年生存率可达50%。表12.2.2列出了近年来报道的肺癌射频消融的疗效。随着设备及技术的改进，患者的生存率呈现升高的趋势[9-13]。将射频消融与其他治疗方法比较的报道不多，尤其是随机对照分析目前尚未见报道，主要是因为临床上往往要根据患者的病情选择一种最佳治疗方案，或者联合治疗。从一些回顾性分析的报道来看，射频消融的效果好于单纯化疗，与手术、立体定向消融放疗（stereotactic ablative radiotherapy，SABR）的效果差别不大。

表12.2.2　肺癌射频消融疗效资料分析

作者	发表时间	例数	病理类型	肿瘤大小（cm）	生存率（%）		
					1年	3年	5年
Simon	2007	75	原发及转移癌	3.0（1.0~7.5）	78	36	27
Kodama	2012	44	非小细胞肺癌	1.7（0.6~4.0）	97.7	72.9	57.5
Palussiere	2015	87	非小细胞肺癌	2.1（1.0~5.4）	91.9	66.1	58.1
韩景奇	2015	60	非小细胞肺癌	3.8（1.8~6.8）	94.6	73.6	－
Akhan	2016	39	转移癌	1.5（0.6~4.0）	90	55	38
Omae	2016	123	多种	1.3（0.2~5.0）	95	76	62

（李拾林）

第三节　放射性粒子植入治疗肺癌

一、概述

放射治疗在肺癌的治疗中占有重要地位。相对于正常组织细胞，肺癌对放射线更敏感。通过对病灶部位进行照射可以达到控制肿瘤的目的，目前仍是很多医院放疗科的主要治疗方法。该方法的主要弊端是受照射部位接受的是相同剂量的放射线，对肿瘤附近的正常组织器官也会造成放射性损伤。立体定向消融放疗可以使肿瘤组织接受的射线远大于周围正常组织，在大大提高疗效的同时

减少了副作用，是一种较为理想的放射治疗方法，但该设备价格昂贵，难以普及。近距离放射治疗（brachytherapy）是将放射源放到肿瘤附近或直接植入肿瘤内部治疗肿瘤。1909年L. Pesteau等将放射性镭置入前列腺，进行了第一例近距离治疗前列腺癌。后来该方法逐渐被应用于其他脏器，经过一百多年的发展，现已成为一种非常成熟的治疗肺癌的方法。肺癌近距离放射治疗主要有三种途径：经气管镜导入放射源近距离照射肿瘤，术中植入放射性粒子至肿瘤内，以及影像引导下经皮放射性粒子组

织间植入。前两种方法操作复杂，副作用大，适应证受到很大的限制。经皮粒子植入是近距离放射治疗的主要方法，特别是进入 21 世纪以来，计算机及影像技术的发展使得治疗更加精确、合理，可以最大程度地杀伤肿瘤，又可以将正常组织的损伤降到最低。放射性粒子植入既可以作为独立的治疗方法，也可与其他方法联合应用；既可以用来控制肿瘤的生长，也可以作为缓解症状（如顽固性癌性疼痛和支气管堵塞等）的方法。对于一些放射线敏感的肿瘤，甚至可以达到完全灭活的目的。我们在实际应用中也不乏肿瘤完全消失的病例（图 12.3.1）。我国自 2002 年经卫生行政部门批准使用放射性粒子植入治疗技术，目前主要使用 ^{125}I 粒子。近年来国外学者报道使用 ^{131}Cs 粒子治疗肺癌，效果优于 ^{125}I 粒子。但因报道较少，尚难以定论。三种常用粒子

的物理参数比较见表 12.3.1。引导穿刺的影像学方法主要有 MRI、CT 及超声。MRI 操作的准确性高，但需要使用特制的非金属穿刺针，使其应用受到限制。CT 可以清晰地显示穿刺针和粒子，能准确地判断穿刺是否到位，了解粒子的分布情况，但无法实时显示穿刺过程，存在穿刺不到位的情况，往往需要多次穿刺，从而增加了气胸和出血的风险。

表 12.3.1　放射性粒子物理参数

粒子	半衰期（d）	能量（KeV）	半值距离（mm）
^{125}I	59.4	28	0.025
^{103}Pd	17.0	21	0.004
^{131}Cs	9.7	30	极小

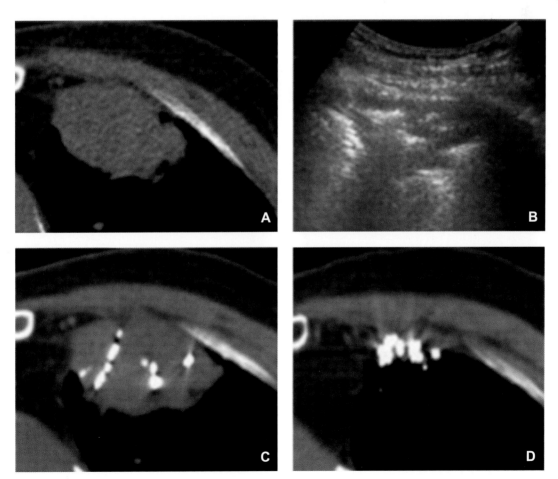

图 12.3.1　左上肺癌放射性粒子植入。A. 左上肺癌，贴近前胸壁；B. 放射性粒子植入后声像图，粒子呈强回声，伴彗星尾征；C. 放射性粒子植入后 CT 图；D. 术后 9 个月复查 CT 图，肿块几乎消失

二、治疗方法

（一）适应证

放射性粒子植入治疗的副作用少且轻微，患者的耐受性好，因此适应证非常广泛，主要包括以下几个方面：①患者因心、肺功能差或高龄而不能耐受手术切除。②患者拒绝行手术切除。③与手术、化疗或消融治疗等方法联合应用进行综合治疗。④经其他方法治疗无效或复发。⑤顽固性疼痛经药物止痛等方法治疗无效。

（二）禁忌证

由于患者对放射性粒子植入治疗的耐受性好，因此没有绝对禁忌证。对于以下情况需要进行相应处理，待病情改善后再行粒子植入治疗：①有严重出血倾向，需要纠正到凝血酶原时间＜18 s，凝血酶原活动度＞40%，血小板＞50×10^9/L，使用抗凝治疗或抗血小板治疗的患者需停药5~7天后再治疗。②肝、肾、心、肺和脑功能严重不全者，严重贫血、脱水及营养代谢严重紊乱。③频繁咳嗽。④病灶或穿刺部位感染。⑤有严重恶病质，已失去了治疗意义[14]。

（三）治疗方法

1. 术前准备　术前应充分了解病情，与肿瘤科、呼吸科和放疗科等多学科讨论共同制订治疗方案，是单独使用还是与其他方法联合应用，是CT引导还是超声引导。超声引导具有实时性，可以监控穿刺和粒子植入的全过程，因此穿刺更加准确，耗时少，对于贴近胸壁且超声能显示肿瘤全貌的病例最好选择超声引导，当然也要考虑到医生对不同引导方法操作的熟练程度。治疗前最好获得病理学资料，对于原发肿瘤明确，肺部新出现的病灶，经临床及影像学检查确定为转移灶的可不需要病理学结果。按照手术前常规完善各项影像学和实验室检查项目。术前应向患者详细说明治疗方案及可能出现的并发症，签署知情同意书，获得患者的充分配合，必要时可使用镇静剂。治疗前将影像资料输入计算机治疗计划系统（treatment planning system, TPS），确定粒子数量和布针方法。有平行布针和扇形布针两种方法，具体应根据肿瘤的位置、形状以及与肋骨的关系确定。CT引导多用平行布针法，超声引导多用扇形布针法。一般情况，在局部麻醉下就可以完成操作，麻醉前4 h禁食。要建立静脉通道。由于粒子的放射性，需要严格按照放射性材料的储存和运输法规操作。操作人员应具备放射性粒子使用资质，并做好相应的防护准备[15-16]。

2. 操作方法　根据病灶的部位和患者的状况采用合适的体位，严格按照无菌操作的原则进行局部消毒铺巾，使用无菌探头套和耦合剂，根据TPS制订的方案，按照由深到浅、由中央到外周的顺序逐个放置粒子，在操作过程中注意观察患者的情况，有无气胸和出血等情况。放置完一颗粒子后，应使推送器缓慢后退，到位即可（可以感受到粒子弹出），切不可退到穿刺针外，否则容易带进空气而影响超声视野。这一点在CT引导下是不用考虑的。一旦出现气体干扰，可稍等片刻，待气体消散后再操作，或者先转到其他部位布针后再回来操作。为了防止放射性损伤，粒子与大血管、心包、皮肤之间的距离应＞1 cm。植入完成后应详细扫查，如条件许可可行CT扫描，确定是否有遗漏部位，如有遗漏应及时补种。

3. 术后处理　术后立即检查有无气胸和胸腔积液，检查病灶周围有无局限性积液。术后密切观察呼吸、心率、血压和血氧饱和度等生命体征。如无并发症，短暂观察后即可离开治疗间，离开前应对手术部位进行放射防护。

（四）并发症及处理方法

超声引导放射性粒子植入属于微创手术，如严格按照规范操作，极少出现并发症，即使出现也较轻微，多不需要特殊处理即可自行缓解，常见的并发症有[17-19]：

1. 气胸　因穿刺到正常肺组织所致，与肿瘤所在的部位和穿刺次数有关，大多数不需要处理，可自行吸收，症状严重或有大量气胸时可行闭式引流。

2. 胸腔积液　多数经保守治疗后可自行吸收。大量胸腔积液可行穿刺抽液或置管引流。

3. 出血　为损伤肺组织或较大血管所致，可静脉输注止血药，多可自行消退。如出现大咯血，则需要介入栓塞治疗或剖胸探查。

4. 粒子迁移　粒子可离开植入部位，偶可见移动到支气管、皮下和胸腔等部位，一般不需要特殊

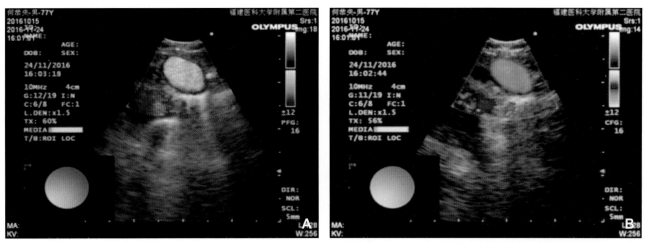

图 12.4.7　EBUS 显示肺周围血管。A. EBUS 周边血管能量模式；B. EBUS 周边血管彩色多普勒模式

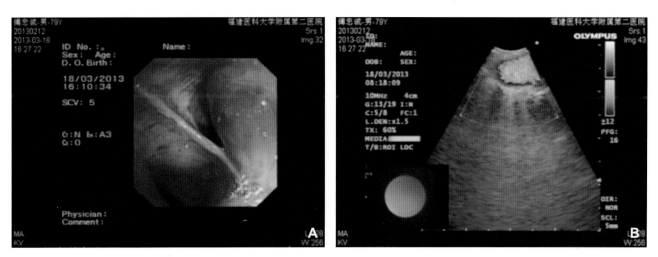

图 12.4.8　内镜及 EBUS 显示黏膜下血管。A. 左下叶背段管腔内的宽基底黏膜隆起；B. 黏膜下可见明显血流信号，示隆起血管

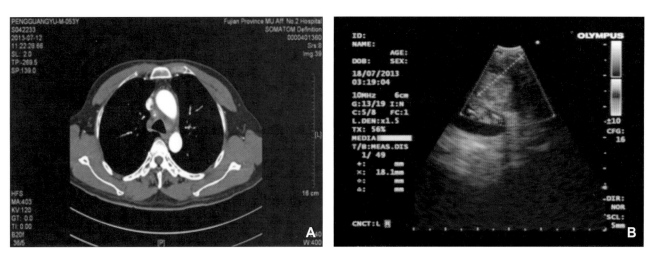

图 12.4.9　CT 及 EBUS 显示淋巴结钙化。A. CT 图像示 4R 淋巴结钙化；B. EBUS 示淋巴结钙化影

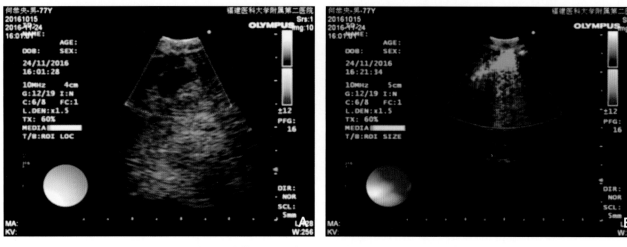

图 12.4.10　呼吸运动伪影。A. 淋巴结内部液化；B. 呼吸运动异常的伪影

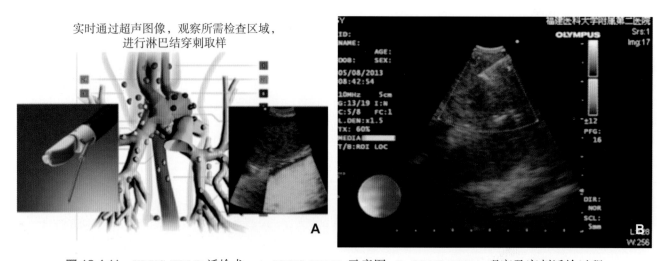

图 12.4.11　EBUS-TBLB 活检术。A. EBUS-TBNA 示意图；B. EBUS-TBNA 观察及穿刺活检过程

超声探查，EBUS-TBNA 穿刺活检，病理检查示小细胞肺癌（图 12.4.13）。

二、应用价值

EBUS-TBLB 主要用于位于段支气管开口以下被肺实质包绕的肺周围型病变的诊断。文献报道，在外周型超声探头引导下经支气管镜肺活检（EBUS-TBLB）对肺周围型病变的诊断率高于 CT 引导下的定位活检，不低于透视引导下活检。EBUS-TBLB 对肺周围型病变的诊断率为 60%~80%[27]。EBUS 的价值主要体现在提高了对直径小于 3cm 的肺周

围型病变病灶的诊断阳性率，结合引导鞘应用于直径小于 2 cm 的病灶时，诊断率可与前者相当；普通 TBLB 对直径小于 3 cm 和直径小于 2 cm 的病灶诊断阳性率相对较低，分别为 30.7% 和 23.3%。EBUS-TBLB 诊断率的高低可能与病灶的位置和内部回声特征有关[28]。N. Yamada 等[29] 研究表明，包绕探头或邻近肺外周的病灶是 EBUS-TBLB 高诊断率的独立预测因素。FJ. Herth 等[28] 的研究也表明，在没有其他辅助引导下，病灶包绕 EBUS 探头或邻近探头时，EBUS-TBLB 对其的诊断率有所提高。曾奕明等研究表明，病灶 EBUS 声像表现为内部不均匀回声的诊断率为 84.2%，表现为内部均匀回声

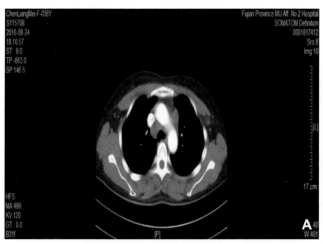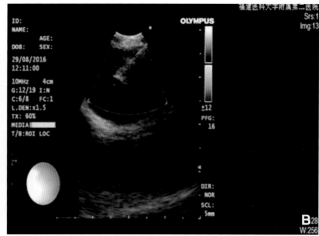

图 12.4.12　肺腺癌淋巴结转移 EBUS-TBNA 术。A. CT 图像示 4R 淋巴结肿大；B. 对 4R 淋巴结行超声探查，EBUS-TBNA 穿刺活检，病理示腺癌

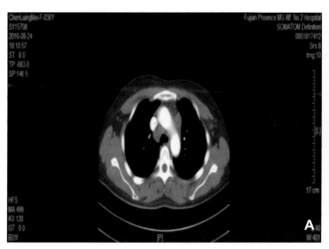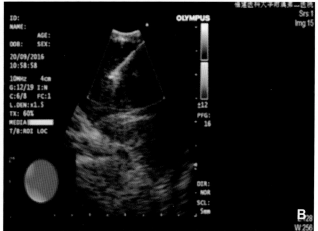

图 12.4.13　小细胞肺癌淋巴结转移 EBUS-TBNA 术。A. CT 图像示肺门及纵隔淋巴结肿大；B. 对 10R 淋巴结进行超声探查，EBUS-TBNA 穿刺活检，病理检查示小细胞肺癌

的病变诊断率为 59.1%。研究结果提示病灶内部回声和与探头相对的空间位置是肺周围型病变 TBLB 诊断率的影响因素。CH. Kuo 等对照研究了病理－超声图像，认为肺周围型病变在 EBUS 图像上病灶内部的不均匀回声与组织病理学上病灶内的坏死、纤维化和出血相对应。总之，EBUS-TBLB 在肺周围型疾病的诊断中阳性率较高，是一项安全、有效的技术手段，其并发症与支气管镜常规操作活检并无特殊之处，最常见的是出血或气胸[30]。

EBUS-TBNA 主要用于肺癌患者术前淋巴结转移的分期和不明原因胸部增大淋巴结和肿块的诊断。主要适应证为：①患者胸部 CT 或 PET/CT 检查发现纵隔/肺门淋巴结肿大和（或）位于气管或支气管周围的良性或恶性肺内肿块。②临床医生认为患者存在需行 EBUS-TBNA 进行诊断或肺癌术前分期的胸部淋巴结。③用于其他恶性疾病的诊断，或其他应用，如气管或支气管周围血管性病变的评估[31]。

研究表明，EBUS-TBNA 对于纵隔内病变的敏感性、特异性和准确率分别为 92.0%、100% 和 95.3%[32]。有研究表明，传统 TBNA 诊断肺癌的敏感性为 61.11%，而 EBUS-TBNA 的敏感性为 92.0%。相对于肺癌术前分期的胸部淋巴结评估，CT 的敏感性和特异性分别为 51% 和 85%，PET-CT 的敏感性和特异性分别为 74% 和 85%，EBUS-

TBNA 的敏感性和特异性明显优于前两者[33]。EBUS-TBNA 的并发症包括出血、感染、发热、纵隔气肿和气胸等。

EBUS-TBLB 和 EBUS-TBNA 检查的禁忌证原

则上同普通支气管镜，不能耐受普通气管镜检查的患者同样不能耐受 EBUS。

（曾奕明　杨栋勇）

参考文献

[1] 张红霞, 何文, 成晔, 等. 超声引导下肺外周占位病变穿刺活检技术方法探讨. 中国介入影像与治疗学, 2012, 9(3): 221-222.

[2] 张纯林, 罗福成, 童清平, 等. 超声引导下周边型肺肿块穿刺活检方法学及安全分析. 安徽医药, 2011, 15(7): 859-861.

[3] 黄伟俊, 邱懿德, 黄婷, 等. 超声造影在经皮肺穿刺活检肺周围型病变中的临床应用. 中华肺部疾病杂志, 2014, 7(1): 37-40.

[4] 汪向峰, 王莹. B 超引导下经皮胸膜穿刺活检对 60 例胸腔积液患者诊断结果的回顾分析. 中华肺部疾病杂志, 2012, 5(1): 57-59.

[5] 赫捷, 赵平, 陈万青. 2012 中国肿瘤登记年报. 北京: 军事医学科学出版社. 2012: 13-16.

[6] Dupuy DE, Zagoria RJ, Akerley W, et al. Percutaneous radiofrequency ablation of malignancies in the lung. AJR, 2000. 174: 57-59.

[7] Ahmed M, Liu Z, Afzal KS, et al. Radiofrequency ablation: effect of surrounding tissue composition on coagulation necrosis in a canine tumor model. Radiology, 2004, 230: 761-767.

[8] 叶欣, 范卫君. 热消融治疗原发性和转移性肺部肿瘤的专家共识 (2014 年版). 中国肺癌杂志, 2014, 17(4): 294-301.

[9] Simon C, Dupuy D, DiPetrillo T, et al. Pulmonary radiofrequency ablation: long-term safety and efficacy in 153 patients1. Radiology, 2007, 243(1): 268-275.

[10] Kodama H, Yamakado K, Takaki H, et al. Lung radiofrequency ablation for the treatment of unresectable recurrent non-small-cell lung cancer after surgical intervention. Cardiovasc Intervent Radiol, 2012, 35: 563-569.

[11] Palussiere J, Lagarde P, Auperin A, et al. Percutaneous lung thermal ablation of non-surgical clinical N0 non-small cell lung cancer: results of eight years' experience in 87 patients from two centers. Cardiovasc Intervent Radiol, 2015, 38: 160-166.

[12] Saleem J, Patrick F, Declan S, et al. Review of current thermal ablation treatment for lung cancer and the potential of electrochemotherapy as a means for treatment of lung tumours. Cancer Treat Rev, 2013, 39(8): 862-871.

[13] Omae K, Hiraki T, Gobara H, et al. Long-term survival after radiofrequency ablation of lung oligometastases from five types of primary lesions: a retrospective evaluation. J Vasc Interv Radiol, 2016, 27: 1362-1370.

[14] Stewart A, Parashar B, Patel M, et al. American Brachytherapy Society consensus guidelines for thoracic brachytherapy for lung cancer. Brachytherapy, 2016, 15(1): 1-11.

[15] 山东省医师协会综合介入医师分会. 放射性 (125) I 粒子植入治疗肺恶性肿瘤山东专家共识 (2015, 济南). 山东医药, 2016, 6: 1-3.

[16] 王忠敏, 黄钢, 陈克敏, 等. 放射性粒子组织间植入治疗技术指南的建议. 介入放射学杂志, 2009, 9: 641-644.

[17] Huo XD, Wang HX, Yang JK, et al. Effectiveness and safety of CT-guided 125I seed brachytherapy for postoperative locoregional recurrence in patients with non-small cell lung cancer. Brachytherapy, 2016, 15(3):370-380.

[18] Mandeep D. Brachytherapy: A Review. Journal of Critical Review, 2016, 3(2): 6-10.

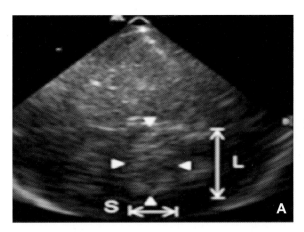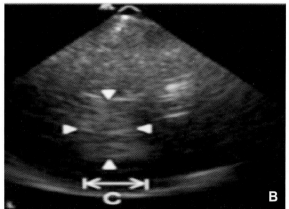

图 13.1.1　颅内血肿不同阶段的超声表现。A. 在初始阶段，血肿与周围组织分界尚清晰；B. 血肿与周围组织部分分界不清，回声不均匀（引自：Matsumoto N，2011）

（郭海欣）

第二节　心胸重症超声与心功能

一、肺动脉栓塞

（一）概述

　　来自体循环静脉或右侧心腔的栓子机械性阻塞肺动脉，形成肺动脉栓塞（pulmonary embolism）。绝大多数肺动脉栓塞系血栓栓塞，其中90%继发于下肢和盆腔等深静脉血栓形成，常与术后或长期卧床有关，少数见于右心室梗死、右心衰竭、心房纤颤和扩张型心肌病等附壁血栓脱落。另外，少数系外伤造成的脂肪、骨髓或空气栓塞，产科羊水栓塞，及心血管内脱落的赘生物等其他栓子栓塞，血流动力学影响与血栓栓塞相似。

　　根据肺动脉栓塞的发病时间和阻塞程度，可分为以下类型：

　　1. 急性大面积栓塞　急性发生，栓塞阻塞肺动脉的面积超过50%。

　　2. 急性小面积栓塞　急性发生，栓塞阻塞肺动脉的面积小于50%。

　　3. 亚急性大面积栓塞　反复发生的小面积或中等面积栓塞，时间超过数周，栓塞阻塞肺动脉的总面积超过50%。

　　4. 慢性栓塞　病史长达数月以上，病情逐渐加重，出现慢性肺动脉高压，多系反复小面积栓塞逐渐阻塞中等肺动脉，或大面积肺动脉栓塞患者存活而仍遗留中等以上肺动脉部分阻塞者，一般总的阻塞面积超过50%。

　　急性大面积肺动脉栓塞可导致严重的肺动脉高压，出现急性肺心病。小面积栓塞者，其肺组织可无明显受损；较大面积栓塞者，多数可出现肺梗死，以及随后出现的纤维化和瘢痕形成等，可损害肺功能。慢性肺动脉栓塞最终将导致明显的肺动脉高压，形成慢性肺心病。

（二）临床表现

　　肺动脉栓塞的临床表现差异很大，易漏诊或误诊。漏诊率可高达84%，误诊率可达32%~62%。慢性患者可出现慢性肺心病的临床表现；急性患者往往有深静脉血栓形成、心腔附壁血栓、外伤或分娩等病史。部分患者出现下肢局部肿胀、疼痛和压痛等症状。

肺动脉阻塞程度越重、越快，症状就越明显。轻者可无明显的临床表现，多数可有呼吸困难、胸痛、心动过速、发绀、咯血、发热、出汗、焦虑不安，甚至晕厥、休克或突然死亡等。体检常可发现发热、发绀、呼吸困难、颈静脉压升高和血压降低等，可出现奇脉。多数患者的胸部没有明显的阳性体征，少部分患者可有肺部实变体征、干啰音、湿啰音、胸膜摩擦音和胸腔积液等。患者常有心动过速，听诊时出现第三心音、第四心音和肺动脉瓣区第二心音增强等。

（三）超声表现与应用价值

1. M 型超声心动图　由于肺栓塞患者的右心室增大，主动脉波群可显示出右心室流出道增宽。心室波群表现为右心室增大，室间隔的运动异常（图 13.2.1）。

2. 二维超声心动图　血栓位于肺动脉近心端的部分患者，二维超声心动图于大动脉短轴断面显示主肺动脉及左、右肺动脉内径增宽，在肺动脉内可探及血栓样回声或不规则的团块状回声，回声较淡。右肺动脉的血栓栓塞发病率最高，其次为主肺动脉和左肺动脉。对位于肺动脉远端的血栓，二维超声心动图通常无法直接显示。在左心室长轴、短轴及心尖四腔心断面可观察到右心房和右心室增大，右心室流出道增宽。经胸及剑下大动脉短轴断面可显示右心房和右心室增大，对图像不清晰的患者可采用剑突下断面观察（图 13.2.2）。

3. 经食管超声心动图（transesophageal echocardiography，TEE）　TEE 对检出肺动脉内血栓有很大的帮助。将探头角度位于 120°~135° 时，使探头向左前方向旋转，在图像的远场可显示出主肺动脉及左、右肺动脉。如在肺动脉腔内探及回声较淡的块状或片状回声，则提示存在肺动脉栓塞。

4. 多普勒超声检查　在诊断过程中，采用彩色多普勒探查有助于鉴别伪像和血栓栓塞。在血栓栓塞者中，当血流通过时，在血栓部位受阻，血流流速加快，血流色彩的亮度增加。

采用超声诊断肺栓塞时，应注意仔细观察，并应结合患者的临床表现进行诊断，以免出现误诊或漏诊[12-15]。

二、心脏压塞

（一）概述

心包积液急剧或大量增加将导致心脏压塞（cardiac tamponade）。心包积液按性质一般分为五类：①漏出液性：其蛋白质含量低，细胞数量少，液体清澈，多见于心力衰竭。②渗出液性：其蛋白质含量较高，细胞数量较多，心包液较清澈或呈半透明状液体，较稀薄，呈胶冻状，见于大多数心包炎，细胞类型多与病因有关。③脓性：心包积液呈脓性，有大量白细胞，多见于细菌性或病毒性心包炎。④乳糜性。⑤血性：多见于特发性、病毒性、结核性、创伤性、真菌性、放射性、尿毒症性和肿

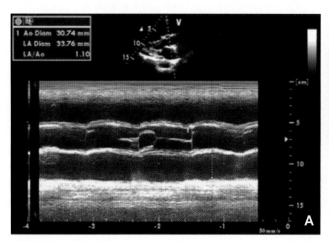
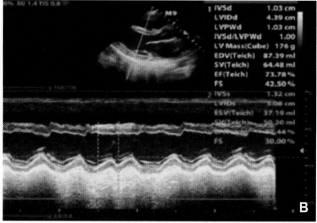

图 13.2.1　肺栓塞患者 M 型超声心动图。可见右心室流出道增宽、右心室增大和室间隔运动异常，但主动脉及左心房内径正常

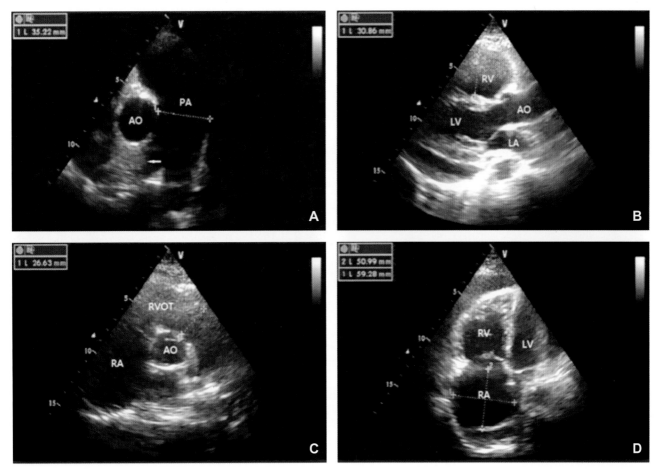

图 13.2.2　肺栓塞患者的二维超声心动图。A. 大动脉短轴切面：显示右心室流出道及主肺动脉内径增宽，在肺动脉内可探及血栓样团块回声；B. 左心室长轴切面：显示右心室增大；C. 大动脉短轴切面；D. 心尖四腔心断面：显示右心房和右心室增大，右心室流出道增宽

瘤性心包炎等。

随着心包积液量的增加，心包腔压力升高，可逐渐对血流动力学产生影响，其程度通常与积液量、积液增长速度、积液性质和心包膜病变等因素有关。心包积液增加缓慢者，甚至液体量达到 1000～2000 ml 时，心包腔内压力仍可无明显升高，对血流动力学的影响也不明显。心包腔内液体迅速增加，积液量未超过 150 ml 者，心包腔内压力可有轻度升高，但影响通常尚轻；但如超过 150 ml，心包腔内压力将迅速升高，可出现心脏压塞。心包积液增长的速度越快，积液量越多，则对血流动力学的影响越大。此外，心包液体的黏度高和（或）心包膜有肿瘤浸润、明显纤维化而僵硬者，在心包积液增加速度和积液量相同的条件下，也可导致心包腔内压力迅速升高，而出现心脏压塞。

当心包腔内压力迅速上升而发生急性心脏压塞时，心房和心室的舒张活动受到限制，使室的舒张压升高，心室等容舒张期充盈量减少，心肌收缩力和心排血量降低，血压下降，体循环静脉和肺静脉压升高，可导致严重的血流动力学障碍，威胁重要脏器的血液灌注，甚至迅速危及生命。

（二）临床表现

临床表现与病因、基础病变及心包炎类型有关。心脏压塞者通常伴有恶心、焦虑及谵妄，甚至发生休克和意识丧失等。可出现明显心动过速、血压下降、脉压缩小、奇脉、脉搏无力、颈静脉怒张、呼气时颈静脉扩张（Kussmaul 征）、肝大、肝颈静脉回流征、周围静脉压升高和淤血等体征。

（三）超声表现与应用价值

1. M 型超声心动图　可诊断心包积液，并可估测心包积液量。从左心室体部向心尖部扫描时，可观察到右心室前壁前方及左心室后壁后方的心包腔内出现液性暗区。但向主动脉波群方向扫描时，仅右室流出道前壁前方的心包腔内出现液性暗区，而左心房后壁后方部位不应出现液性暗区。

2. 二维超声心动图　从左心室长轴断面可观察到左心室后壁后方及右心室前壁前方心包腔内的液性暗区。如继续向心尖方向扫描，则可观察到整个心尖部周围的心包积液。从左心室短轴断面观察，可显示左心室不同水平及部位的心包积液。通过心尖四腔心断面可清晰地显示整个心包腔的积液。心包积液可出现于心室前壁、下壁及侧壁等部位的心包内。

通过超声观察，可半定量测定心包积液的量。胸壁与心壁之间液性暗区的宽度基本上可反映积液量的多少。但应注意，心包积液可呈不均匀分布，同时还与积液性质、部位及患者体位等相关。相同量的心包积液，在不同部位的胸壁与心壁之间可出现不同宽度的液性暗区，故在估计心包积液量时应综合考虑。

心包积液量较少（＜100 ml）时，积液可仅局限于左心室后壁的后方和房室瓣环远端，而在心脏的前方、侧位和心尖部通常没有液性暗区。检查时需要仔细调整仪器的增益，以免漏诊。在左心室后壁后方出现较宽的液性暗区，同时出现于侧位、心尖部和前方时，通常提示为中等量心包积液（100～500 ml）。发生大量心包积液（＞500 ml）时，积液虽仍主要集中于左心室后壁后方，但在其他部位也出现明显的液性暗区。发生大量心包积液时，整个心脏在心包腔内明显摆动，往往同时出现前后方向和左右方向的运动，包括心脏沿长轴的扭动（图 13.2.3 ）。

一般而言，如果左心室后壁后方的液性暗区达到 30 mm，应诊断为心脏压塞，但心脏压塞并非均与心包积液总量有关。部分心脏压塞系心包内积液量在短期内明显增加所致，其心包积液总量不一定很多。对大量心包积液患者，因两侧心室受挤压，往往不能准确地测量其心功能，甚至影响对心血管形态结构的观察。

超声通常只能对心包积液的性质提供间接征象，浆液性心包积液的液性暗区多数较均匀一致，随体位变化明显；而在纤维素性或脓性积液，在液性暗区内通常可出现纤维素条索或絮状回声，甚至形成小房状，心包膜可增厚，回声增强；在血性心包积液，通常在心包腔内出现回声较淡的血块状回声，患者常有外伤史，应注意与一般的心包积液相鉴别。

心包压塞对机体的影响主要表现在对心脏运动和其内血流的压迫限制。故观察心包压塞时，需特别注意病变对心脏的收缩与舒张运动的限制。对少至中量的心包积液，急性发病者即可影响心脏的充盈量，出现心脏压塞现象；而在发病缓慢者，由于心脏和心包已适应缓慢出现积液的状态，在积液为

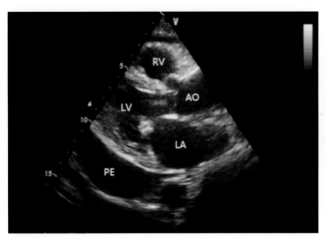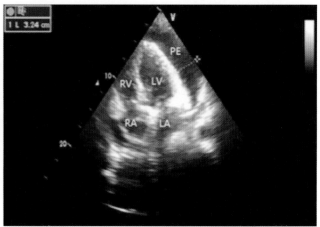

图 13.2.3　心包积液患者的二维超声心动图。在各心包腔内均探及液性暗区，以左心室后壁、侧壁及右心室前壁为著

中至大量时仍可无明显症状，因此，观察心包积液对心脏的压迫及右心房塌陷状态尤为重要。

3.经食管超声心动图　经食管超声心动图对心包压塞患者属于禁忌。同时，经食管超声心动图显示的左、右心室均在图像的远场，心包往往显示不佳，对心包疾病的诊断并无优越性，故一般很少采用。

4.超声心动图在心包穿刺引流中的作用　在心包穿刺过程中，可采用超声监测引导，通过观察心包积液液性暗区的相对位置，确定穿刺部位、穿刺针方向和穿刺深度，并可在穿刺中观察和调整穿刺针方向和深度，有利于提高穿刺的安全性和可靠性，提高成功率，减少并发症的发生率。

关于心包穿刺的部位，一般可选择在心包积液最靠近探头的部位。在心包积液与胸壁之间应没有其他组织结构，以免损伤肺等脏器。因此，心尖部或胸骨旁左侧第5、6肋间通常是最佳部位，必要时也可采用其他部位，甚至胸后壁。

在穿刺引流术中，超声可反复进行观察，确定心包积液和穿刺针的情况，进行适当调整。必要时可从穿刺针或心包腔内引流导管注入少量的声学造影剂，以确定心包腔、穿刺针或引流导管的位置及其与心脏结构之间的关系。

穿刺后或在心包腔导管持续引流观察中，通常需要反复监测心包积液的变化情况、穿刺的并发症和心包腔内导管的位置等，以便及时处理[12,13,16,17]。

三、急性心肌梗死

（一）概述

急性心肌梗死（acute myocardial ischemia，AMI）系由于各种原因使冠状动脉局部发生急性闭塞，出现较长时间的严重心肌缺血，造成心肌组织坏死。AMI多数系冠心病所致，通常是在粥样硬化病变的基础上，出现斑块破裂、溃破、斑块下血肿形成、血栓形成和冠状动脉痉挛等所引起，在我国发病率逐年增加。少数系发生于其他冠状动脉病变，包括严重的冠状动脉痉挛、栓塞、夹层、损伤、冠状动脉炎、先天性冠状动脉瘘、冠状动脉瘤或冠状动脉起源异常，以及累及冠状动脉的主动脉夹层动脉瘤、主动脉炎、严重主动脉瓣狭窄和关闭不全等。极少数见于全身麻醉或各种手术所导致的低血压后。

（二）临床表现

发病前多有心绞痛表现，尤其是初发心绞痛和恶化劳力型心绞痛等。典型的AMI胸痛或发生部位和性质多与一般心绞痛类似，但持续时间长，通常超过15 min，程度严重，难以缓解。多数伴有呼吸困难、心悸、出冷汗、焦虑、濒死感、全身无力、头晕甚至晕厥等。约50%的患者可出现恶心和呕吐等胃肠道症状，尤其是下壁梗死，个别有腹泻。发作过程中可出现各种心律失常的相应表现，甚至严重的心律失常。老年患者的表现可不典型，可有急性心力衰竭或脑卒中样表现。

大多数患者有紧张和疼痛表情，面色苍白和出汗。发病后8 h左右可有轻度发热。血压可正常、升高或降低，颈静脉压正常或升高。心脏多无明显的阳性体征，有的心率加快，心尖搏动弥散，第一心音多减弱，第二心音可有逆分裂，部分患者有附加心音、心包摩擦音或提示二尖瓣或三尖瓣关闭不全、室间隔穿孔等器质性病变的杂音。在并发心力衰竭、休克或心律失常者，可有相应的表现。

（三）超声表现与应用价值

1.冠状动脉及其血流　超声心动图检查可显示较粗大冠状动脉的起源、走行、形态结构和血流状况。二维超声检查通常可清晰地显示左、右冠状脉的起始部位，位于胸骨旁心底部短轴断面，在多数患者可观察到左、右冠状动脉的开口。其中左冠状动脉开口位于主动脉根部4—5点钟位置，右冠状动脉位于10点钟位置，正常开口一般呈漏斗状。从冠状动脉开口，通过调整探头的位置和方向，可沿冠状动脉主干向分支方向追踪探查。显示左冠主干后，将探头稍作顺时针方向旋转，可显示出向左走行的左冠主干长轴图像，并一直可追踪观察到其分叉处。左前降支通常朝肺动脉瓣方向走行，随后顺室间隔向心尖方向走行，而在分叉处的左旋支一般在左前降支的下方，继续向左侧走行。观察到右冠状动脉开口处后，稍沿其走行方向调整探头，即可显示右冠状动脉的长轴图像，可追踪观察期走向（图13.2.4）。

正常冠状动脉的超声长轴图像显示管壁为两条平行的线状回声，两者之间为无回声区。不同部位

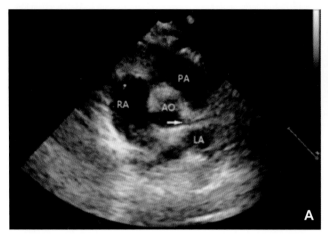
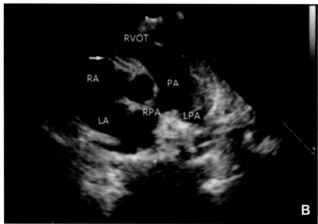

图 13.2.4 正常左冠状动脉及右冠状动脉二维超声心动图。A. 大动脉短轴切面：显示左冠状动脉起自左冠窦，位于 3 ~ 4 点钟位置，随后在肺动脉和左心耳之间沿冠状沟行向左前方；B. 左心室长轴断面及大动脉短轴断面：显示右冠状动脉起自右冠窦 9 — 10 点钟位置，向右侧走行

和不同断面的冠状动脉显示为不同的形态，可呈管状、椭圆形或三叉形等。正常左冠状动脉主干的直径为 3 ~ 8 mm，长度为 0.5 ~ 40 mm，左前降支近端直径为 3 ~ 5 mm。冠心病患者的病变冠状动脉可出现管腔狭小或不规则。有的出现管腔中断，管壁回声多增强、不均匀，有时可直接观察到粥样硬化斑块钙化的回声。由于难以观察到冠状动脉的整体，对出现冠状动脉管腔中断等表现者，应反复比较，以减少假阳性结果。为了更直接地观察冠状动脉的形态结构，可采用冠状动脉内超声检查。

2. 室壁形态结构和活动状况

（1）室壁分区：为了观察不同部位的室壁形态结构和活动状况，许多学者提出了各种室壁分区方法。目前最常用的有 Heger 的 9 节段分区法、美国 Mayo Clinic 的 14 节段分区法和美国麻省总医院的 20 节段分区法（图 13.2.5）等，每种分区法各有优缺点。

（2）M 型超声心动图：M 型超声心动图一般仅能检出由于心肌缺血而出现运动异常的部位，如局部心室壁的运动减弱或矛盾运动。通过探头所在的部位进行观察，可初步提示心肌缺血的部位，但 M 型超声心动图对于诊断心肌缺血有较大的局限性。于左心室波群观察时，可见左心室后壁和（或）室间隔运动减弱，局部运动消失或矛盾运动。心肌缺血引起乳头肌功能不全者，可造成二尖瓣关闭不全，引起左心室增大，左心室流出道增宽，二尖瓣

开放幅度减小。但对于陈旧性心肌缺血性改变，尤其是前壁心肌梗死可做出明确的诊断（图 13.2.6）。

（3）二维超声心动图：二维超声心动图是诊断本病的主要方法，能较明确地确定缺血的部位。超声各断面可显示左心室壁各个节段的相同结构和功能状态，从而进一步提示有关节段性运动异常所反映的冠状动脉病变。

根据心肌缺血的性质和程度等，缺血部位心肌可显示为室壁变薄和纤维化等室壁形态结构的改变，有的可显示回声异常；同时可显示累及部位心肌节段的室壁运动异常，收缩期室壁增厚率降低或消失，甚至出现反向运动和向外膨出形成室壁瘤（图 13.2.7）。通过采用组织多普勒成像和彩色室壁运动显像等技术，可进一步显示室壁的形态结构和节段性活动异常，从而较准确地确定心肌缺血的部位及其性质。

左心室长轴断面所显示的室间隔部位通常为前间隔，为心肌缺血的好发部位，早期可观察到室间隔出现矛盾运动及运动不协调现象。在心肌梗死后期，如恢复较差，室间隔变薄，回声增强，向右心室方向膨出，心尖部运动减弱，则提示为前壁及前间壁心肌缺血或梗死，室间隔的近心尖段极易附着血栓，从左心室双腔心、四腔心及左心室短轴等断面均可观察到心尖部附壁血栓。

心尖四腔心断面观察的室间隔通常为后间隔，同时可清晰地显示左心室前侧壁的形态结构和运动

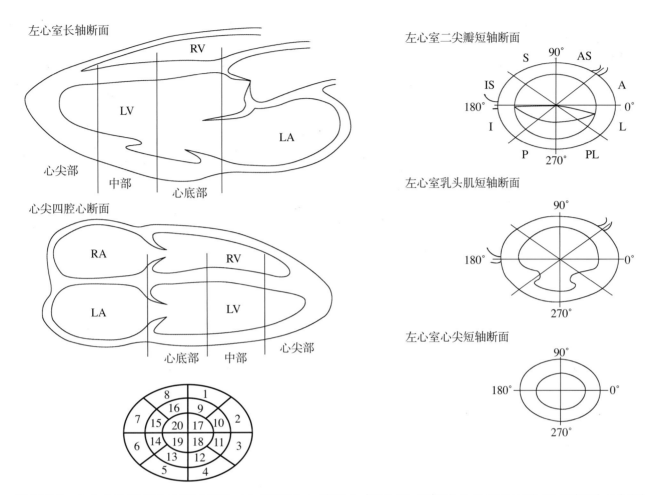

图13.2.5　左心室室壁节段分区示意图。AS.前间隔；A.前壁；L.侧壁；PL.后侧壁；P.后壁；I.下壁；IS.下间隔；S.间隔；
1.前间隔基底部；2.前壁基底部；3.侧壁基底部；4.后侧壁基底部；5.下后壁基底部；6.下壁基底部；7.后间隔基底部；
8.间隔基底部；9.前间隔；10.前壁；11.侧壁；12.后侧壁；13.下后壁；14.下壁；15.后间隔；16.间隔；17.前壁心尖部；
18.侧壁心尖部；19.下壁心尖部；20.间隔心尖部

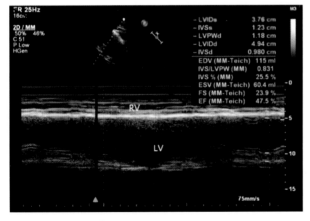

图13.2.6　心肌梗死患者 M 型超声心动图。左心室明显扩大，室间隔厚度变薄，心肌回声增强，运动幅度减弱，收缩期增厚率减低，左心室后壁运动幅度代偿性增强

状态，为检出本病的最佳断面之一。室间隔的中下段、心尖部和左心室侧壁变薄，运动幅度减弱，呈矛盾运动，以室间隔下段为著，提示局部出现心肌缺血性改变。部分患者心内膜回声可增强，室壁无运动并局限性地向外膨出者为室壁瘤形成。

左心室短轴断面可较全面地显示左心室各部位室壁的心肌供血状况，对确定心肌缺血和梗死部位有帮助，甚至对面积较小的缺血梗死部位也可观察得较为清楚。根据短轴断面的部位不同，显示不同部位的左心室壁。在二尖瓣瓣叶水平的左心室短轴，显示为左心室靠近心底部的心壁，而在乳头肌水平和心尖部水平的短轴断面则分别显示中部和心尖部左心室壁。由乳头肌及腱索所附着的心室壁为左心室下壁。如二尖瓣后叶根部以下的左心室壁出现运

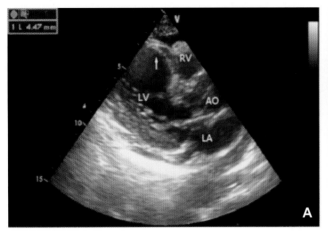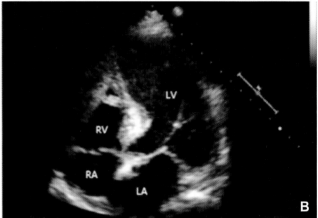

图 13.2.7　心肌梗死患者的二维超声心动图。左心室心尖部出现矛盾运动及运动不协调（箭头所示）。心室收缩时，心尖部向外运动，形似葫芦（图 B）。A. 左心室长轴断面；B. 四腔心断面

动减弱、矛盾运动或无运动现象，提示为下壁心肌缺血或梗死。如局部出现局限性向外膨出，即提示有室壁瘤形成。根据二维超声心动图图像所显示的左心室壁位置，可确定左心室壁的病变部位，从而提示相应的冠状动脉病变部位。一般位于 11 — 1 点钟部位的为左心室前间壁，1 — 3 点钟为左心室前壁，3 点钟左右为左心室前侧壁，3 — 6 点钟为左心室侧壁，6 点钟左右为左心室后壁，7 — 8 点钟为左心室下壁，9 — 10 点钟为后间隔。当出现供血不足时，相应部位出现室壁变薄、节段性运动不协调、运动减弱或矛盾运动等。

左室双腔心可显示出左心室前壁和下壁等部位的室壁形态结构和运动异常状况。如心肌缺血范围较大，左心室短轴断面和长轴断面可见左心室壁弥漫性运动减低，室壁变薄，整个左心室可形成一室壁瘤。

（4）多普勒超声：心肌梗死可影响乳头肌功能，导致乳头肌的运动不协调，引起房室瓣的关闭不全，尤其是二尖瓣。二尖瓣关闭不全的程度通常与乳头肌缺血程度紧密相关。收缩期在左心房侧可探及源于二尖瓣口的反流性血流束，为蓝五彩镶嵌色。进行连续多普勒探查时，可探及位于基线下的高速血流频谱，并可测得反流的流速和压差。组织多普勒成像可显示心肌运动速度和方向等信息，有助于评价心肌缺血状况等。

（5）经食管超声心动图（TEE）：TEE 检查属于半无创性检查，在插入食管探头和旋转探头的过程中对患者均有较大的刺激，部分患者的反应较大，尤其是对病情危重的心肌梗死患者，检查中易造成严重的并发症，故通常作为禁忌证。但在某些患者，尤其是外科手术中监测等，TEE 常具有显示冠状动脉和室壁图像清晰及不干扰手术等优点，可用于术中监测。

3. 心肌梗死主要并发症的超声检查

（1）心脏破裂：心室游离壁破裂的患者多迅速死亡，往往来不及进行超声检查，如有机会做超声检查者，可显示大量心包积液。室间隔穿孔者通常可显示与室间隔缺损类似的超声表现，表现为左心室扩大、受累部位室间隔变薄、运动减弱或消失、反向运动、局部室间隔膨出及连续性中断。多普勒超声检查可检出经室间隔的左向右分流血流。进行右心声学造影时可在右心室出现负性显影区，有时也可在左心室出现少量声学造影剂回声。

乳头肌断裂者可显示左心室扩大，二尖瓣运动幅度增大，收缩期可脱垂入左心房，并可显示二尖瓣瓣叶和腱索在心腔内急速运动的断端回声，二尖瓣前后瓣叶不能闭合，多普勒检查可显示不同程度的二尖瓣反流。

（2）室壁瘤：二维超声对诊断室壁瘤具有很高的敏感性和特异性，主要表现为局部室壁明显变薄，缺乏收缩功能，增厚率消失。室壁瘤部位的室壁在心室收缩期和舒张期均向外突出，尤其是在收缩期，与其他部位室壁形成明显的反向运动。瘤体与心腔相通，瘤体内多普勒检查如出现逆行、缓慢

的血流信号多属于真性室壁瘤。心室壁与脏层心包之间出现瘤样扩张的无回声区，心室腔与该无回声区有比较狭窄的管道相通，两者之间形成瓶颈样形态。该处心室壁的连续性表现为突然中断，多普勒检查显示该处有速度较高的双期双向条状血流者多为假性室壁瘤。超声通常可根据其二维图像，结合室壁瘤内及其与心室腔连接处多普勒血流图像，可明确地鉴别真性和假性室壁瘤。

另外，应注意将室壁瘤与心室憩室相鉴别。心室憩室为室壁局限性向外膨出。但室壁运动不减弱，壁不变薄，并且不出现矛盾运动。在极少数患者心室壁可出现室壁瘤样改变，壁向外膨出，但无明确的矛盾运动[12-13,18,19]。

四、主动脉夹层

（一）概述

主动脉夹层指由于内膜局部撕裂，血液通过主动脉内膜裂口进入主动脉壁并造成正常动脉壁的分离，在动脉内形成真、假两腔，是最常见的主动脉疾病之一。主动脉是身体的主干血管，承受直接来自心脏跳动的压力，血流量巨大，出现内膜层撕裂。如果不进行恰当和及时的治疗，破裂的机会非常大，死亡率也非常高。根据主动脉夹层内膜裂口的位置和夹层累及的范围，目前医学上有两种主要的分类方法。最广泛应用的是 1965 年 DeBakey 教授等提出的三型分类法：Ⅰ型：主动脉夹层累及范围自升主动脉到降主动脉甚至到腹主动脉；Ⅱ型：主动脉夹层累及范围仅限于升主动脉；Ⅲ型：主动脉夹层累及降主动脉，如向下未累及腹主动脉者为ⅢA 型，向下累及腹主动脉者为ⅢB 型。1970 年，Stanford 大学 Daily 教授等提出了另一种主要依据近端内膜裂口位置的分类方法。Stanford A 型：相当于 DeBakey Ⅰ型和Ⅱ型；Stanford B 型：相当于DeBakey Ⅲ型。

主动脉夹层可出现破裂大出血，约见于本病患者的 52%，其中 75% 发生在胸主动脉。主动脉夹层可压迫有关主动脉分支，造成血管狭窄和闭塞，导致相应脏器供血障碍，其中 50%~70% 的患者可累及无名动脉，30%~40% 可累及左颈总动脉或左锁骨下动脉，25% 累及肾动脉，30% 累及冠状动脉。如累及冠状动脉，可导致急性心肌梗死。升主动脉

夹层往往累及主动脉瓣，造成主动脉瓣关闭不全。部分患者的假腔内可有附壁血栓形成，通常与内膜撕脱程度和病程长短等有关。

（二）临床表现

临床表现视主动脉夹层的部位、进展速度和病理生理变化而异，而且在观察期间往往可出现较大的变化。最常见的特征性症状是疼痛，通常在发病后立即出现，突然发生，多数非常剧烈，呈撕裂样、刀割样尖锐性疼痛或跳痛，不能耐受，采用强镇痛剂往往不能完全缓解。一般呈持续性，有时可短暂缓解，但随病变扩展而反复出现。疼痛部位通常与夹层的位置有关，常出现于胸骨附近、背部、咽喉部、下颌，或有牙齿疼痛等，并沿病变的扩展方向延及头颈部、腹部、腰部或下肢。患者多数有濒死恐惧感、极度焦虑和辗转不安，可发生休克。病变累及脑或脊髓动脉者，可出现头痛、头晕、嗜睡、恶心、呕吐、晕厥、偏盲、失语、偏瘫或截瘫等。有的可有呕血、便血、咳嗽、咯血或血尿等，有时类似于急腹症，有的出现急性心力衰竭的症状。

多数患者有颜面苍白、大汗淋漓和呼吸急促，有的可出现神志变化、偏盲、失语、偏瘫和截瘫等表现。约 42% 的患者有血压升高、心率加快，20% 的患者出现低血压。多数患者的休克程度往往与血压不相符，休克的表现明显，而血压仍较高或仅轻度降低，大出血者可迅速出现严重的失血性休克。对称部位肢体的血压和脉搏可有明显差异，有的脉搏减弱、消失，血压降低。有的可出现心力衰竭的体征。在颈部、腹部或腰部可出现搏动性肿块。累及胸部者，可出现肺部啰音和胸腔积液等；累及腹部者，可出现类似于急腹症的体征。纵隔病变可压迫颈上神经节而出现霍纳综合征，压迫喉返神经可出现声带麻痹，压迫上腔静脉可出现上腔静脉综合征，压迫呼吸道可出现呼吸道阻塞，压迫冠状动脉可出现急性心肌梗死等体征。有马方综合征及妊娠等情况者，可有相应的体征。

（三）超声表现与应用价值

经食管超声心动图技术对诊断本病具有特殊的优势，无创，无须造影剂，可定位内膜裂口，显示真、假腔的状态及血流情况，还可显示并发的主动脉瓣关闭不全、心包积液及主动脉弓分支动脉的阻

塞等情况。但同时也受患者的肥胖等情况限定。经胸超声虽简单易行，但其敏感性和特异性均不如经食管超声，但经食管超声可能引起恶心、呕吐、心动过速和高血压等，反而可能加重病情，因此往往需要在麻醉下进行。

1. M 型超声心动图　对本病可得到提示性诊断，但一般不能确诊。主动脉波群表现为病变部位的主动脉内径增宽，主动脉根部的夹层。在主动脉瓣开放时，瓣膜的运动曲线远离主动脉前和（或）后壁，在主动脉腔内可见内膜样线状或条索状回声。二尖瓣波群显示左心室扩大，左心室流出道增宽，室间隔与左心室后壁运动增强。夹层病变累及主动脉瓣环者，由于主动脉扩张致使主动脉瓣关闭不全，舒张期主动脉反流到左心室的血流，冲击二尖瓣前叶，二尖瓣前叶可出现震颤。

2. 二维超声心动图　通过经胸超声心动图不同检查部位及不同断面的扫查，对大多数主动脉夹层患者可明确诊断，并可进行分型诊断。但在部分患者，因声窗差及图像显示不清等原因，需经 TEE 检查方能确诊。

在多数 I 型主动脉夹层患者，主动脉的内膜剥脱部位可以在主动脉的全过程，有的内膜可撕裂至髂动脉。从胸骨左缘左心室长轴、心尖五腔心断面，可显示主动脉内径增宽、窦部膨出，在主动脉腔内可观察到内膜撕脱。内膜撕脱的类型可多种多样，有的内膜撕脱呈螺旋形上升，少数患者的内膜撕脱呈套叠状。可显示原来的主动脉腔（真腔），以及撕裂部位内膜与主动脉壁之间所形成的假腔。在内膜撕脱较重者，主动脉内膜可脱入左室流入道。部分患者可并发主动脉瓣关闭不全，主动脉瓣可出现脱垂。

在大动脉短轴断面，除了可显示主动脉内膜剥脱外，还可显示真、假腔面积的大小。

从胸骨上窝探查，使探头标记朝向患者的左肩，显示主动脉弓长轴断面，可观察到升主动脉、主动脉弓至降主动脉各病变部位出现内膜剥脱，呈线状或条索状回声，呈搏动状，并有漂浮感。

将探头置于腹部显示腹主动脉时，在病变累及腹主动脉者，可观察到内膜剥脱现象，在腹主动脉形成真腔与假腔。

在主动脉夹层动脉瘤中，II 型主动脉夹层的发病率最高，从左心室长轴、心尖五腔心及大动脉短轴断面观察，夹层的内膜剥脱范围仅限于升主动脉。一般内膜剥脱的起始部位为主动脉窦部，在少数患者主动脉夹层病变可仅限于主动脉窦局部。患者升主动脉增宽的程度通常比其他类型明显，主动脉窦部可呈瘤样扩张，主动脉瓣关闭不全的程度多数较重。

在 III 型主动脉夹层，其内膜剥脱的部位仅限于降主动脉，经胸超声心动图检查容易漏诊。故在检查过程中，应注意通过胸骨上窝部位探查以及对腹主动脉探查。在降主动脉部位，可探及内膜剥脱样改变，一般剥脱的内膜紧贴降主动脉壁。部分患者还可在腹主动脉探及血栓形成。行彩色多普勒观察时，可见红色的血流在真腔里流动。

3. TEE　TEE 是检出本病的最佳方法，在各种类型的主动脉夹层，其检出率及诊断准确率几乎均为 100%。

探头深度一般位于 35 mm 左右，角度位于 0° 时，可显示主动脉短轴断面，角度位于 125° ~135° 时，可显示升主动脉长轴断面。将探头向左后方向旋转时，可显示降主动脉。通过改变探头所处的深度，以及改变探头的角度，可获得降主动脉不同节段的长轴或短轴断面，以便对整个主动脉进行深入的研究，从而获得更多的诊断信息。

在 I 型和 II 型主动脉夹层，将探头角度位于 120° ~135° 时，可清晰地显示升主动脉内径增宽，病变部位升主动脉的内膜从主动脉窦部上方开始剥落，可呈螺旋形上升，也可与主动脉壁形成套叠样改变，内膜呈漂浮状。部分患者的内膜可脱入左室流出道，堵塞主动脉瓣口，从而有可能减少主动脉瓣口的反流量。将探头位于 0° ~110° 时，可显示主动脉短轴断面及从主动脉弓到降主动脉的显示过程，可以探清真、假腔的面积及破口大小。通过彩色多普勒还可以观察到破裂口的所在部位及通过破裂口的血流量。

在 I 型和 II 型主动脉夹层患者，向左后方向旋转探头时，可显示出主动脉弓及降主动脉。通过改变探头的深度，可显示不同水平主动脉腔的内膜剥脱情况及破裂口的部位和数量。对内膜撕脱后所形成的真腔和假腔，因内膜撕脱的程度和范围不同，形状可不规则，真、假腔的大小也可不同。在部分主动脉夹层患者，可观察到假腔内的附壁血栓。血栓的面积通常与内膜撕脱的程度及病程长短等有关。有时可在假腔内充满血栓，类似于主动脉瘤合并附壁血栓形成的表现，需在检查中注意，并结合临床表现进行鉴别。

4.多普勒超声　可清晰地观察到破裂口处通过的血流。通常血流从真腔进入假腔，但也可以由假腔再返回真腔。一般情况下，真腔的血流速度快，采用彩色多普勒超声观察时，色彩亮度高；而假腔内的血流速度缓慢，一般色彩亮度较低，两种不同色彩的血流之间有撕裂的主动脉内膜。

于主动脉左室长轴断面观察，可探及血流进入主动脉后呈五彩镶嵌色，并可见血流通过内膜剥脱部位时，血流返回主动脉瓣口呈红色。彩色多普勒对小的破裂口有较高的敏感性，因内膜撕脱一般呈螺旋形，破裂口处的真腔血流进入假腔，或假腔的血流进入真腔时，其色彩取决于血流的朝向。血流朝向探头时呈红五彩镶嵌，而背离探头时呈蓝五彩镶嵌色。在部分患者还可探及多个破口。

大多数患者伴有主动脉瓣关闭不全。在左心室长轴断面观察，于左室流出道部位可探及源于主动脉瓣口的反向血流，而在大动脉短轴部位可显示出主动脉关闭不全的漏口大小。频谱多普勒取样点位于破裂口，可探及收缩期由真腔进入假腔的低速血流频谱。

5.鉴别诊断　主动脉夹层应与高血压和冠心病患者的主动脉内径增宽及内膜壁增厚等鉴别。后者容易与主动脉夹层撕脱的内膜混淆，应注意结合患者的病史等临床表现进行鉴别。主动脉夹层撕脱的内膜回声较纤细，呈漂浮感；而主动脉壁增厚的内膜回声较粗糙，一般无漂浮感。

6.术后观察　对升主动脉扩张和主动脉夹层动脉瘤通常采用人工血管植入或主动脉瓣置换及人工血管植入术治疗。在检查术后患者时，应注意观察人工血管内的血流是否通畅，管腔内是否出现血栓及异常附着物；如患者同时实施主动脉瓣置换，还应注意主动脉瓣周是否存在瓣周漏的情况，瓣架是否固定，所换瓣叶的启闭功能是否良好，瓣周是否有异常附着物[12,13,20,21]。

（王振华）

第三节　新生儿缺氧缺血性脑病

新生儿缺氧缺血性脑病（hypoxic-ischemic encephalopathy，HIE）是指围生期缺氧窒息导致的缺氧缺血性脑损害，包括特征性的神经病理及病理生理过程，并在临床上出现一系列脑病的表现。临床表现主要为意识障碍、神经反射、肌张力改变和惊厥等。部分小儿可留下不同程度的神经系统后遗症及远期智力发育障碍，甚至导致新生儿死亡。据统计，我国每年活产婴有1800万~2000万人，新生儿HIE的发生率为活产儿的3‰~6‰，其中15%~20%在新生儿期死亡，存活者中25%~30%可能留有不同类型和程度的远期后遗症，成为危害我国儿童生活质量的重要疾病之一[22]。缺氧后一系列病理生理过程呈"瀑布"式发生，多种发病机制相互作用，逐渐导致不可逆的脑损伤。缺氧缺血性脑病超声诊断的基础是该病的病理变化过程，超声检查的目的是在活体上直观地显示脑损伤的程度及病情演变过程，有助于HIE预后的判断及指导临床早期治疗。

一、概述

缺氧是HIE发病的核心，缺氧缺血性损伤可发生在围生期的各个阶段。出生前因素主要为胎儿宫内窘迫，表现为胎心率异常、羊水胎粪污染及胎动减少；其原因可能与孕母患有全身性疾病如妊娠高血压疾病、贫血、糖尿病及心肺疾病等有关，也可由于胎盘和脐带异常等影响了胎盘的血液供应和胎母间气体交换所致。出生后缺氧的主要原因是严重影响机体氧合状态的新生儿疾病，如胎粪吸入综合征、重度溶血和休克等，如不能及时予以正确治疗，可导致 HIE 的发生。HIE 主要的病理生理是缺氧后氧气和二氧化碳交换障碍，引起低氧血症和高碳酸血症，导致一系列脑血流动力学紊乱。即随着缺氧的进展，脑血管自主调节功能破坏，脑血管的舒缩功能减弱或丧失，脑的血流灌注完全随系统血压的变化而波动，即"压力被动性脑血流"。当血压降低时，可造成动脉边缘带的缺血性损害，足月儿最易累及的部位是矢状旁区，早产儿主要发生在脑室周围的白质。缺氧后早期，脑循环的"高灌注"是机体的代偿性变化，继之发生的"低灌注"和后期的"高灌注"是机体的失代偿变化，继而引起细胞性脑水肿，最终导致脑损伤[23]。由于解剖和血管分布特点的不同，HIE 的病理改变有早产儿及足月儿的区别。

（一）足月儿 HIE 常见的不同病理改变及临床分级类型

1. 轻度　临床症状轻微，表现为意识兴奋和抑制交替出现，肌张力正常或稍高，吸吮反射正常，拥抱反射活跃，无中枢性呼吸衰竭，瞳孔正常或扩大。症状在 72 h 内消失。主要病理改变为脑组织局部缺氧敏感区的脑细胞水肿。

2. 中度　临床表现为嗜睡、肌张力减弱及原始反射减弱，出现中枢性呼吸衰竭，瞳孔常缩小，症状在 14 天内消失，可能有后遗症。主要病理改变为局部脑水肿病变范围扩大，脑水肿加重。

3. 重度　临床表现为昏迷、肌张力松软或间歇性肌张力增高，原始反射消失，持续性惊厥，中枢性呼吸衰竭明显，瞳孔不对称或扩大对光反射迟钝。主要病理改变为脑细胞内外水分加重，脑容积增大，侧脑室受压；脑组织继续缺氧导致脑组织微循环障碍及脑血流灌注异常，脑缺血、缺氧加重，易发生小血管破裂出血，出现颅内出血。缺血缺氧性脑病伴发的颅内出血以原发性蛛网膜下腔出血最为多见，其次是脑室内出血和脑实质出血[24]。

4. 后期出现神经元坏死　一般发生在中度偏重和重度缺氧缺血性脑病的患儿，是继急性脑水肿之后短期内发生的、最早表现出的脑损伤后遗症改变。主要病理表现为 10 天后脑水肿不能完全恢复，继而发生组织坏死，出现神经元丢失、神经胶质增生和过度髓鞘化神经元坏死。常见部位为大脑皮质（海马区域）、基底核［尾状核、壳（豆）状核和苍白球］、脑干和小脑[25]。

5. 脑萎缩　不同病因可引起严重的神经元损伤，脑实质未达到集中的、大片完全坏死和液化的程度，最终结局以萎缩形式出现。脑萎缩可分为两种类型：全脑性萎缩和中央性脑萎缩。

6. 囊腔性改变　为脑损伤后最严重的结局，神经元完全坏死、崩解，最后形成液化灶。

（二）早产儿的主要病理改变

1. 早期脑室旁白质损伤　主要为轴突水肿，是早产儿特征性的脑损伤之一，轻度是可复的，多为一过性，多位于侧脑室前角附近、后角三角区及侧脑室外侧。

2. 严重的脑室旁白质损伤　于 7~10 天转化为脑室周围白质软化，是脑室旁白质损伤后最严重的结局，2~3 周可发展为孔洞脑[26]。

3. 侧脑室旁室管膜下（在生发基质部位）出血发展为室管下 - 脑室内出血。

（三）临床诊断 HIE 常用的影像学检查方法

临床诊断 HIE 主要是通过影像学检查，其中 CT 和 MRI 是较为常用的检查方法。

1. CT 检查　CT 检查在缺氧缺血性脑病的诊断中占有重要地位，目的是为了进一步了解缺氧缺血性脑病患儿颅内病变的部位和范围，明确 HIE 的神经病理类型包括选择性神经元坏死、矢状旁区损害、基底核及丘脑呈"大理石样改变"、局灶和多灶性坏死及脑室周围白质软化等，确定是否合并有颅内出血和出血类型。CT 的诊断标准为：①轻度：病灶局限于两侧大脑额叶，病变部位呈点片状，灰质与白质密度对比清楚。②中度：病灶分布超过 2 个脑叶，病变部位呈大片状，灰质与白质密度对比模糊。③重度：病变呈弥漫性低密度灶，灰质与白质界限消失，脑沟和脑池变窄或消失（图 13.3.1）。对一般 HIE 患儿，可待生命体征稳定后检查，以生后 4~7 天为宜。发生脑水肿时，脑实质呈弥漫性低密度影伴脑室变窄；基底核和丘脑损伤时可见高密度影，呈双侧对称性；脑梗死表现在相应供血区出现低密度影。临床实践发现，出生后 4~12 天进行 CT 检查仅有局灶性低密度，较难确定 HIE 的病变和预后，与实际临床表现偏差较大。有病变者需 3~4 周后复查再予诊断[27]。行 CT 检查时还要注意排除与新生儿脑发育过程有关的正常低密度现象。CT 图像

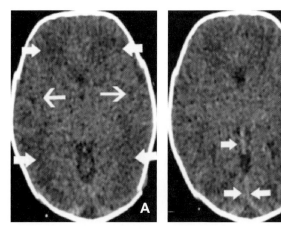

图 13.3.1　HIE的CT表现。A.缺氧缺血性脑损伤：在双侧额叶及顶枕叶可见多发低密度区（粗箭头），灰白质分界欠清，脑室不宽，脑池不大，脑沟变浅、显示不清（细箭头）；B.大脑纵裂池及双侧额顶叶部分脑沟内见铸形稍高密度影（粗箭头），提示少量蛛网膜下腔出血

清晰、价格适中，缺点是不能做床旁检查，且有一定量的放射线，不便于患儿随访复查。

2.MRI检查　MRI检查具有较高的安全性，无辐射，非常适合新生儿检查。MRI对HIE病变的部位、范围、性质及病变程度评价方面优于CT和超声检查。其对矢状旁区和髓鞘形成活跃区（皮质中央前后回、丘脑腹外侧和基底核）损伤的诊断尤为敏感。MRI对脑水肿的检出率也具有较好的效果，常规采用T1W1，发生脑水肿时可见弥漫性高信号脑实质改变，同时伴脑室变窄。基底核和丘脑损伤时表现为高信号且呈双侧对称性。脑梗死表现为相应供血区出现低信号，矢状旁区损伤时皮质为高信号，皮质下白质为低信号。DWI所需的时间短，对缺血脑组织的诊断更敏感。病灶在生后第1天即可显示为高信号[28]。MRI是多轴面成像，分辨力高，无放射性损害，对新生儿缺氧缺血性脑损伤的正确诊断率及阳性率较高，但检查时间较长，噪声大，检查费用高，不利于HIE患儿随访复查。

3.实验室检测　S-100β作为中枢神经系统的特异性蛋白已受到广泛的重视。人们已通过大量的实验来证明其生物标志性，尤其在颅脑损伤中。与格拉斯哥昏迷评分、瞳孔反射和CT相比，S-100β具有这些指标所没有的高灵敏性，在一定的时间段内检测患儿的脑脊液、血液或尿液中S-100β水平

的变化，可以预测颅脑损伤的病情变化、预后及其继发性损伤[29]。有研究表明[30]，通过检测对比患儿及正常新生儿血液中的S-100β水平发现，HIE患儿出生24h血液中的S-100β水平明显升高。由此可见，S-100β可以反映患儿脑损伤的程度，对早期病情的监测具有一定的临床意义。随着S-100β蛋白水平的升高，HIE患儿的远期后遗症或死亡率明显高于正常患儿。

二、超声检查与诊断

对新生儿经颅超声可选择前囟、后囟、侧囟、眼窗和枕大孔作为透声窗，通过扇形实时扫查，获得颅内结构的超声声像图。常规检查时探头选择3~8 MHz。首选前囟作为透声窗，将探头置于前囟，常规进行冠状面（图13.3.2）和矢状面扫查（图13.3.3）。

（一）脑组织局部缺氧敏感区的脑细胞水肿

1.轻度脑水肿　①局限于脑室旁的脑实质回声呈小片状增强，回声强度低于脉络丛回声。②双侧脑室大小正常，脉络丛外形规则。③通过彩色多普勒检查颅内血管血流的各项参数未见明显异常。轻度缺氧缺血性脑病3天内水肿基本消失（图13.3.4）。

2.中度脑水肿　①脑实质内回声大部分增强。回声强度接近于脉络丛回声，灰、白质分界不清，侧脑室可受压变窄。②部分合并有室管下囊肿及室管膜下出血。③彩色多普勒检查，多数患儿出现颅内动脉阻力指数升高，其余血流各项参数可未见明显异常。3~4天时脑水肿最重。在治疗的基础上，部分患儿7~10天左右恢复[31]（图13.3.5）。

3.重度脑水肿　①脑实质回声弥漫性增强。回声强度高于脉络丛回声，灰、白质分界消失，高回声范围扩大，波及皮质和皮质下，弥漫于双侧脑半球，包括丘脑和基底核区域。②脑室因受压而变窄，于冠状切面检查时发现侧脑室前角及第三脑室边界模糊难辨，脉络丛周围无回声的侧脑室带消失，脑室旁回声异常增强，脑室边界模糊不清，脑外间隙随着脑容积水肿增大逐渐变窄，甚至脑外间隙无回声带消失。在矢状面检查时常见脑室窄如缝隙，有压抑感。当脑水肿不能完全逆转时，脑实质回声持

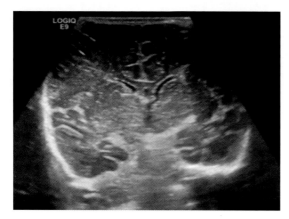

图 13.3.2　正常矢状位超声图像

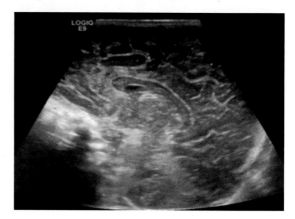

图 13.3.3　正常冠状位超声图像

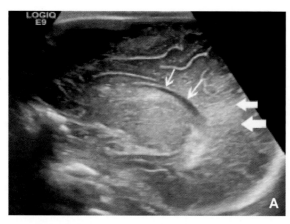

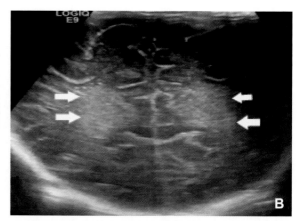

图 13.3.4　HIE 早期轻度脑水肿超声表现。A. 脑室旁的脑实质回声呈小片状增强（粗箭头），回声强度低于脉络丛回声，侧脑室显示尚好（细箭头）；B. 示半卵圆中心层面示双侧脑实质回声略增强（粗箭头），颅内结构尚清晰

续增强、加重[32]（图 13.3.6）。

（3）彩色多普勒超声表现　重度 HIE 患儿在12 h 内若出现脑动脉搏动减弱，血流速度减低，以舒张期血流速减低明显，阻力指数增高，则表明预后差；严重时，24~96 h 内出现脑血流速度明显加快，舒张期血流速度加快，阻力指数出现降低，即脑动脉血流频谱呈"舒张期宽大过度充盈"图形时，说明患儿重度 HIE 随着脑血流自动调节功能破坏，脑灌注由低灌注过渡到高灌注，脑血管由痉挛发展到麻痹，这类患儿的预后往往更差[33]（图 13.3.7 A）。当患儿病情进一步加重时，脑内动脉血流出现以下特征性表现：舒张期血流丧失、舒张期反流、收缩期血流低平、不能测得脑血流信号时，提示脑血管

阻力进行性升高（图 13.3.7 B）。脑组织过度缺血水肿导致弥漫性脑组织坏死，进一步引起脑血流灌注进行性地减少，预示着脑死亡[34,35]。

（二）神经元坏死

神经元坏死是新生儿缺氧缺血性脑病中最常见的损伤形式，多发生在中重度脑水肿患儿。持续 1 周左右出现脑细胞水肿，如果水肿不能完全恢复，可继而发生组织坏死。如病变持续 7~10 天后，超声检查高回声不仅存在，还较前增强、增粗，应视为脑水肿后的不可逆神经元广泛坏死，远期可能出现钙化灶回声，当然也不排除其中有细胞凋亡现象。其特点是：①双侧脑半球高回声持续不

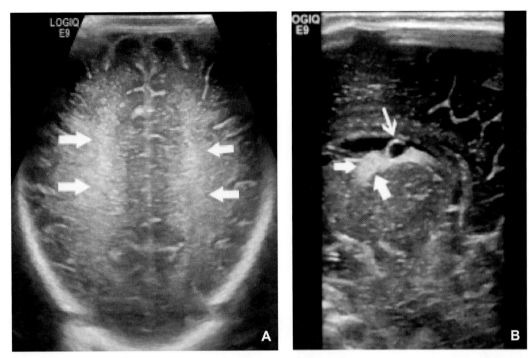

图 13.3.5　HIE 中度脑水肿超声表现。A. 双侧大脑实质回声大部分增强，回声强度接近于脉络丛回声（如图箭头所示）；B.尾状核头部下方室管膜下出血（粗箭头）并部分液化形成囊肿（细箭头）

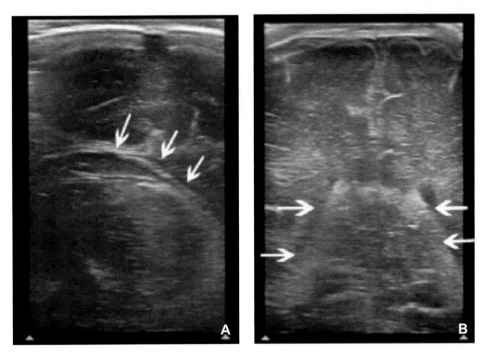

图 13.3.6　HIE 重度脑水肿超声表现。A、B 示大脑实质回声大部分增强，回声强度高于脉络丛回声，侧脑室受压变窄，脉络丛周围无回声带消失，脑室边界模糊不清（箭头所示）

退，回声增强区不均匀，散在分布的粗大颗粒、点片状高回声。②脑室重现，恢复至正常大小[24]（图13.3.8）。

（三）脑萎缩性改变

各种原因造成的较严重的神经元损伤，如未达到集中的大片完全坏死和液化的程度，最终结局往往以萎缩形式出现。可分为：①全脑性萎缩。继发于严重、广泛的围生期缺氧缺血性脑损伤，超声可在病变出现1个月左右发现异常。典型表现为：脑容积缩小，脑裂和脑外间隙变宽，额、颞、顶叶脑外间隙及前纵裂最易探及，脑回密集，脑沟加深，其底部与脑室间距离缩短。②中央性脑萎缩：是指脑萎缩发生在脑的中心部位，主要表现是侧脑室形态的变化，临床上难以觉察。超声特点为脑室轻中度扩大，脑室不规则变形，双侧不对称[22]（图13.3.9）。

（四）囊腔性改变

囊腔性改变为脑损伤后最严重的结局，意味着成片神经元完全坏死和崩解，形成液化灶。超声特点为：①囊腔出现在严重的缺氧缺血性脑病不可逆的脑水肿后3~4周，可见典型液化灶。②囊腔为多灶性，可存在于各个不同的脑区，脑病越重，则囊

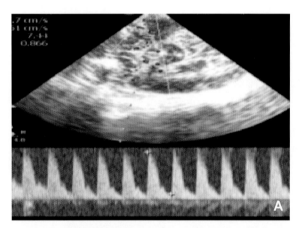
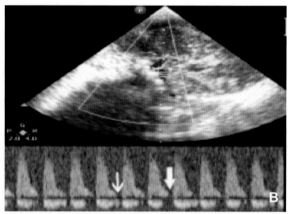

图 13.3.7　HIE 重度脑水肿时大脑前动脉血流频谱表现。A. 收缩期血流流速明显增高，舒张期血流流速减低明显，阻力指数很高；B. 舒张期血流消失（粗箭头），偶见舒张期血流反向（细箭头）

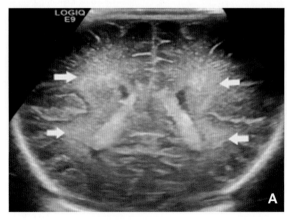
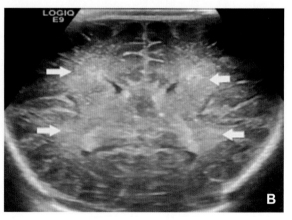

图 13.3.8　脑白质损伤超声表现。A、B 示双侧侧脑室周围脑白质回声持续性增强，呈粗大、颗粒状高回声（箭头所示）

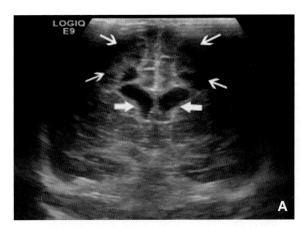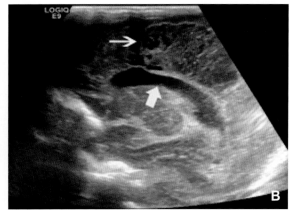

图 13.3.9　重度 HIE 后期脑实质液化坏死、脑室牵拉重现。A. 双侧侧脑室增宽、变形（粗箭头），侧脑室周围脑实质液化形成囊腔（细箭头），收缩牵拉脑室形态改变；B. 侧脑室上方脑实质软化（细箭头）牵拉脑室形态改变（粗箭头）

腔分布越广泛。③囊腔大小不等、回声不均，囊腔中央部位呈不均匀的低回声或无回声。④结局：随小儿脑的继续发育，脑容积增加，较小的囊腔可在 3~4 个月后因受脑组织的挤压或胶质细胞增生而消失。超声检查未见原有病灶，但不能说明原病灶不存在。较大的液化灶则不消失，永存于脑中[22]（图13.3.10）。

（五）早产儿脑室旁白质损伤

1.缺血后数小时，侧脑室前角附近、后角三角区及侧脑室外白质损伤区表现为回声异常增强，呈区域性和局限性，多个部位同时出现，而且往往呈对称性发生。

2.当缺氧、缺血进一步发展，侧脑室旁白质的损伤逐渐扩大。广泛的白质损伤的超声表现为原高回声区的范围扩大，自脑室旁向外弥漫，直至皮质下，呈不规则的片状高回声，无明显界线。

3.冠状面扫查显示高回声范围多在半卵圆中心，或侧脑室前后角附近向外扩散。旁矢状面扫查示多层面出现脑室旁直至皮质下的高回声，从内向外甚至达脑岛以外部位（图 13.3.11）。

轻度的白质损伤是可复的，白质的异常回声表现为一过性的，治疗 1 周后复查异常回声消失，患儿病情可完全恢复正常，临床一般不留后遗症。如果白质异常中强度回声持续超过 1 周，白质回声强度增强，甚至回声强度与脉络丛回声等同，则发展

为脑室白质软化的可能性很大。应注意密切随访直至软化灶形成，最后方可定论脑室旁白质软化。病变有可能不能完全恢复，也预示着患儿预后不良，多出现严重的后遗症[36]。

三、经颅超声诊断 HIE 在急重症医学中的应用

重度围生期窒息是缺氧缺血性脑病的病因，新生儿缺氧缺血性脑病是重度围生期窒息的严重并发症，重度和部分中度缺氧缺血性脑病可能引起脑瘫，所以新生儿窒息复苏后转入新生儿监护室或在外院出生并转来时，对有无 HIE 及其轻重做出准确评估和诊断就变得极其重要。基于 HIE 发生发展过程中的脑组织病理变化，经颅超声对脑损伤的发生、演变过程、损伤类型及严重程度等做出诊断，即轻、中、重脑水肿的转归，是否出现选择性神经元坏死、基底节大理石样变、旁矢状区脑损伤、脑室周围白质软化和局灶性脑梗死。同时还有助于对临床症状相似的重症脑内疾病的鉴别诊断[37]。

（一）新生儿颅内出血

新生儿颅内出血是新生儿期常见的严重疾病，主要有脑室管膜下出血、脑室周围及脑室内出血、脑实质出血、小脑出血、混合性出血、硬脑膜下出血和蛛网膜下出血。由于颅内出血的回声阻抗较脑

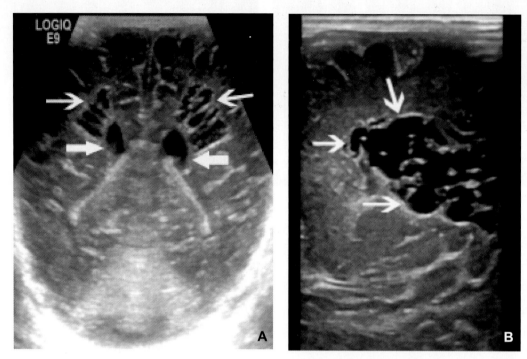

图 13.3.10　脑实质液化坏死、囊腔形成。A. 双侧侧脑室周围脑实质广泛软化形成囊腔样结构（细箭头），牵拉脑室形态改变（粗箭头）；B. 局部脑实质广泛软化形成囊腔（箭头所示）

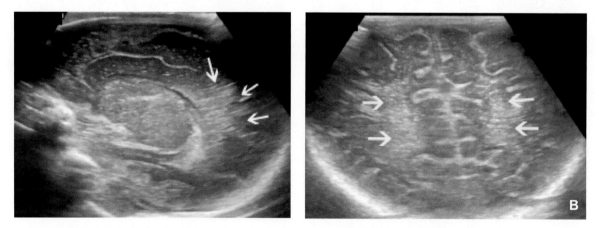

图 13.3.11　早产儿脑室旁脑白质损伤超声表现。A、B 示早产儿脑室旁脑白质损伤，表现为双侧侧脑室中部 - 后角区脑实质回声弥漫性增强，呈对称性分布，无明显界限（箭头所示）

实质及脑脊液高，不同声阻抗的组织形成界面引起回声反射，所以出血表现为回声增强。经颅超声对颅脑中内部位的出血诊断能力最强。

1.脑室内出血 脑室内出血分为四级。Ⅰ级：室管膜下出血呈现室管膜下回声增强区。Ⅱ级：室管膜下出血破室进入脑室腔，呈现为侧脑室内回声增强，侧脑室后角部脉络丛增粗，回声增强不均，或见孤立的小块中强回声。Ⅲ级：扩张侧脑室内大部或完全由中强回声积血填充。Ⅳ级：除脑室内出血，还伴有邻近脑室周围的实质出血，常见于侧脑室旁的额叶或顶叶。超声检查时间在生后 3~7 天为宜[38]（图 13.3.12 A-G）。

2.硬脑膜下出血、蛛网膜下腔出血及小脑内出血 超声检查存在一定的局限性，分辨率较差，出血诊断比较困难，只有在邻近额、顶叶表面有大量出血时可探查（图 13.3.12 H-I）。

（二）细菌性中枢神经系统感染

1.化脓性脑膜炎 新生儿化脓性脑膜炎的临床表现不典型，颅内压增高症状出现得较晚，早发性化脓性脑膜炎常与缺氧缺血性脑病难以鉴别。由于化脓性分泌物沉积于脑沟，超声表现为脑沟、脑回表面回声增强，尤其是脑沟回声增强明显（图13.3.13），但是早期的分泌物不多时上述表现可以不明显。

2.脑组织炎症性反应 根据炎症病变发生、发展过程，超声动态观察分为三个阶段。第一阶段为水肿期。发病在 7 天内，与缺血缺氧性脑损伤早期脑水肿的超声表现不同，表现为双侧脑半球出现不均匀的回声增强区，大小不等，随着炎症发展，病变范围逐渐扩大，病灶中心回声最强，周边逐渐减弱、变薄，边界不清，血流信号相对增多。第二阶段为脑组织坏死早期。病程 7 天后，原不均匀的回声增强区不再扩大，相对聚集，病灶周边淡薄，回声逐渐消退，中心回声增强区相对增强明显。第三阶段为脑组织液化期。病程 10~14 天，脑组织中强回声不均区回声强度相对减弱，中心出现不规则低至无回声，内透声差，严重者小的无回声之间最终相连成大的无回声区，此为脑组织不规则液化坏死灶，液化区无血流信号[39]（图 13.3.14）。

3.脑室炎 多发生在严重的脑膜炎基础上。因炎症反应及脓性分泌物附着，脑室壁回声表现为明显的壁增厚、毛糙，回声增强。脑室内的脑脊液回声透声差，回声不均，可见点絮状的高回声飘浮，并随患儿的呼吸和体位变动而变化。经颅超声对于有无脑室膜炎、硬脑膜下积液、脑脓肿、囊肿及脑积水诊断均有帮助。

（三）宫内病毒感染

常见的宫内感染病毒有巨细胞病毒和风疹病毒，可经胎盘传给胎儿引起流产、早产、死胎和胎儿期中枢神经系统损害。新生儿期经颅超声表现为脑室周围钙化点，脑室形态失常呈不规则扩张，脑组织内出现小囊肿回声，可以单个发生，也可成串发生。回声显示壁薄、层次清晰，出生时检查即已存在。而缺氧缺血性脑损伤后脑组织缺血坏死形成的囊肿多发生在 2~3 周之后（图 13.3.15）。

经颅超声技术用于新生儿颅内疾病的诊断始于20 世纪 70 年代末，在世界范围内被广泛应用。基于超声技术的日臻完善和围生儿医学的发展，其已经成为医学影像技术的一个重要分支。经颅超声技术仍以无创、简便、易行及可床旁操作等突出优势，成为新生儿颅内疾病筛查及诊断的重要检查手段。对于颅脑中线周围部位病变显示率高，分辨率高，是常规筛查新生儿颅脑内病变的首选手段。经颅超声技术方便于对 HIE 整个病程过程和转归随时动态观察，适用于对高危 HIE 患儿颅内病变的初步诊断及脑损伤的连续监测[40]。经颅超声、CT 和 MRI 对不同的新生儿颅内病变各有优势，临床医师要认识到这三者的优点、相关性、互补性及各自存在的问题。在临床上应选择适宜的检查方法，互补诊断，结合临床才能使诊断更为确切。

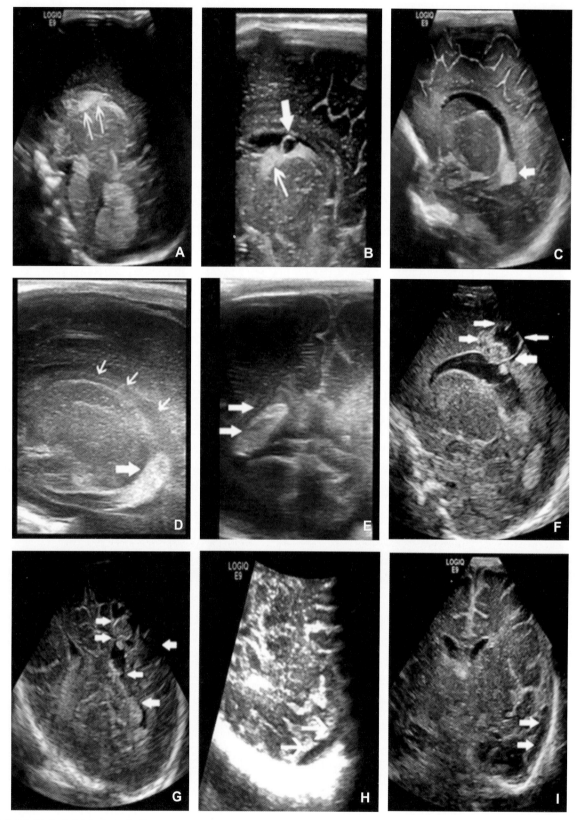

图 13.3.12 新生儿颅内出血各分型。A. I级：室管膜下（尾状核头部）出血，呈片状回声增强（箭头所示）；B. I级：室管膜下（尾状核头部）出血（细箭头所示）并部分液化形成囊肿（粗箭头所示）；C. II级：侧脑室内出血，表现为脑室内脉络丛旁出现强回声团（箭头所示）；D、E. III级：侧脑室内完全由等回声积血填充（细箭头所示），脉络丛增粗回声增强（粗箭头所示）；F、G. IV级：脑室内出血伴有邻近脑室周围的脑实质出血后出现坏死液化形成囊腔，可见与侧脑室相通；H、I.硬膜下出血：左侧颞叶外侧低 - 无回声病灶，呈"新月形"分布（箭头所示）

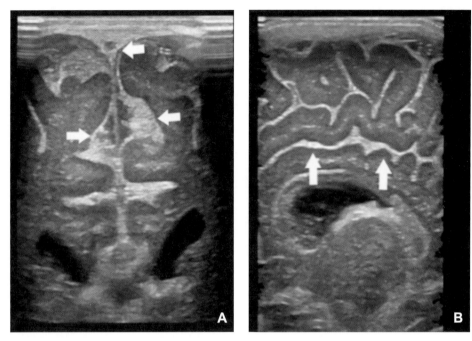

图 13.3.13　化脓性脑膜炎患儿脑沟、脑回表面回声增强。A. 大脑前纵裂池及脑外间隙充满絮状中强回声，分布不均，动态观察下见絮状回声漂浮；B. 大脑正中矢状位切面脑沟回声明显增强

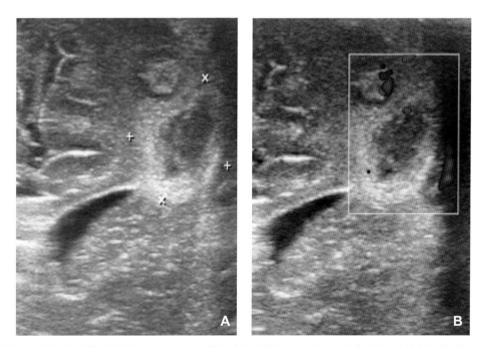

图 13.3.14　早产儿右上肺脓肿合并右侧胸腔脓胸继发颅内感染。A. 侧脑室旁脑实质内低回声病灶，病灶中心出现不规则低至无回声，内透声差；B. 脑组织不规则液化坏死灶，液化区无血流信号

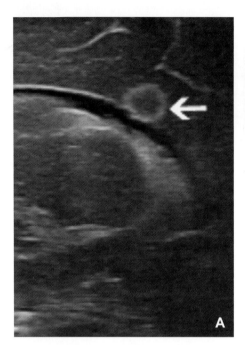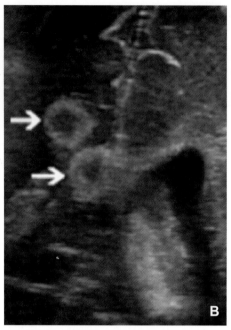

图 13.3.15　早产儿宫内感染，脑实质多发感染灶。A、B 示侧脑室旁脑实质内多发类圆形低回声病灶，周边可见高回声晕征

（陈晓康）

第四节　与急重症相关的静脉超声检查

　　超声在急重症中的相关静脉检查最常见的就是静脉血栓。其次，有学者认为通过超声测量下腔静脉塌陷指数有助于评估急诊患者的容量状态。本节重点介绍这两个方面的内容。

一、静脉血栓

（一）概述

　　危重患者由于病情危重，卧床时间比较久，或因穿刺置管以及中心静脉压检测等诸多原因，使得静脉相关的并发症如血栓形成的发生率比较高[40]。静脉血栓，尤其是下肢静脉血栓可因栓子脱落引起肺栓塞。肺栓塞作为一种常见的急症，病情严重者会对患者的生命造成严重的威胁。近年来，随着重

症医学的快速发展以及血管超声检查的普及，对危重病患者的救治成功率也相应地提高了。

　　国外学者研究认为在已确诊肺栓塞的高危患者中，有部分肺栓塞患者（25%~30%）经造影证实无下肢静脉血栓。这部分患者的栓子来源于其他静脉系统，包括盆腔静脉和上肢静脉。

（二）超声表现

　　超声是目前检查静脉血栓最常用的影像学方法，不同阶段的血栓声像图表现不一，根据形成的时间可分为急性期、亚急性期和慢性期。

　　1.急性血栓　通常指形成时间为几天或 1~2 周内的血栓，具有以下的超声特点（图 13.4.1）。

　　（1）低回声：新鲜的血栓表现为低回声，甚至

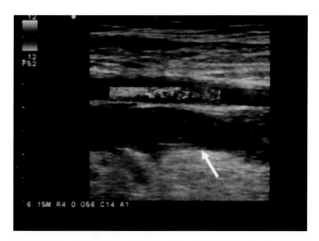

图 13.4.1　急性血栓超声表现。新鲜的血栓表现为低回声，甚至接近无回声，静脉管腔扩张，病变处静脉内血流很弱或看不到

接近无回声。因其回声过低，常使未堵塞血管的小血栓难以显示。但在静脉管腔无法完全被压闭时，彩色多普勒显示血流充盈缺损时可协助诊断。

（2）静脉管腔扩张：急性期血栓完全阻塞血管时静脉管腔可明显扩张，可以根据此来判别是新鲜还是陈旧性血栓。后者静脉的管径细小或接近动脉管径大小。但若为小血栓，没有完全阻塞静脉，则无此表现。

（3）静脉管腔无法完全压闭：无论是新鲜还是陈旧性血栓，血栓所在处的静脉腔都无法被完全压闭，这是鉴别静脉血栓与正常静脉较为可靠的标准。

（4）自由漂浮的血栓：急性血栓可能因为头侧未牢固附着在管壁上而自由漂浮。此时它有引起肺栓塞的潜在风险。对于处于此状态的血栓，应避免不适当的操作，尽量减少探头施压，以防止血栓脱落。

（5）多普勒信号异常：当静脉完全被血栓阻塞时，病变处静脉内血流很弱或看不到，而远段血流频谱是连续的而不是时相性的。同时，Valsalva 试验的反应减弱或消失，但未完全阻塞的静脉可能不影响血流信号。

（6）侧支循环的建立：在血栓形成急性期，侧支静脉通路很快建立，侧支静脉有可能在栓塞段静脉附近或更远的位置取代堵塞静脉行使功能。

2. 亚急性血栓　指形成数周或 1~2 个月的血栓，急性期所表现的部分超声特征仍然存在，当血栓逐渐机化、收缩和溶解时可有如下变化（图

13.4.2）。

（1）回声增强：血栓的回声强度随着时间的推移逐渐增强。

（2）血栓回缩：动态观察表明，血栓的收缩和溶解会使血栓体积明显减小，静脉管腔重新开放，管腔中的血栓也会越变越小。

（3）静脉管径减小：随着血栓的溶解和收缩，静脉管径也从扩张状态逐渐回缩，并恢复正常粗细。但如果不能再通，则血栓收缩并成为瘢痕，静脉管径随之变细并小于正常管径。

（4）血栓黏附：在亚急性期，自由飘动的血栓将黏附于血管壁上。

（5）血流的恢复：随着血栓的溶解和收缩，血流淤滞得到缓解，可出现栓塞后再通，但并非所有的栓塞都能再通。

（6）侧支循环的建立：急性期已建立的侧支循环在亚急性期仍可见。

3. 慢性血栓　亦可称为陈旧性血栓，指急性期数月到数年的血栓。在这一时期，血栓无法溶解，大部分不再消退。慢性血栓具有以下特点（图 13.4.3）。

（1）腔内强回声：机化的陈旧血栓可以是等回声或强回声，回声高于周围肌肉组织。陈旧性血栓既可使血管壁局灶性增厚，亦可弥漫分布。如果静脉无法再通，则表现为比正常静脉还细的条索样强回声。

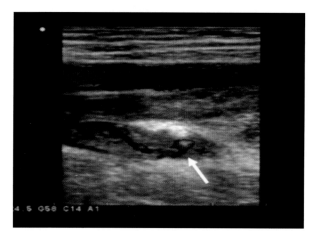

图 13.4.2　亚急性血栓超声表现。血栓的回声强度随着时间的推移逐渐增强，血栓体积减小，静脉管径也从扩张的状态逐渐回缩，并恢复至正常粗细，可出现栓塞后再通

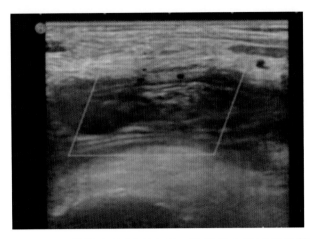

图13.4.3　慢性血栓超声表现。陈旧性血栓可以是等回声或强回声，回声高于周围肌肉组织，血管壁局灶性增厚，亦可弥漫分布

（2）瓣膜病变：由于瓣膜处的血栓不易完全溶解，进而纤维化，所以瓣膜的损害是静脉血栓的一个常见后果，主要表现为瓣膜增厚，黏附于静脉壁，活动受限及静脉瓣关闭不全。

（3）多普勒血流异常：陈旧性血栓除引起反流外，还可以引起无自发性血流、无时相性、Valsalva试验无反应及无血流强化征。

（三）临床应用价值

1. 颈内静脉　颈内静脉是颈部最粗大的静脉之一，与锁骨下静脉汇合，回流入上腔静脉，注入右心房，血流动力学情况与心脏的改变是一个相互作用的过程。颈内静脉回流障碍会导致心血管系统发生一系列变化，反之亦然。同时，颈内静脉是脑静脉回流的主要通道，颈内静脉血栓形成（internal jugular vein thrombosis, IJVT）是一种少见但凶险的血栓性疾病，可并发肺栓塞而直接导致患者死亡。

心功能障碍会引发心腔重构，心输出量减少，血液循环的时间延长，静脉流速减慢，左心房压力增加从而阻止血液从肺静脉回流到心脏，肺静脉压力随之升高以致肺淤血。此压力同时向上逆行传递至右侧心腔，使上腔静脉、颈静脉以及薄弱的静脉汇合处血管内皮细胞受损，结合肺淤血而使血液高凝状态明显上升，而血液高凝是发生IJVT的最主要原因[41]。所以对于心力衰竭患者，一定要用超声检查颈静脉血流动力学情况，分析颈静脉压力波形，了解右心房压力和右心室顺应性，为临床医生提供有价值的信息，及时控制肺动脉高压，减缓心脏后向衰竭的发展进程，避免血栓形成[42,43]。

鉴于超声对IJVT诊断的特异性极高，因而是诊断和监测IJVT的首选方法。建议临床医生对于静脉插管、肿瘤及心力衰竭这些高危患者应提高警惕，颈内静脉超声应作为常规检查项目[44,45]。

2. 锁骨下静脉　锁骨下静脉血栓形成可造成上肢静脉回流障碍，并引起的一系列症状和体征。本病多发生在健康而活跃的男性青年，以右上肢多见。发病前患者往往有受挫伤病史，上肢进行不习惯运动，如外展上臂或强力拉伤等。临床表现为上肢肿胀、疼痛、皮肤发绀和浅静脉曲张。肿胀呈非凹陷性，有时疼痛不明显，仅表现为酸胀感及手指活动受限。本病临床较少见，据报道仅占四肢深静脉血栓形成的2%。

3. 下腔静脉　超声检查下腔静脉的主要目的是确定是否通畅，造成阻塞最常见的原因亦是血栓形成。如上所述急性血栓表现为管径增宽、血流信号消失及管腔内实性回声，随时间长短回声不同。管腔可被血栓部分或完全堵塞，偶可见血栓由属支血管延伸而来，在管腔内漂动，行超声检查时需注意：①急性期血栓回声过低而易被遗漏，应加彩色血流或多普勒检查。②血流速过低可能导致假阳性诊断。

4. 下肢深静脉　下肢深静脉血栓起病急、进展快，有10%发展成致命性的肺栓塞。栓子脱落可导致肺栓塞及血栓形成后综合征等严重并发症，而其余多数患者发展成为深静脉血栓后综合征。由于50%以上的血栓患者没有下肢肿胀、小腿疼痛和压痛等表现，所以在早期诊断下肢深静脉血栓方面存在一定的困难。另外，许多患者因骨折、手术、炎性反应和制动等因素所引起的肢体肿胀和疼痛可能会混淆诊断。而彩色多普勒超声作为一种无创伤性血管显像技术，具有无创、重复性好、准确率高且价格相对低廉等优点，在下肢深静脉血栓诊断中应用广泛，其能够清晰地显示静脉的解剖结构和血流动力学特征。相关研究报道彩色多普勒超声诊断下肢深静脉血栓的敏感性＞93%，准确性＞90%。彩色多普勒超声对于下肢深静脉血栓的检查有着十分重要的意义。

二、下腔静脉塌陷指数

（一）概述

机体有效血容量骤减是造成患者死亡的重要原因，快速评估患者容量状态以指导治疗对挽救患者的生命尤为重要[46]。临床上简单评估患者的容量主要通过血压、心率、毛细血管充盈时间、混合静脉血氧饱和度（SVO_2）、乳酸、pH和电解质等，但是这些临床指标都有一定的主观性和间接性，并不能早期评估容量状态和指导液体复苏。下腔静脉（inferior vena cava，IVC）直径与右心功能息息相关，并且不受血容量骤减所带来的机体代偿性血管收缩剂的影响[47]。近几年，在急诊超声测量下腔静脉塌陷指数（IVC-CI）评估容量状态来指导液体治疗日益普及，为临床评估容量状态，指导液体治疗提供了依据[48]。

（二）超声表现

下腔静脉是顺应性良好的薄壁容量血管。吸气时胸廓内压下降，下腔静脉回流至右心房的血液增加，导致下腔静脉管径减小；而呼气时胸廓内压升高，回流至右心血量减少，下腔静脉管径扩张[49,50]。当患者的有效循环血容量减少时，下腔静脉管径会随之塌陷，同时管径随呼吸运动的变化幅度会增加。选取低频凸阵探头，在剑突下腹部正中纵切面探查，获取下腔静脉入右房口切面，在离右房口2 cm处测量其直径及呼吸变异。IVC-CI=（呼气末IVC内径−吸气末IVC内径）/呼气末IVC内径×100%。上述测量可以在M型超声下进行（图13.4.4）。通常结合下腔静脉内径和IVC-CI两个

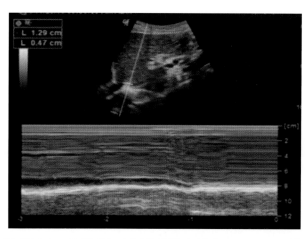

图13.4.4 患者呼气末下腔静脉内径为1.29 cm，吸气末下腔静脉内径为0.48 cm，IVC-CI =（1.29 − 0.48）/1.29 × 100%=63.57%，估测患者CVP为0~5cmH₂O

参数来综合评估患者的中心静脉压（central venous pressure，CVP）[51,52]（表13.4.1）。

（三）临床应用价值

有学者发现通过计算机断层扫描技术测量下腔静脉直径也可以评估患者的容量状态和监测液体治疗，但成本、时间和暴露射线限制了其在急诊的使用。随着急诊超声检查的广泛应用，下腔静脉直径和呼吸变异指数将成为一个能够急诊判断患者容量状态的可靠参数。已有学者对感染性休克及创伤性休克患者下腔静脉直径随呼吸的变化情况进行了超声监测，并通过这些指标判断患者的容量反应性[53]，从而能够为临床医师的治疗提供准确、合理的指导。

表13.4.1 IVC内径与IVC-CI估测CVP

IVC 内径（cm）	IVC-CI	CVP（cm H₂O）
＜1.5cm	≥50%（显著塌陷）	0~5
1.5~2.5cm	≥50%	5~10
1.5~2.5cm	≤50%	10~15
＞2.5cm	≤50%	15~20
＞2.5cm 并伴有肝静脉扩张	几乎无塌陷	大于20

（郭海欣）

参考文献

[1] Schlachetzki F, Herzberg M, Hölscher T, et al. Transcranial ultrasound from diagnosis to early stroke treatment-Part 2: prehospital neurosonography in patients with acute stroke-the regensburg stroke mobile project. Cerebrovasc Dis 2012, 33(3): 262-271.

[2] Hölscher T, Schlachetzki T, Zimmermann M, et al. Transcranial ultrasound from diagnosis to early stroke treatment. Cerebrovasc Dis, 2008, 26(6): 659-663.

[3] Bogdahn U, Becker G, Winkler J, et al. Transcranial color-coded real time sonography in adults. Stroke, 1990, 21: 1680-1688.

[4] 田欢，刘晓平，红华. 大脑中动脉区脑梗死 40 例临床分析. 内蒙古医学院学报, 2010, 32(2): 240-242.

[5] Krejza J, Rudzinski W, Mariak Z. Transcranial color-coded Doppler sonography: getting started. Neurol Neurochir Pol, 2001, 35(suppl 5): 101-109.

[6] Khaffaf N, Karnik R, Winkler WB, et al. Embolic stroke by compression maneuver during transcranial Doppler sonography Stroke J. Neur, 2004, 14(3): 222.

[7] 华扬, 吴钢, 潘旭东, 等. 经颅多普勒超声操作规范及诊断标准指南. 中华医学超声杂志（电子版）, 2008, 5(2): 2-6.

[8] 万芸, 徐佩莲. 彩色多普勒超声检测颅内动脉不同点血流速度的差异. 中国超声医学杂志, 2002, 18(3): 184.

[9] 柳标, 赵宝珍, 姥义, 等. 经颅彩色多普勒超声对颈内动脉闭塞患者颅内侧支循环及血供的研究. 中华超声影像学杂志, 2006, 15(4): 289-292.

[10] Verro P, Gorelick PB, Nguyen D. Aspirin plus dipyridamole versus aspirin for prevention of vascular events after stroke or TIA: a meta-analysis. Stroke, 2008, 39(4): 1358-1363.

[11] William JE, Chimowitz MI, Cotsonic GA, et al. Gender differences in outcomes among patients with symptomatic intracranial arterial stenosis. Stroke, 2007, 38(7): 2055-2062.

[12] 刘延玲、熊鉴然. 临床超声心动图学. 3 版. 北京：科学出版社，2014.

[13] 王新房、谢明星. 超声心动图学. 5 版. 北京：人民卫生出版社, 2016.

[14] Meyer G. Effective diagnosis and treatment of pulmonary embolism: Improving patient outcomes. Arch Cardiovasc Dis, 2014, 107(6-7): 406-414.

[15] Perera P, Lobo V, Williams SR, et al. Cardiac echocardiography. Crit Care Clin, 2014, 30(1): 47-92.

[16] Chandraratna PA, Mohar DS, Sidarous PF. Role of echocardiography in the treatment of cardiac tamponade. Echocardiography, 2014, 31(7): 899-910.

[17] Veress G, Feng D, Oh JK. Echocardiography in pericardial diseases: new developments. Heart Fail Rev, 2013, 18(3): 267-275.

[18] Leischik R, Dworrak B, Sanchis-Gomar F, et al. Echocardiographic assessment of myocardial ischemia. Ann Transl Med, 2016, 4(13): 259.

[19] Peterson D, Arntfield RT. Critical care ultrasonography. Emerg Med Clin North Am, 2014, 32(4): 907-926.

[20] Baliga RR, Nienaber CA, Bossone E, et al. The role of imaging in aortic dissection and related syndromes. JACC Cardiovasc Imaging, 2014, 7(4): 406-424.

[21] Shah BN, Ahmadvazir S, Pabla JS, et al. The role of urgent transthoracic echocardiography in the evaluation of patients presenting with acute chest pain. Eur J Emerg Med, 2012, 19(5): 277-283.

[22] 中国医师协会新生儿专业委员会神经专家委员

会 . 新生儿缺氧缺血性脑病超声诊断建议 . 中华神经医学杂志 , 2012, 11(4): 413-415.

[23] 邵肖梅 , 叶鸿瑁 , 丘小汕 , 等 . 实用新生儿学 . 人民卫生出版社 , 2015, 05(23): 699-705.

[24] Lynch NE, Stevenson NJ, Livingstone V, et al. The temporal evolution of electrographic seizure burden in neonatal hypoxic ischemic encephalopathy. Epilep-sia, 2012, 53(3): 549-557.

[25] Kraayvanger L, Latza J, Vockelmann C, et al. Tolvaptan treatment of severe stroke like symptoms and bilateral subcortical diffusion restriction due to syndrome of inappropriate secretion of ADH after polytrauma. Neurol, 2014, 261(7): 1436-1438.

[26] Leviton A. Why the term neonatal encephalopathy should be preferred over neonatal hypoxic ischemic encephalopathy. American journal of obstetrics and gynecology, 2013, 208(3): 176-180.

[27] Jose A, Matthai J, Paul S. Correlation of EEG, CT, and MRI brain with neurological outcome at 12 months in term newborns with hypoxic ischemic encephalopathy. Clin Neonatol, 2013, 2(3): 125.

[28] Massaro AN, Jeromin A, Kadom N, et al. Serum biomarkers of MRI brain injury inneonatal hypoxic ischemic encephalopathytreated with whole-body hypothermia: apilot study. Pediatr Crit Care Medi, 2013, 14(3): 310-317.

[29] Thelin EP, Johannesson L, Nelson D, et al. S-100B is an important outcome predictor in traumatic brain injury. J Neurotrauma, 2013, 30(7): 519-528.

[30] 刘克宇 , 张重梅 , 王琪 , 等 . 血清 TNF- α 和 S-100B 检测在新生儿缺氧缺血性脑病中的诊断价值 . 国际检验医学杂志 , 2011, 32(8): 875-876.

[31] Wang N, Zhang Y, Guan B. Evaluation of neonatal hypoxic ischemic encephalopathy by ultrasound measurement of the hemodynamics in the central branches of the middle cerebral artery. Nan Fang Yi Ke Da Xue Xue Bao, 2014, 34(8): 1199-2020.

[32] Kirimi E, Tuncer O, Atas B, et al. Clinical value of color doppler ultrasonography measurements of full-term newborns with perinatal asphyxia and hypoxic ischemic encephalopathy in the first 12 hours of life and long-term prognosis. Tohoku J Exp Med, 2002, 197(1): 27-33.

[33] Liu J, Cao HY, Huang XH, et al. The pattern and early diagnostic value of doppler ultrasound for neonatal hypoxic ischemic encephalopathy. J Trop Pediatr, 2007, 53(5): 351-354.

[34] 李颖嘉 , 文戈 , 陈翠华 , 等 . 超声对新生儿缺氧缺血性脑病的诊断及预后评估价值 . 中国超声医学杂志 , 2006, 22(11): 813-815.

[35] Amarnath C, Helen Mary T, Periakarupan A, et al. Neonatal parechovirus leucoencephalitis-radiological pattern mimicking hypoxic ischemic encephalopathy. Eur J Radiol, 2016, 85(2): 428-434.

[36] 徐媛 , 刘禧 . 经颅超声诊断新生儿缺血缺氧性脑病的研究进展 . 中国医学影像技术 , 2010, 26(9): 1796-1798.

[37] 王岩 , 刘海飞 , 梁晓璐 , 等 . 超声对新生儿缺氧缺血性脑病的诊断价值 . 临床超声医学杂志 , 2013, 15(5): 342-343.

[38] 毛月燕 , 沈丽萍 , 高继康 , 等 . 多普勒超声监测脑血流变化对新生儿缺氧缺血性脑病早期诊断的价值 . 临床儿科杂志 , 2008, 26(2): 148-151.

[39] 周丛乐 , 陈惠金 , 虞人杰 , 等 . 新生儿颅脑超声诊断学 . 北京 : 北京大学医学出版社 , 2008, 01(2): 85-153.

[40] 余海林 , 张小军 , 王守森 . 颈内静脉血栓形成的研究进展 . 中国临床神经外科杂志 , 2010, 15(11): 699-702.

[41] 何文 , 宁彬 . 超声在头颈部静脉系统的应用进展 . 中国卒中杂志 , 2013, 8(12): 943-946.

[42] Chung CP, Hsu HY, Chao AC, et al. Detection of intracranial venous reflux in patients of transient global amnesia. Neurology, 2006, 66(12): 1873-1877.

[43] Gbaguidi X, Janvresse A, Benichou J, et al. Internal jugular vein thrombosis:outcome and risk factors. QJM, 2011, 104(3): 209-219.

[44] 彭友波 , 周建学 , 宋欣 . 颈内静脉血栓形成 30 例临床分析 . 浙江创伤外科 , 2013, 18(1): 32-33.

[45] 成涛 , 胡建群 , 赵华生 . 彩超在恶性肿瘤患者颈内静脉置管后血栓形成中的诊断价值 . 江苏医

药 , 2011, 37(11): 1307-1309.

[46] Feissel M, Michard F, Faller JP, et al. The respiratory variation in inferior vena diameter as a fuide to fluid therapy. Intensive Care Med, 2004, 30(9): 1834-1837.

[47] Lanspa MJ, Grissom CK, Hirshberg EL,et al. Applying dynamic parameter to predict hemodynamic response to volume expansion in spontaneously breathing patients with septic shock [J]. Shock, 2013, 39(2): 155-160.

[48] Johnson J, Garwe T, Albrecht RM, et al. Initial inferior vena cava diameter on computed tomographic scan independently predicts mortality in severely injured trauma patients. Trauma Acute Care Surg, 2013, 74(3): 741-745.

[49] Liao YY, Lin HJ, Lu YH, et al. Does CT evidence of a flat inferior vena cava indicate hypovolemia in blunt trauma patients with solid organ injuries.

Trauma Acute Care Surg, 2011, 70(6): 1358-1361.

[50] Willson M, Davis DP, Coimbra R. Diagnosis an monitoring of hemorrhagic shock during the initial resuscitation of multiple trauma patients: a review. J Emerg Med, 2003, 24(4): 413-422.

[51] Machare-Delgado E, Decaro M, Marik PE. Inferior vena cava variation compared to pulse contour analysis as predictors of fluid responsiveness: aprospective cohort study. J Intensive Care Med, 2011, 26(2): 116-124.

[52] Perera P, Mailhot T, Riley D, et al. The RUSH exam:Rapid Ultrasound in Shock in the evaluation of the critically. Emerg Med Clin North Am, 2010, 28(1): 29-56.

[53] Goodman A,Perera P,Mailhot T, et al. The role of bedside ultrasound in the diagnosis of pericardial effusion and cardiac tamponade. J Emerg Trauma Shock, 2012, 5(1): 72-75.

第十四章

肺部急重症超声与气道、呼吸机管理及经外周静脉穿刺中心静脉置管

肺部急重症超声的主要内容除了涉及 BLUE 程序、FALLS 程序及 SESAME 程序外，还应当包含超声引导气道插管和呼吸机管理，以及经外周静脉穿刺中心静脉置管术（peripherally inserted cetral venous catheter, PICC）的应用。因为这些都是急重症患者维持生命的呼吸通道和输液用药通道。要想学习急重症超声，就必须掌握这些重要技术。

第一节　超声引导气管插管与管理

随着超声诊断仪的不断改进，其分辨力和便携性不断提高，超声技术逐步走进重症监护室和急诊科，甚至走进手术室，在引导气管插管中发挥了独到的作用。超声可以显示上呼吸道大部分的解剖结构，因而在气道管理中有着广泛的应用。

一、呼吸道的超声解剖基础

口腔、鼻腔和咽喉腔组成了上呼吸道，气管和各级支气管构成了下呼吸道。下面具体介绍与气道管理相关的重要结构的超声影像特点[1-3]。

1. 舌骨　舌骨是将上气道分为舌骨上区和舌骨下区的重要标志。行舌骨横切面检查可选用高频线阵探头，其声像图为倒 U 形强回声，后方伴声影（图 14.1.1 A、B）。在矢状面和旁矢状面扫查舌骨短轴切面时宜选用低频凸阵探头，超声表现为狭窄、弯曲的强回声，后方伴声影。

2. 甲状舌骨膜　甲状舌骨膜位于舌骨足侧和甲状软骨头侧间。它为会厌的超声检查提供了一个良好的观察窗口。

3. 会厌　超声在甲状舌骨膜浅方行横切面与纵切面检查时均可观察到会厌，表现为线状低回声。其前方为高回声的会厌前间隙，后方为空气黏膜界面形成的线状高回声（图 14.1.1 C、D）。上呼吸道空气 - 黏膜交界面全程呈高回声线状结构，采用高频线阵探头通过甲状舌骨膜横切从头侧向足侧平移可观察全部会厌结构，但纵切时因舌骨影响而不易观察到完整的会厌线状低回声结构。

4. 甲状软骨　超声检查在矢状面和旁矢状面可看到甲状软骨在其深方气体黏膜面强回声的衬托下呈线状低回声结构，它在横切面呈倒 V 形。在此处可清晰地辨别真假声带。

5. 声带　观察声带时宜选用高频线阵探头，可以分别在甲状软骨膜、甲状软骨及环甲膜三个地方的横切面上显示，但是甲状软骨水平为超声观察声带的最好声窗。超声扫查到声带时，可见左右声带形成中央带有气管声影的等腰三角形。声带内侧为声韧带，呈高回声；假声带位于头侧，与真声带平行排列，比真声带回声稍高。两侧真声带在发音时震荡并向中线移动，而假声带则形状保持相对稳定（图 14.1.1 E、F）。

6. 环状软骨和环甲膜　环状软骨的旁矢状面声

像图表现为圆形低回声。环状软骨的横切面为拱形低回声，其深方为空气黏膜面构成的强回声，并可见腔内混响伪像（图 14.1.1 G、H ）。

环甲膜位于甲状软骨足侧和环状软骨头侧间，在矢状和旁矢状面均可清晰显像，表现为强回声，位于甲状软骨和环状软骨两低回声间。

7.气管及邻近结构　气管环与其他软骨结构一样呈低回声。在矢状面和旁矢状面呈类似"串珠"样结构，在横切面上类似于一个倒 U 形线状强回声，后方伴彗星尾征。

食管位于气管的右后方或左后方，呈圆形低回声，在胸骨上切迹横切时可显示。患者做吞咽动作时可见圆形低回声随吞咽而活动，这种方法可用来鉴别低回声是否为食管。

二、超声引导气管插管与管理

1.插管前评估气道　评估气道是气管插管前一个很关键的步骤，关系到手术患者的安危。采用超声测量颈前软组织可以较好地预测肥胖患者采用喉镜插管的困难度。颈前软组织厚度可以分别在声带、甲状腺峡部及胸骨上切迹这三个不同位置的颈前中轴线左右 15 mm 处气管前壁表面到皮肤距离的平均值来估算。但一般认为声带水平位置估算最合适。有研究表明，在声带水平这一位置，如果气管前软组织厚度超过 28 mm 而且颈部周长超过 50 cm 则较难以插管[4]。此外，超声对上呼吸道及周边肿瘤、脓肿或炎症的检测对于气道插管前的评估也有重要的意义。

2.预测气管导管型号　环状软骨是上呼吸道最

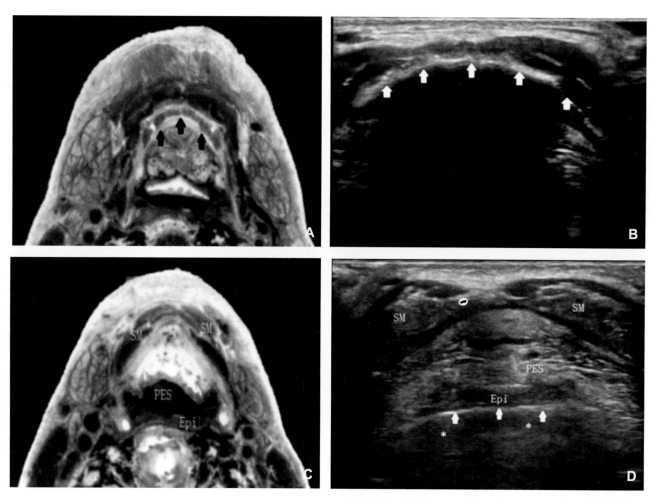

图 14.1.1　呼吸道横断面解剖结构和声像图。A、B. 舌骨水平解剖横断面图和超声横切面声像图，箭头所指为舌骨；C、D. 会厌解剖横断面图及超声横切面声像图，通过甲状舌骨膜横切观察会厌，箭头所指为会厌后方空气黏膜界面形成的强回声，星号所示为混响伪像；

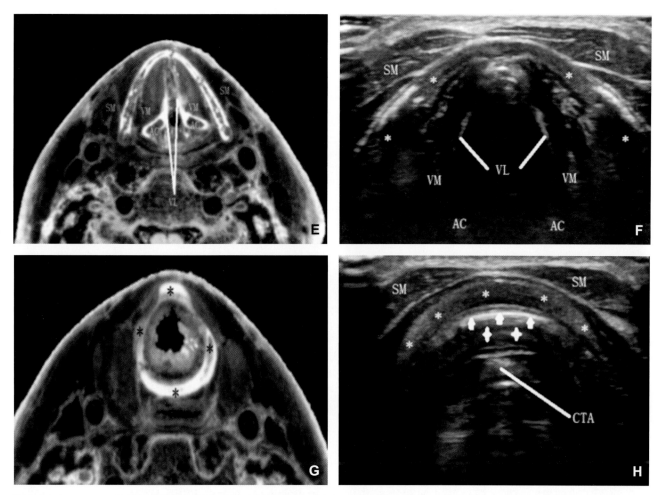

图 14.1.1　E、F. 声带解剖横断面图和超声横切面声像图，透过甲状软骨观察声带，呈等腰三角形，其内侧高回声为声韧带，星号所示为甲状软骨；G、H. 环状软骨解剖横断面图和超声横切面声像图，星号所示为环状软骨，四角星号所示为混响伪像，箭头所指为环状软骨后方气体黏膜界面形成的高回声，并可见后方彗星尾征。SM，带状肌；PES，会厌前间隙；Epi，会厌；VL，声韧带；VM，声带肌；AC，杓状软骨；CTA，彗星尾伪像

狭窄的部位，通过超声可测量其横径。超声测量声门下上呼吸道直径有助于预测儿童选用带气囊或不带气囊的气管导管型号；此外，超声测量左支气管直径也有助于选择左侧双腔气管导管型号[5,6]。

3. 引导局部神经阻滞　超声可以很容易地显示甲状软骨与舌骨之间的喉上神经走行区域，经超声引导行喉上神经局部麻醉阻滞适用于清醒气管插管术。这是一种方便、实用的方法[7]。

4. 确定气管导管的位置　临床上判断气管导管的位置是否正常最常见的为胸部听诊法、呼气末二氧化碳法及食管置管吸引法，但这些方法均未能准确判断导管位置。超声检查则可以通过观察双侧膈肌运动及"肺滑动"来判断导管位置是否准确。如果双侧膈肌随通气向腹部来回均匀运动，且在左侧胸部尤其是双侧胸部探及"肺滑动"，则表明气管位置是正确的[8]。超声引导气管插管在儿童患者尤为适用，因为超声能够辨别气道和气管环，可以看到声门运动。当导管通过时，声门处于开放状态，气管导管处于隆突上，并且在机械通气时可以看到"肺滑动"[9]。

总之，超声在气道管理方面的应用已经渐渐显露出特有的优势，尤其是急诊、危重症时床旁超声引导能帮助临床医生进行精准的气管插管，为抢救患者赢得更多的宝贵时间。有理由相信，随着超声技术的不断进步，它在临床危急重症患者气道管理方面将发挥越来越重要的作用。

（林惠通）

第二节　肺部超声与呼吸机管理

呼吸衰竭是导致急重症患者死亡的常见原因，机械通气是挽救各种原因导致呼吸衰竭的有用工具，它可以改善肺通气和换气功能，纠正低氧血症，改善缺氧状态，从而为治疗原发病争取宝贵的时间，是重症监护室最基本的抢救手段。

一、机械通气的目的和应用指征

（一）机械通气的目的

机械通气提供一定水平的每分通气量以改善肺泡通气，改善氧合；提供吸气末压和呼气末正压以增加吸气末肺容积和呼气末肺容积；对气道阻力较高和肺顺应性较低者，机械通气可降低呼吸功消耗，缓解呼吸肌疲劳。因此，应用机械通气可以纠正急性呼吸性酸中毒和低氧血症；降低呼吸功消耗，缓解呼吸肌疲劳；防止肺不张；为安全使用镇静剂和肌松剂提供通气保障。

（二）机械通气的应用指征

严重呼吸功能障碍时，应尽早使用机械通气。如果延迟机械通气，患者可因严重缺氧和二氧化碳潴留而出现多器官功能受损，使机械通气的疗效显著降低。

如符合下述条件应实施机械通气：①经积极治疗后病情仍继续恶化。②意识障碍。③呼吸形式严重异常，如呼吸频率＞35~40次/分或＜6~8次/分，节律异常，自主呼吸微弱或消失。④血气分析提示严重通气和氧合障碍：PaO_2＜50 mmHg，尤其是充分氧疗后仍＜50 mmHg。⑤ $PaCO_2$ 进行性升高，pH动态下降。在下述情况行机械通气时可能使病情加重：气胸及纵隔气肿未行引流、肺大疱和肺囊肿、低血容量性休克未补充血容量、严重肺出血及气管食管瘘等。但在出现致命性通气和氧合障碍时，应积极处理原发病（如尽快行胸腔闭式引流，积极补充血容量等），同时不失时机地应用机械通气[10-12]。

二、超声监测指导机械通气撤离

机械通气的撤离过程是一个重要的临床问题。当导致呼吸衰竭的病因好转后，应尽快撤机。延迟撤机将增加医疗费用和机械通气并发症的发生；过早撤机又可导致撤机失败，增加再插管率和病死率。近年来，随着超声在肺部检查的应用，撤机时机的选择将有可能更为精准，撤机失败率有望明显降低。

（一）呼吸机撤离的条件

1. 客观指标

（1）适当的氧合（如 $PaO_2 \geqslant 60$ mmHg，吸入气中的氧浓度分数（fraction of inspiration O_2，FiO_2）$\leqslant 0.4$，呼气末正压通气（positive end expiratory pressure，PEEP）$\leqslant 5~10$ cmH$_2$O，$PaO_2/FiO_2 \geqslant 150~300$ mmHg）。

（2）稳定的心血管功能[如心率 $\leqslant 140$ 次/分，血压稳定，没有或小量血管活性药/多巴胺＜5μg/（kg·min）]。

（3）轻度发热或不发热（如 T＜38℃）。

（4）没有明显的代谢性酸中毒。

（5）适当的血红蛋白（如 Hb $\geqslant 8~10$ g/dl）。

（6）良好的精神状态[如能觉醒，格拉斯哥昏迷指数（GCS）$\geqslant 13$ 分，没有镇静剂输注]。

（7）稳定的代谢状态（如电解质正常）。

2. 主观临床评价

（1）疼痛急性期缓解。

（2）ICU 医师认为中断呼吸机是可能的。

（3）有足够的咳嗽能力[13-15]。

（二）超声监测引导呼吸机撤离

虽然呼吸机撤离的条件很具体，可能也很实用，但是在临床实践中，还是可能出现患者完全符合上述条件和标准，且复查胸部 X 线亦无异常发现，但一旦呼吸机撤离后马上出现呼吸困难，患者仍需再次甚至多次上机。借助肺部超声检查可以发现肺部或胸腔一些用常规手段难以发现的隐蔽病变。在临床实际工作中，对撤机困难的患者行肺部超声检查常可发现异常，其中有些可能为局限性、隐匿性肺不张，有些可能为肺水肿，甚至也有可能是肺不张伴肺水肿（图14.2.1）。可见，原有的一些

撤机指征可能并不可靠，肺部超声监测指导下撤机有望成为撤机指征的一个重要组成部分，从而使撤机更安全[16]。对于这些撤机困难的患者，经超声查明病因后，给予气管内灌洗及加强肺部物理治疗，待其肺不张恢复或炎症消退、肺水肿吸收后，可顺利撤机，不再出现呼吸困难。

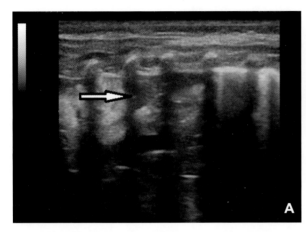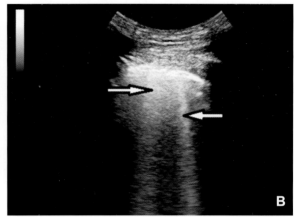

图14.2.1　隐匿性肺不张及肺水肿。A. 孕39周时自然分娩新生儿，出生后因呼吸窘迫综合征（RDS）给予机械通气治疗1周，经监测达撤机指征，但撤机后仍存在呼吸困难。行肺部超声检查，结果显示一侧肺中野可见累及约两个肋间的肺实变（箭头），提示存在局限性及隐匿性肺不张。B. 孕37周时出生的新生儿，出生后因胎粪吸入综合征给予机械通气1周后撤机。患儿撤机后仍存在呼吸困难，撤机宣告失败。床旁胸部X线检查未见异常。肺部超声检查显示小部分肺野可见明显的B线（箭头），提示患儿仍有肺水肿，这是导致该患儿撤机困难的原因

（林惠通）

第三节　超声引导经外周静脉穿刺中心静脉置管

一、概述

经外周静脉穿刺中心静脉置管（PICC）的应用始于20世纪70年代。20世纪90年代我国从美国引进了PICC技术，目前该技术在疾病治疗中的应用日益广泛，尤其是在重症医学科其价值更是凸显[17]。然而，目前国内大部分医院主要是通过盲穿的方法进行置管。盲穿就是通过肉眼观察和手触摸的方法判断患者的血管状况，以个人经验进行穿刺。因此，置管成功与否几乎完全取决于操作者的技术及患者血管的情况。如果操作者经验不足或患

者的血管置管条件不合适，就导致穿刺置管的成功率下降，从而限制了PICC在临床上的广泛应用。

在超声影像的引导下行PICC置管术解决了传统盲穿的主要难题，特别是将超声引导与塞丁格技术相结合，更是显示出与传统盲穿无法比拟的优势[18]。具体表现为：①可以对血管进行直观的选择与评估。通过超声成像，明确了穿刺血管的内径、深度和走向。由于肘部静脉经常有动脉伴行，利用超声导引系统可有效地区分动脉与静脉，防止误穿动脉，为安全穿刺保驾护航。②进行上臂置管。相比盲穿的前臂置管，上臂置管不仅能减少对患者肘

部活动的限制，还能增加患者的舒适度，更能方便导管的固定和维护，有助于降低机械性静脉炎及相关并发症的发生率。③减少其他血管和组织的损伤。塞丁格技术所使用的穿刺针（21G）较盲穿的穿刺针（14G）要细很多，并且采用钝性分离的方式破开组织，可避免损伤其他血管及组织，有助于穿刺点的愈合。④提高穿刺成功率。超声导引系统通过对血管内径及深度的评估，帮助医护人员选择合适的导管和导针器，并且能够对穿刺的过程进行超声实时引导，使得穿刺一次成功率有较大的提高。文献报道，应用超声引导 PICC 技术，对于置管困难的慢性病及肿瘤患者，穿刺一次的成功率达到 98%，确保了患者治疗的连续性，减轻了患者的痛苦，体现了该技术的价值。

二、超声引导 PICC 的方法

（一）静脉的选择

静脉可分为深、浅两类。深静脉多走行于深筋膜的深面并与同名动脉相伴，也称为并行静脉；浅静脉走行于皮下组织，一般称为皮下静脉。由于上肢静脉的行程较下肢短，右侧较左侧短，浅静脉表浅易寻，因此，PICC 多选择右上肢浅静脉穿刺置管，并经腋静脉到达上腔静脉。行 PICC 时选择肘部的肘前浅静脉置管，首选贵要静脉，其次为肘正中静脉或头静脉。对于无法经肘部静脉置管的患者，颈外静脉、腋静脉及下肢的股静脉、大隐静脉和腘静脉也可作为 PICC 的置管途径。超声引导 PICC 首选贵要静脉置管的主要原因是贵要静脉管径粗且直，位置远离中线，超声检查可以标记，操作时上臂外展并与身体成 90°，操作范围较大，适合超声人员作实时监测。同时，贵要静脉入路是 PICC 置管创伤最小及并发症最少的方法，可以明显降低气胸、血胸、空气栓塞以及神经损伤等并发症的发生率。

（二）超声仪器的选择

1. 仪器　用于肢体静脉检查的超声仪器应具备以下特征：有较高的空间分辨力，超声频率在 5~15 MHz；有较高的灰阶分辨力（具有灰阶分辨力 256 级）；具有检测低速静脉血流信号的多普勒功能，有助于判断动静脉血流频谱；具有彩色多

普勒或能量多普勒功能，有助于确定小静脉及显示血流。

2. 探头的类型及频率　上肢静脉比较表浅，应使用 7.5~10 MHz 的线阵式探头，更高频率的探头有时效果更好。下肢静脉一般使用 5~7 MHz 线阵式探头。对锁骨下静脉，或肢体粗大者且位置深的静脉，需使用 3.5 MHz 的小凸阵探头。

3. 预设条件　选用仪器内设的静脉检查条件可迅速进入合适的检查状态，检查过程中可根据不同的静脉和穿刺目的随时进行调节。

4. 超声引导系统　可选择专门用于 PICC 置管的超声导引系统。简单的二维灰阶血管超声加上特殊的导引系统，其操作面板简洁，功能一目了然，方便护士的操作，也便于护士掌握，而且仪器便于移动，方便在病房操作，在临床上能很好地帮助完成 PICC 置管操作。美国 BD 公司生产的专门用于 PICC 置管的视锐 5TM 超声导引系统，探头工作频率为 5~10 MHz，为线阵式，可探深度达到 6 cm 的血管，可扫描宽度达 1.9 cm，12.1 英寸高分辨率的液晶监视器，仪器有带轮的架体，方便推到病区进行病床旁操作。该超声仪还可以架体分开，方便携带，方便远距离会诊和使用。

（三）物品和术前准备

1. PICC 术前检查及物品准备　①术前检查：血常规和出、凝血功能。②体位：根据穿刺静脉部位决定，一般取平躺位或仰卧位。③观察病情：了解患者的一般情况，评估患者穿刺的耐受程度。④物品准备：静脉穿刺包、消毒用品、麻醉药、穿刺针、静脉导管和胶布。⑤静脉穿刺部位标识：术前血管超声检查定位穿刺点，对穿刺点用蘸甲紫（龙胆紫）的棉签或其他标记笔在皮肤上标记。⑥穿刺操作可在床边进行。

2. 术前谈话　术前需与患者或家属谈话，交代 PICC 的目的及优势、大致过程、患者配合要点、可能出现的并发症等，及其采取的预防措施和对策，取得患者和家属谅解和同意，并签订 PICC 置管知情同意书。

3. 体位及预测置管长度　取仰卧位，将拟穿刺的上肢外展并与身体成 90°；测量穿刺点至同侧胸锁关节的距离，再测量自胸锁关节至同侧胸骨旁线第三肋间的距离。两者之和为置管长度，一般为

42.5 ± 3.6 cm。

（四）置管步骤

以贵要静脉为例。

1. 操作者的准备　操作者应严格执行无菌操作规程，戴手术帽和口罩，穿无菌手术衣或隔离衣。

2. 消毒　将拟穿刺的上肢外展并与身体成90°，以穿刺点为中心消毒穿刺侧上肢，铺无菌巾至患者肩下，手腕部用无菌巾包裹，铺无菌洞巾。

3. 超声探头的准备　将无菌薄膜或无菌隔离套包裹超声探头，向探头与薄膜或隔离套间注入耦合剂。

4. 引导及穿刺置管　将超声探头置于上臂贵要静脉的穿刺部位，在超声引导下利用塞丁格技术将植入式输液泵及导管套件中的穿刺针穿刺入贵要静脉内。穿刺针滴出血后，放低穿刺针角度，向穿刺针内放置导丝，在导丝进入第一测量长度前，嘱患者将头部转向穿刺上肢的方向，并尽量靠近锁骨，继续送导丝至上腔静脉（按操作前测量两个长度之和），沿导丝置入导管达到导丝顶端，退出导丝。

5. 冲洗导管　用抽有生理盐水的注射器抽吸至回血，并冲洗以保证导管的流通。

6. 导管处理　用彩色多普勒浅表超声探头探查穿刺同侧锁骨下静脉及颈内静脉，两条静脉内未探及导管尖端，另以腹部探头或心脏探头剑下扫查显示心脏四腔心断面，在左心房及上腔静脉近心端未探及导管尖端，确认导管位于上腔静脉。剪断导管，修正导管长度，体外保留 1.5 cm，用固定接头连接

输液系统，用无菌透明敷料覆盖，并将其固定于上臂皮肤上。

7. 封管　将连接有生理盐水的注射器向导管内注入盐水。盐水充满导管后，用正压接头封闭导管。穿刺置管成功的标准为：穿刺进针操作 2 次以内，彩色多普勒超声检查确定导管经贵要静脉置入上腔静脉（图 14.3.1）。

（五）并发症

PICC 常见的并发症为上肢静脉和锁骨下静脉血栓[20]。静脉血流缓慢、静脉壁操作损伤和血液高凝状态是血栓形成的主要因素。化疗药物作用使血栓形成的风险增加 6.5 倍。化疗反应以及对置管的防护导致肢体活动减少也增加了血栓风险。所以，进行 PICC 时应做好静脉血栓的防治工作。如有血栓形成，需要进行溶栓治疗。拔管时，应该先行彩色多普勒超声置管的血管检查，以排除静脉血栓。

三、应用价值

血管解剖变异、肥胖和休克等情况可能导致 PICC 置管困难。如果反复穿刺或穿刺不当可导致置管异位、颈动脉血肿和气胸等并发症，甚至危及生命。研究表明，颈内静脉或锁骨下静脉盲穿的失败率为 10%~19%，并发症发生率为 5%~11%。随着 PICC 紧急程度的升级，穿刺失败率还在逐步攀升，在心跳骤停的患者中竟高达 38%[19]。据笔者经验，超声引导 PICC 的优点就是简易性，所有患者，

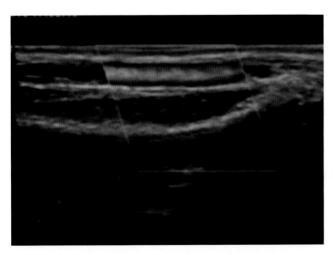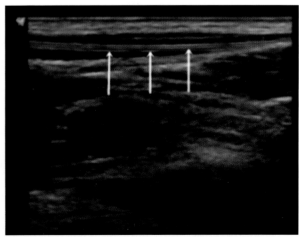

图 14.3.1　贵要静脉内置管。彩色多普勒超声显示贵要静脉及其内平行管状强回声（静脉内置管，箭头所示）

无论是瘦弱的还是超重的，都能通过超声引导在数分钟内成功地进行PICC[21]。超声引导PICC较盲目的PICC具有以下优势。

1.彩色多普勒超声引导具有可直视、可实时动态观察并显示血流状态和方向的优势，可以清晰地显示颈内静脉或锁骨下静脉的走行、宽度和血流情况、有无解剖变异及周围组织器官的解剖位置。

2.实时超声引导可清晰地显示穿刺针的走行情况，可以直观地看到穿刺针置入中心静脉内，从而避免并发症的发生，使穿刺一次成功率显著提高。

3.穿刺过程中可完全避免刺穿静脉瓣，有效地减少留置过程中静脉血栓的形成。置管完毕后，可用超声观察静脉内导管情况从而确定导管的位置，避免了经X线检查所致的放射性损伤。此技术尤其适用于胸壁畸形、肥胖、水肿和肺气肿等患者。

总之，超声引导PICC具有穿刺成功率高、并发症少、安全及易于掌握等优点，值得在急重症患者中推广使用。

（李伯义）

参考文献

[1] Singh M, Chin K J, Chan V W, et al. Use of sonography for airway assessment: an observational study. J Ultrasound Med, 2010, 29(1): 79-85.

[2] Tsui P H, Wan Y L, Chen C K. Ultrasound imaging of the larynx and vocal folds:recent applications and developments.Curr Opin Otolaryngol Head Neck Surg, 2012, 20(6): 437-442.

[3] Kundra P, Mishra S K, Ramesh A. Ultrasound of the airway. Indian J Anaesth, 2011, 55(5): 456-462.

[4] Pinto J, Cordeiro L, Pereira C, et al. Predicting difficult laryngoscopy using ultrasound measurement of distance from skin to epiglottis. J Crit Care, 2016, 33: 26-31.

[5] Wojtczak JA, Cattano D. Laryngo-tracheal ultrasonography to confirm correct endotracheal tube and laryngeal mask airway placement. J Ultrason, 2014, 14(59): 362-366.

[6] Chenkin J, McCartney CJ, Jelic T, et al. Defining the learning curve of point-of-care ultrasound for confirming endotracheal tube placement by emergency physicians. Crit Ultrasound J, 2015, 7(1): 14.

[7] Das SK, Choupoo NS, Haldar R, et al. Transtracheal ultrasound for verification of endotracheal tube placement: a systematic review and meta-analysis. Can J Anaesth, 2015, 62(4): 413-423.

[8] Gottlieb M, Bailitz JM, Christian E, et al. Accuracy of a novel ultrasound technique for confirmation of endotracheal intubation by expert and novice emergency physicians. West J Emerg Med. 2014, 15(7): 834-839.

[9]Kim EJ, Kim SY, Kim WO, et al. Ultrasound measurement of subglottic diameter and an empirical formula for proper endotracheal tube fitting in children. Acta Anaesthesiol Scand, 2013, 57(9): 1124-1130.

[10] Esteban A, Frutos-Vivar F, Ferguson ND, et al. Noninvasive positive-pressure ventilation for respiratory failure after extubation. N Engl J Med, 2004, 350(24): 2452-2460

[11] Ferrer M, Esquinas A, Arancibia F, et al. Noninvasive ventilation during persistent weaning failure: a randomized controlled trial. Am J Respir Crit Care Med, 2003, 168(1): 70-76.

[12] McKim DA, Road J, Avendano M, et al. Home mechanical ventilation: A Canadian Thoracic Society clinical practice guideline. Can Respir J, 2011, 18(4): 197-215.

[13] Sweet DG, Carnielli V, Greisen G, et al. European consensus guidelines on the management of neonatal respiratory distress syndrome in preterm

infants-2013 update. Neonatology, 2013, 103(4): 353-368.

[14] 中华医学会重症医学分会 . 机械通气临床应用指南 (2006). 中国危重病急救医学 , 2007, 19(2): 65-72.

[15] 中华医学会呼吸病学分会呼吸危重症医学学组 . 急性呼吸窘迫综合征患者机械通气指南 (试行). 中华医学杂志 , 2016, 96(6): 404-424.

[16] 刘敬 , 曹海英 , 程秀永 . 新生儿肺脏疾病超声诊断学 . 河南科学技术出版社 , 2013.

[17] 鲍爱琴 , 闻曲 , 刘为红 , 等 . 超声引导下使用改良塞丁格技术行 PICC 置管效果观察 . 护理学杂志 , 2010, 25(1): 57-58.

[18] 潘农 , 张鸿雁 , 赵晓玉 , 等 . 超声引导下经外周静脉穿刺中心静脉置管的临床价值 . 中华超声影像学杂志 , 2005, 14(11): 870-871.

[19] 张文静 , 罗金香 , 李进娥 , 等 . PICC 在危重患者的应用价值 . 中国医疗设备 , 2011, 26(8): 103-104.

[20] 陈柯文 , 李明显 . 彩色多普勒血流显像对 PICC 术后上肢血栓溶栓疗效的评价作用 . 中国临床医学影像杂志 , 2013, 24(11): 795-797.

[21] 马强 , 单诗山 , 申晓红 , 等 . 床旁彩色多普勒超声引导 PICC 置管的应用价值 . 临床超声医学杂志 , 2014, 16(1): 66-67.